AF576205

Chirurgie dentaire et nazisme

Allemagne d'hier et d'aujourd'hui

Collection fondée et dirigée par Thierry Feral

L'Histoire de l'Allemagne, bien qu'indissociable de celle de la France et de l'Europe, possède des facettes encore relativement méconnues. Le propos de cette collection est d'en rendre compte.

Constituée de volumes facilement abordables pour un large public, tout en préservant le sérieux et l'érudition indispensables aux sciences humaines, elle est le fruit de travaux de chercheurs d'horizons très variés, tant par leur discipline, que leur culture ou leur âge.

Derrière ces pages, centrées sur le passé comme sur le présent, le lecteur soucieux de l'avenir trouvera motivation à une salutaire réflexion.

Dernières parutions

Madeleine CLAUS, *Une communauté d'antifascistes allemands dans les Pyrénées Orientales 1934-1937. La Coûme-Mosset,* 2014.

Didier CHAUVET, *Sophie Scholl. Une résistante allemande face au nazisme (nouvelle édition),* 2014.

Alexandre WATTIN, *La coopération Franco-Allemande entre Régions françaises et Länder allemands*, 2014.

Marie Antoinette MARTEIL, *Bertha von Suttner (1843-1914), militante laïque, féministe, pacifiste*, 2014.

Christian SPIEKER, *L'Allemagne doit-elle éternellement payer pour ses voisins ?*, 2013.

Ralph KEYSERS, *L'enfance nazie. Une analyse de manuels scolaires (1933-1945)*, 2013.

Ludwig DERLETH, *Poèmes du coran franc*, 2013.

Didier CHAUVET, *Hitler et le pustch de la Brasserie. Munich, 8/9 novembre 1923*, 2012.

Ralph KEYSERS, *Der Stürmer, instrument de l'idéologie nazie*, 2012.

Marie-Laure CANTELOUBE, *Anna Seghers et la France*, 2012.

Jacques MEINE (sous la dir. de), *Edmond Vermeil, le germaniste (1878-1964). Du Languedocien à l'Européen*, 2012.

Evelyne BRANDTS, Rainer RIEMENSCHNEIDER, *Déchi-rures culturelles, expériences allemandes. Les rapports de civilisations dans l'œuvre de Catherine Paysan,* 2012.

Didier CHAUVET, *Le nazisme et les Juifs. Caractères, méthodes et étapes de la politique nazie d'exclusion et d'extermination,* 2011.

Ralph KEYSERS, *L'intoxication nazie de la jeunesse alle-mande*, 2011.

Hanania Alain AMAR, *Arthur Koestler, La rage antitotalitaire, Essai*, 2011.

Titus MILECH, *Le lieu du crime. L'Allemagne, l'inquiétante étrange patrie*, 2011.

Laura GOULT, *L'enlèvement d'Europe. Réflexion sur l'exil intellectuel à l'époque nazie*, 2010.

Jacques DURAND, *Le roman d'actualité sous la République de Weimar*, 2010.

Thierry FERAL, *Le « nazisme » en dates, novembre 1918-novembre 1945*, 2010.

Marie-Amélie zu SALM-SALM, *Témoignages sur les échanges artistiques franco-allemands après 1945*, 2009.

Xavier Riaud

Chirurgie dentaire et nazisme

Préface de Thierry Feral

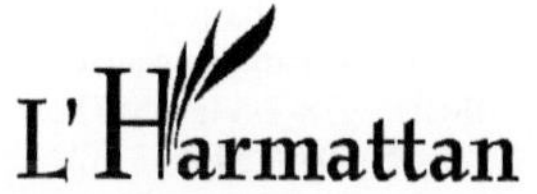

OUVRAGES DU MEME AUTEUR

La pratique dentaire dans les camps du IIIe Reich,
coll. « Allemagne d'hier et d'aujourd'hui », L'Harmattan, Paris, 2002.

Les dentistes allemands sous le IIIe Reich,
coll. « Allemagne d'hier et d'aujourd'hui », L'Harmattan, Paris, 2005.

L'influence des dentistes américains pendant la guerre de Sécession (1861-1865),
coll. « Médecine à travers les siècles », L'Harmattan, Paris, 2006.

Les dentistes, détectives de l'histoire,
coll. « Médecine à travers les siècles », L'Harmattan, Paris, 2007.

Première Guerre mondiale et stomatologie : des praticiens d'exception...,
coll. « Médecine à travers les siècles », L'Harmattan, Paris, 2008.

Plaidoyer pour un enseignement historique de l'art dentaire,
coll. « Ethique & Pratique médicale », L'Harmattan, Paris, 2008.

Etude de la pratique odontologique et de ses déviances dans les camps de l'Allemagne nazie,
A.N.R.T., Lille, 2008.

Quand la dent mène l'enquête...,
coll. « Médecine à travers les siècles », L'Harmattan, Paris, 2008.

Pionniers de la chirurgie maxillo-faciale,
coll. « Médecine à travers les siècles », L'Harmattan, Paris, 2010.

Histoires de la médecine bucco-dentaire,
coll. « Médecine à travers les siècles », L'Harmattan, Paris, 2010.

Odontologie médico-légale : entre histoire et archéologie, coécrit avec le Dr Francis Janot,
coll. « Médecine à travers les siècles », L'Harmattan, Paris, 2010.

Etude de la pratique dentaire dans les camps de l'Allemagne nazie,
entre dérives et thérapeutiquesmédicales,
Les Editions universitaires européennes, Sarrebruck, 2010.

Dentistes héroïques de la Seconde Guerre mondiale,
coll. « Médecine à travers les siècles », L'Harmattan, Paris, 2011.

Chroniques odontologiques des rois de France et de la dynastie napoléonienne,
coll. « Médecine à travers les siècles », L'Harmattan, Paris, 2011.

Les dentistes américains dans la guerre de Sécession (1861-1865),
coll. « Médecine à travers les siècles », L'Harmattan, 2e éd., Paris, 2012.

Napoléon Ier et ses médecins,
coll. « Médecine à travers les siècles », L'Harmattan, Paris, 2012, Prix de l'AAMSSA 2012.

Histoire indépendentaire,
coll. « Médecine à travers les siècles », L'Harmattan, Paris, 2013.

Des dentistes qui ont fait l'histoire...,
coll. « Médecine à travers les siècles », L'Harmattan, Paris, 2013.

Odontologie médico-légale et serial killers, la dent qui en savait trop..., coécrit avec
le Dr Philippe Brousseau, coll. « Médecine à travers les siècles », L'Harmattan, Paris, 2014.

5-7, rue de l'Ecole-Polytechnique, 75005 Paris
http://www.harmattan.fr
diffusion.harmattan@wanadoo.fr
ISBN : 978-2-343-05573-2
EAN : 9782343055732

Je souhaite dédier cet ouvrage à mes maîtres, ceux sans qui je n'aurais jamais pu vivre l'aventure de l'écriture. Ils ont cru en moi et m'ont aidé à avancer. Je leur dois ce que je suis devenu aujourd'hui. Ce sont les Prs François Resche, Simon Bérenholc et Michel Germain, le Dr Henri Lamendin et M. Thierry Feral.

Préface

Il faut lire ce livre. Il semble en effet, à ma connaissance et après examen de l'état actuel de la recherche internationale, qu'il s'agisse là de la somme à visée pédagogique la plus élaborée jamais publiée sur la problématique des dentistes à l'époque du national-socialisme. Son auteur, Xavier Riaud, est sans conteste un authentique spécialiste de la question. Après y avoir consacré sa thèse d'exercice en chirurgie dentaire[1], il a publié dans la foulée deux ouvrages, *La pratique dentaire dans les camps du IIIe Reich*[2] et *Les dentistes allemands sous le Troisième Reich*[3], puis encore l'impressionnant volume de son doctorat en épistémologie soutenu en février 2007, *Étude de la pratique odontologique et de ses déviances dans les camps de l'Allemagne nazie*[4]. Toutefois, conformément à la déontologie qui se doit d'animer tout chercheur digne de ce nom, Xavier Riaud n'est pas de ceux qui considèrent que leurs publications - pour autant que les siennes aient défriché un champ nouveau et aient ouvert des perspectives d'étude jusqu'alors largement négligées - constituent une *ultima ratio*. Il a du reste toujours eu à cœur de rectifier certaines de ses allégations initiales à l'occasion de ses multiples conférences et articles. Chez lui, chaque année qui s'écoule voit progresser une réflexion nourrie par une inlassable curiosité documentaire. D'où cette présente livraison dans laquelle il met en lumière que, en fin de compte et pour reprendre une formulation de Hermann Broch, *« l'ultime élément de la dislocation, dans la dégradation des valeurs, c'est l'individu humain »*[5], autrement dit que la plupart des individus manifestent une troublante propension à violer les codes humanistes et à trahir les prescriptions éthiques universellement admises pour peu qu'ils y entrevoient quelque bénéfice, soit d'ordre narcissique, soit d'ordre économique. Je m'explique. Au début des années 1930, on comptait en Allemagne quelque 10 270 chirurgiens-dentistes dont 12% d'entre eux étaient membres du Parti nazi et bien d'autres ne faisaient pas mystère de leur sympathie pour le mouvement conduit par Adolf Hitler. Après l'accession de celui-ci au pouvoir le 30 janvier 1933, on assista, entre mars et octobre de la même année, à une réorganisation de la profession orchestrée par Ernst Stuck (1893-1974), un praticien de Leipzig qui avait adhéré à la *NSDAP* en 1930 et s'était vu promu « *Führer des dentistes du Reich* » (*Reichszahnärzteführer*). Désormais, l'autorisation d'exercer allait dépendre bien moins de la compétence thérapeutique que de la fiabilité raciale et idéologique. Progressivement,

---

[1] *La pathologie bucco-dentaire dans les camps de l'Allemagne nazie*, Univ. Nantes, 1997.
[2] Paris, L'Harmattan, 2002.
[3] Paris, L'Harmattan, 2005.
[4] Sarrebruck, Éditions Universitaires Européennes, 2010.
[5] *Les Somnambules* [1931], trad. fr. Paris, Gallimard, 2012, p. 703.

jusqu'en novembre 1938, les dentistes juifs seront privés de leur droit d'exercice. En janvier 1939, rares étaient encore ceux qui, sous l'appellation de « dentateur » (*Zahnbehandler*), pouvaient avoir une patientèle, évidemment exclusivement juive[6]. Leurs confrères « aryens » avaient pour leur part basculé entre-temps à 90% dans les rets du nouveau régime : prophylaxie dentaire dans le cadre de la politique hygiéniste certes[7], mais aussi repérage en cabinet des patients « racialement louches » ou « héréditairement déficients » avec signalement aux autorités. Certains s'impliqueront même dans l'opération *T4* d'élimination des malades mentaux, useront dans les camps de leur pouvoir pour procéder à des expériences de chirurgie maxillo-faciale[8] et même participer occasionnellement à des opérations de gazage. D'autres comme Viktor Scholz de Breslau théoriseront la nécessité de ne pas laisser perdre l'or dentaire récupérable dans la bouche des morts... Or, s'il est indéniable que l'explication de ces comportements est pour quelques-uns à situer dans une vision anthropologique qui les amena à s'inscrire activement dans la programmatique idéologique prônée par la gouvernance nazie[9], elle a pour le grand nombre relevé plus prosaïquement de considérations égoïstes dictées par l'intérêt ou le confort personnel, au mépris de tout scrupule moral[10]. Ce que je viens de me contenter d'évoquer, Xavier Riaud l'explique en détail, le commente, l'atteste par des pièces d'archive de première main, tant écrites que photographiques. Autant dire que son travail représente une importante contribution à la sociographie de l'Allemagne nazie. Son exploration existentielle de la profession dentaire sous Hitler comble indiscutablement une lacune et vient compléter un tableau dont, en leur temps respectif, David Schoenbaum (*La Révolution brune : la société allemande sous le Troisième*

[6] Voir à ce sujet les travaux de Gisela Tascher, chirurgien-dentiste à Heusweiler près de Sarrebruck, ainsi que Wolfgang Benz, « Heilen und „Sieg Heil"- Der Antisemitismus bei den Heilberufen während der NS-Zeit », Munich, conf. KZVB, 2009.

[7] Pour le détail, on se reportera avec profit à l'exposé des stomatologues de Leipzig, Thomas Nickol et Susanne Schenkel, dans l'ouvrage collectif *Medizin unterm Hakenkreuz*, Berlin, Verlag Volk und Gesundheit, 1989, pp. 315-324.

[8] Par exemple l'extension du maxillaire supérieur dans le but de réduire certains états d'arriération mentale...

[9] Dans son stimulant - bien que parfois discutable - essai *Miroir de l'Occident. Le nazisme et la civilisation occidentale* (Paris, Toucan, 2014), le philosophe Jean-Louis Vullierme estime que deux néologismes sont indispensables pour caractériser cette attitude : « l'anempathisme » (pp. 167-185) et « l'acivilisme » (pp. 186-195).

[10] Comment dans ce contexte ne pas rendre hommage à la mémoire de Richard Reinhard (1919-1985), dentiste à Sterbfritz, près de Gemünden am Main au nord-ouest de Würzburg ? Au mépris des lois édictées par les autorités nazies, il soignera tant ses concitoyens juifs que les travailleurs étrangers (*Fremdarbeiter*) polonais et russes recrutés de force (*Zwangsarbeit*) pour faire face aux besoins en main-d'œuvre en Allemagne. A son sujet, voir Max Dessauer, « Mut zur guten Tat », *Bergwinkel-Bote* 29/1978 & Henry [Heinz] Schuster, *Von Sterbfritz nach Las Vegas*, Hanau, CoCon-Verlag, 2011.

Reich[11]), Pierre Angel (*Hitler et les Allemands*[12]), Norbert Frei (*L'État hitlérien et la société allemande*[13]), Hans Mommsen (*Le National-socialisme et la société allemande*[14]) et Pierre Ayçoberry (*La Société allemande sous le IIIe Reich*[15]) ont successivement fixé le cadre tout en sachant que viendraient après eux d'autres chercheurs qui marqueraient de nouvelles étapes dans cette ouverture sur l'ensemble de la société. Indiscutablement, le livre de Xavier Riaud prend désormais sa place dans cet effort d'investigation qui seul permettra peut-être un jour d'accéder à une approche globale satisfaisante de ce que fut réellement l'ère nationale-socialiste. En la matière, l'interdisciplinarité est indispensable. Qu'un jeune et brillant chirurgien-dentiste ait eu l'initiative et le courage de se lancer, puis de persister, sur un terrain où la « concurrence » - notamment des historiens professionnels - n'est pas tendre[16], voilà qui ne peut que susciter notre admiration, en espérant que son apport trouvera l'écho qu'il mérite.

M. Thierry Feral
Germaniste et historien du national-socialisme
Fondateur / ex-directeur de la collection Allemagne d'hier
et d'aujourd'hui aux Editions L'Harmattan

[11] *Hitler's Social Revolution: Class and Status in Nazi Germany*, 1966 ; trad. fr. Paris, Gallimard, 2000.
[12] Paris, Éditions Sociales, 1982.
[13] *Der Führerstaat. Nationalsozialistische Herrschaft 1933 bis 1945*, 1987 ; trad. fr. Paris, Seuil, 1994.
[14] *Der Nationalsozialismus und die deutsche Gesellschaft*, 1991; trad. fr. Paris, Maison des Sciences de l'Homme, 1997.
[15] Paris, Seuil, 1998.
[16] Cf. Jean Boutier et Dominique Julia, *Passés recomposés. Champs et chantiers de l'histoire aujourd'hui,* Paris, Autrement, 1995. Ces deux historiens avaient déjà à l'époque l'honnêteté de reconnaître sans détour (p. 14) que leur corporation, *« soucieuse de défendre son territoire »*, se refuse en règle générale à tenir compte des apports venant d'autres disciplines.

Avant-propos

Passionné d'histoire au point de ne me livrer qu'à cette activité lorsque je quitte mon cabinet dentaire, je me suis consacré à l'étude des pratiques dentaires dans les camps de concentration pendant 19 ans. J'ai eu même le privilège de publier un livre en 2002 sur le sujet, aux Editions L'Harmattan. Et puis, très vite, j'ai eu la possibilité de poursuivre mes recherches sur la question, dans le cadre d'une thèse de doctorat universitaire au Centre François Viète d'Histoire des sciences et des techniques à Nantes. Pour tenter d'être le plus complet possible dans l'approche de mon étude, il a fallu que je recherche des documents, des ouvrages et des photos faisant état de la profession dentaire en Allemagne sous le Troisième Reich et de ses comportements face aux déviances idéologiques du régime nazi. Il m'a fallu apprendre à connaître le dentiste allemand qu'il soit civil, militaire dans la *Wehrmacht* ou dans la SS, dans et hors des camps de concentration. Les découvertes ont été nombreuses, concernant les implications de cette profession. Ces dernières révèlent par ailleurs une société embrigadée et ne peuvent concerner la profession dentaire seule. En effet, on peut sans peine affirmer que l'ensemble des corps professionnels de la société allemande a été touché de près ou de loin. D'ailleurs, Hitler n'annonce-t-il pas lors de son premier discours, celui du 24 février 1920, dans la salle des fêtes du Hofbraühaus de Munich, les grandes lignes de ce que sera la politique nazie[17] ? Son argumentation repose alors sur trois axes principaux. Le nationalisme constitue le premier point et, avec lui, la nécessité de reconstruire la Grande Allemagne avec l'Autriche, les Sudètes et Danzig. Il exige aussi le révisionnisme avec l'abrogation des Traités de Versailles (1919) et de Saint-Germain-en-Laye (1919). Le second point est l'antisémitisme, avec des précisions sur ce qu'il convient de faire pour se débarrasser des Juifs. Il introduit la notion de pureté de la race. Le troisième point présente la politique sociale du parti en empruntant beaucoup à la phraséologie de gauche et en se situant résolument contre le capitalisme libéral : *« Les revenus ne doivent provenir que du travail, les bénéfices doivent être taxés, les cartels nationalisés, les grands magasins confisqués au profit du petit commerce, la peine de mort requise contre les profiteurs... »* Mais, Hitler réclame également l'effacement de *« l'intérêt particulier »* au profit de *« l'intérêt général »* par la *« création d'un pouvoir centralisé »* et de *« chambres professionnelles »* qui engloberont toutes les activités de la communauté allemande[18].

---

[17] Cf. Thiébaut Patrick, « Adolf Hitler, genèse d'une tyrannie (2ème partie) », in *Seconde Guerre mondiale 1939 - 1945*, mai/juin 2002, n°2, pp. 18 à 20.

[18] Cf. Hofer W., *Der Nationalsozialismus*, Francfort/Main, 1957, Fischer (ed.), p. 31.

L'objet du présent ouvrage sera de décrire brièvement le fonctionnement de la dentisterie au sein du Reich allemand et d'en mettre en évidence les errances, sur le plan civil comme soldatesque, d'en faire apparaître la noblesse quand elle sera avérée ou l'ignominie, à travers son implication dans l'eugénisme nazi, la *Solution Finale* et l'Opération T4, notamment.
Il n'est pas question de jeter l'opprobre sur la confraternité allemande actuelle. Sa qualité et sa compétence sont largement reconnues sur le plan international. Cette confraternité ne doit en aucune manière assumer les exactions de ses pairs dont elle n'est pas responsable.
Il peut être toutefois intéressant d'étudier la société allemande sous le Troisième Reich à travers l'évolution comportementale de la chirurgie dentaire sous ce régime. En effet, alors que de nombreux travaux abordent la société allemande dans sa globalité, celui-ci pénètre directement en son sein pour en étudier une profession et rayonne par la suite à sa globalité, puisque le principe même d'une dictature est de tout contrôler. Ce qui s'applique aux uns, s'applique donc forcément aux autres.
En 2014, venu faire une communication à Clermont-Ferrand sur la question, soit près de 9 ans après la parution de la première version des *Dentistes allemands sous le IIIe Reich*[19], j'ai fait le constat que mes connaissances sur le sujet s'étaient accrues d'une manière considérable au point de justifier une réédition du livre de 2005. Une deuxième version remaniée, étoffée, voire réécrite où d'autres aspects de la dentisterie nazie seraient développés : les dentistes militaires, les dentistes et leur vision éthique de la récupération de l'or dentaire, etc. D'une idée, un projet a germé qui a obtenu l'assentiment de M. Feral, directeur de la collection Allemagne d'hier et d'aujourd'hui, et des Editions L'Harmattan, pour finalement voir le jour. De même, ai-je choisi délibérément d'en changer le titre que j'ai voulu plus percutant, mais aussi plus intriguant.

[19] Cf. Riaud Xavier, *Les dentistes allemands sous le IIIe Reich*, Paris, 2005, L'Harmattan (éd.), Collection Allemagne d'hier et d'aujourd'hui.

La dentisterie allemande avant 1933

L'art dentaire en Allemagne dans la première moitié du siècle est marqué par la forte opposition entre chirurgiens-dentistes et dentistes[20]. Cette querelle devient particulièrement acerbe dans les années 1920-1930. La plupart des chirurgiens-dentistes exercent leur activité comme profession libérale. Leur activité est une entreprise indépendante dont le bénéfice provient essentiellement des soins délivrés chez les patients dépendant d'une caisse ou de ceux payant eux-mêmes. Au début des années 1930, 10 000 chirurgiens-dentistes diplômés exercent sur le territoire allemand. 90 % sont membres du *Reichsverband der Zahnärzte Deutschlands e. V*[21].

Dans le premier tiers du XXe siècle, la dentisterie devient partie intégrante de la médecine générale. Pour un grand nombre de chirurgiens-dentistes, l'activité dentaire de la caisse constitue la principale source de revenus, ceci en raison de la crise économique, la proportion de clientèle privée diminuant régulièrement. Les tarifs imposés par la *Preugo* (*Preußische Gebührenordnung*[22]) pour les soins réalisés dans les caisses sont jusqu'à 40 % plus bas que ceux pour les soins privés. 16,2 % des chirurgiens-dentistes ont des revenus inférieurs à 3 000 RM. La profession de chirurgien-dentiste est directement menacée par les cliniques des caisses d'assurance maladie qu'elles érigent partout, privant la pratique libérale d'une partie de ses adhérents. La concurrence des dentistes est croissante et particulièrement préoccupante.

Les restrictions de l'Etat, conséquentes à la crise économique, affectent profondément la profession. Enfin, le nombre d'étudiants en dentaire est excédentaire. Il est si important que la perte de revenus ne peut être que continuelle. L'ouverture de la première clinique dentaire en 1902 est un événement pionnier de la Santé publique allemande. Vingt-deux autres seront construites avant la Première Guerre mondiale. En 1931, il y a 126 cliniques dentaires où 528 chirurgiens-dentistes titulaires exercent. Au début des années 1930, elles représentent 6 millions d'adhérents. Elles incarnent alors une institution utile qui permet une meilleure prise en charge des assurés. Cependant, ceux-ci ont obligation de s'y faire soigner et ces

---

[20] Cf. Cagerodcev Guenadij Ivanovic & Thom Achim, *Medizin unterm Hakenkreuz*, Berlin, 1989, VEB Verlag und Gesunheit, p. 308.

[21] *Association du Reich des chirurgiens-dentistes d'Allemagne.*
Cf. Cagerodcev Guenadij Ivanovic & Thom Achim, *Medizin untern…*, op. cit., 1989, pp. 309-310.

[22] *Tarif d'honoraires conventionnels prussiens.*
Cf. Haüssermann Ekkhard, « NS-Zeit - ein Kapitel der Verdrängung », in *Zahnärztliche Mitteilungen*, « Deutsche Zahnärzte 1933 bis 1945 », Köln, 1996 et 1997, p. 12.

cliniques ne se cachent pas de vouloir exercer un monopole sur la profession dentaire. Un chirurgien-dentiste qui accepte un poste dans l'une d'entre elles est systématiquement radié du *Reichsverband der Zahnärzte Deutschlands*[23]. En 1930, le Parti communiste soumet une proposition de loi au *Reichstag* qui consiste à garantir au patient la liberté de choix du praticien qui doit le soigner. Cette loi est acceptée le 26 juillet 1930. L'aménagement d'une clinique dentaire ne peut plus se faire sans autorisation officielle du Reich. Aussi, dès l'arrivée au pouvoir des nazis, de nombreuses cliniques ferment leurs portes.

Pour les chirurgiens-dentistes de profession libérale, la concurrence des dentistes est cependant d'une importance économique plus grande que celles des cliniques dentaires. Après la *Gewerbeordnung*[24] de 1869, la *Reichsversiche- rungsordnung*[25] *(RVO)* de 1911 est une nouvelle expression de l'incapacité de l'Etat à garantir une prise en charge des soins dentaires donnés à la population par des chirurgiens-dentistes formés académiquement.

Au début du XXe siècle, les représentants des grandes écoles s'intéressent surtout à l'établissement de la dentisterie à l'université, mais les institutions nationales se préparent à la Première Guerre mondiale. Elles ne montrent aucun intérêt à réaliser des investissements pour le développement de la formation dentaire qu'elles ne jugent pas prioritaire. En étant hors université, la formation des dentistes est bien meilleur marché et paraît résoudre le problème. C'est pourquoi la profession de dentiste se développe alors de façon impressionnante.

Les conflits avec les chirurgiens-dentistes ne cessant d'augmenter - ces conflits se présentent sous la forme d'une opposition entre une dentisterie scientifique et une autre jugée artisanale -, les dentistes se sont consacrés davantage à la formation continue. Depuis 1920, le *Erlaß des Ministers für Volkswohlfahrt*[26] impose aux dentistes souhaitant l'autorisation de pratiquer dans les caisses d'assurance maladie de réussir un examen particulier. Pour cela, ils doivent suivre un enseignement spécifique. Cette décision ministérielle provoque alors une scission entre les dentistes agréés et ceux ne l'étant pas, mais parvient à calmer la velléité des chirurgiens-dentistes par l'élévation du niveau requis pour exercer leur métier. Pas complètement toutefois, puisque seule la formation des chirurgiens-dentistes nécessite des études scientifiques dans une université.

---

[23] Cf. Cagerodcev Guenadij Ivanovic & Thom Achim, *Medizin untern…*, op. cit., 1989, pp. 309-310.

[24] *Code de législation du travail.*

[25] *Code des assurances du Reich.*

[26] *Ordonnance du ministre de l'Assistance publique.*

Cf. Cagerodcev Guenadij Ivanovic & Thom Achim, *Medizin untern…*, op. cit., 1989, pp. 310-311.

Dans la connaissance de l'importance prophylactique du traitement précoce des caries, les chirurgiens-dentistes se sont efforcés dès le début du XXe siècle de développer les soins dentaires scolaires. Ainsi, la première clinique dentaire scolaire est ouverte à Strasbourg en 1902. En 1909, est fondé le *Deutsches Zentralkomitee für Zahnpflege in der Schule*[27]. Celui-ci plaide pour une organisation communale des soins dentaires scolaires. Après l'interruption liée à la Première Guerre mondiale, les soins dentaires dans les écoles se développent considérablement et deviennent un système de dépistage bien organisé. La réussite la plus flagrante est rencontrée à Bonn, avec le *Bonner System*[28] de Kantorowicz. Le directeur de l'Institut dentaire de l'université de Bonn, Alfred Kantorowicz démontre qu'en mettant en place un suivi dentaire prophylactique rigoureux et organisé, le rachitisme a totalement disparu de la ville. Grâce à cette mesure, 90 % des jeunes âgés de 18 ans disposent d'une dentition saine et résistante.
En revanche, les lois de 1930 ont des répercussions très défavorables sur les soins dentaires délivrés dans les écoles. Les contributions des caisses obtenues par les communes prennent beaucoup de retard. Progressivement, l'objectif principal de prophylaxie de masse de ces soins est oublié. Des chirurgiens-dentistes dévoués comme Kantorowicz sont interdits de parole et la pensée prophylactique présentée par la *nationalsozialistische Gesundheitspropaganda*[29] devient une alternative pour de nombreux chirurgiens-dentistes.

---

[27] *Comité central allemand pour les soins dentaires dans les écoles.*

[28] *Système de Bonn.*
Cf. Cagerodcev Guenadij Ivanovic & Thom Achim, *Medizin untern…*, op. cit., 1989, p. 308.
D'origine juive, le Pr Kantorowicz, bien qu'étant un universitaire de renommée internationale, se verra interdit d'exercice par le régime nazi et sera même déporté.

[29] *Propagande nationale-socialiste pour la Santé.*
Cf. Cagerodcev Guenadij Ivanovic & Thom Achim, *Medizin untern…*, op. cit., 1989, pp. 311-312.

Réorganisation de la profession de chirurgien-dentiste à partir de 1933

Dès l'accession de Hitler à la Chancellerie du Reich en 1933, de profonds remaniements s'effectuent au sein de la société. Des représentants politiques de la NSDAP accèdent à tous les postes dirigeants représentatifs. Les Juifs sont évincés, puis exclus de toutes les fonctions à responsabilité, et enfin de toutes les professions. L'hygiène raciale est imposée comme enseignement universitaire et dispose d'une administration dévolue à son étude. L'Etat devient policier. La contestation n'y est pas autorisée et la parole n'est pas accessible à tous. Les opposants au régime sont progressivement éliminés, juridiquement tout d'abord, puis physiquement. De plus, le régime oriente l'industrie vers une remilitarisation ce qui dynamise l'ensemble des secteurs économiques du pays et provoque un recul très net du chômage.

Avant 1933, 12% des chirurgiens-dentistes appartiennent à la NSDAP[30] qui bénéficie de plus d'un large cercle de sympathisants.

Le *Reichsverband der Zahnärzte Deutschlands* est très vite réorganisé et l'installation du nouveau conseil d'administration, le 24 mars 1933, avec à sa tête le chirurgien-dentiste de Leipzig, Ernst Stuck, ressemble à un passage en force. Dès le 23 mai 1933, Stuck ordonne que les responsables syndicaux des régions et des cantons se dotent d'un représentant politique appartenant à la NSDAP.

Le 2 octobre 1933, le ministre de l'Intérieur du Reich nomme le Dr Ernst Stuck au poste de *Reichszahnärzteführer*[31]. Le *Reichsverband der Zahnärzte Deutschlands* obtient alors un nouveau statut. Les chirurgiens-dentistes font dès lors partie de la politique sanitaire nazie.

Le 1er octobre 1934, le *Reichszahnärzteführer* décrète que tout chirurgien-dentiste qui n'est pas encore installé doit suivre un enseignement idéologique, militaire et professionnel de huit semaines. C'est une condition *sine qua non* d'agrémentation des caisses.

Les chirurgiens-dentistes doivent aussi ne pas perdre de vue que leur savoir et leurs compétences professionnelles sont mis au service de la santé publique le plus largement possible à des fins prophylactiques.

Lors de la 7ème assemblée des chirurgiens-dentistes d'Allemagne en 1935, le *Reichsverband der Zahnärzte Deutschlands* change de nom et devient la

---

[30] *Nationalsozialistische Deutsche Arbeiterpartei : Parti national-socialiste des travailleurs allemands.*

Cf. Haüssermann Ekkhard, « NS-Zeit - ein Kapitel der Verdrängung », in *Z.M.*, « Deutsche Zahnärzte 1933 bis 1945 », Köln, 1996 et 1997, p. 14.

[31] *Chef des chirurgiens-dentistes du Reich.*

Deutsche Zahnärzteschaft[32]. Par cette évolution, la profession ne change pas seulement de nom. Elle adopte aussi l'idéologie d'aryanisation du régime nazi. Le Dr Stuck affirme lors de ce congrès que *« chaque dentiste allemand doit devenir national-socialiste. »*
Après 1935, lorsque le service national est mis en place, les chirurgiens-dentistes sont incorporés pour des exercices militaires à court terme. Les connaissances médicales des chirurgiens-dentistes sont utilisées dans la défense aérienne en prévention d'une attaque de pays voisins ou en protection de la population civile en cas d'agression.
Le *Deutsche Zahnärzteschaft* participe symboliquement après sa fondation en 1935 à l'armement de l'armée de l'air, en offrant un avion à Göring[33].
La première ambulance dentaire dans une remorque de poids lourd a été installée en 1926. Elle n'est présentée officiellement qu'en 1935 au congrès du Parti nazi à Nuremberg.
Au cours de la Première Guerre mondiale, l'assistance et la thérapeutique dentaire ont été trop peu prises en compte.
Dès 1935, la classe médico-dentaire réclame une mise en place à grande échelle d'infrastructures de chirurgie maxillo-faciale en cas d'un éventuel conflit. Jusqu'au début de la Seconde Guerre mondiale, le système des soins délivrés par le service dentaire de la *Reichswehr*[34] reste inchangé.
L'Etat n'a pas cédé aux revendications de la classe professionnelle qui réclame un service médico-dentaire. L'aménagement de lieux de soins et la rémunération des dentistes qui réclament un rang d'officier comme les médecins, constituent un coût trop élevé. En cas de guerre, des chirurgiens-dentistes sont engagés et prennent le titre de fonctionnaire de haut rang. Sans réelle affectation, ils occupent 1 à 2 postes réservés à ce titre, dans les compagnies sanitaires des divisions. Un chirurgien-dentiste devient ainsi responsable d'une division de 18 000 hommes.
Au début de la guerre, le Dr Stuck en appelle aux chirurgiens-dentistes et à leur patriotisme[35] : *« Il n'y a personne parmi nous qui ne soit pas prêt à suivre le Führer avec une confiance inébranlable et une obéissance aveugle, peu importe ce qu'il arrive !... Peu importe où se trouve le dentiste allemand... Partout, il fera tout afin d'aider le Führer à remporter la victoire. Des sacrifices et des privations de toutes sortes seront inévitables. Ils seront naturellement acceptés comme un devoir à accomplir. »*
Dans les premiers mois de la guerre, 6 000 chirurgiens-dentistes sont incorporés.

---

32 *Ordre allemand des chirurgiens-dentistes.*

33 Cf. Cagerodcev Guenadij Ivanovic & Thom Achim, *Medizin untern...*, op. cit., 1989, p. 325.

34 *Armée du Reich.*
Cf. Cagerodcev Guenadij Ivanovic & Thom Achim, *Medizin untern ...*, op. cit., 1989, p. 325.

35 Cf. Cagerodcev Guenadij Ivanovic & Thom Achim, *Medizin untern ...*, op. cit., 1989, p. 327.

Cet engouement massif pour le drapeau pose le problème des soins à la population civile. Priorité est donnée aux soldats. A tel point que le Dr. Stuck[36] dira: *« L'appelé au front doit avoir la conviction, que l'on s'occupera justement et suffisamment des siens. »* Il ne s'agit pas là d'altruisme, mais de maintenir le moral des combattants.

A partir de 1933, la *Reinrassigkeit*[37] de la profession devient le nouvel axe idéologique d'une profession unifiée. L'*arische Abstammung*[38] doit être le critère décisif pour la qualification de chirurgien-dentiste.
En avril 1933, une ordonnance conteste aux praticiens juifs le droit d'exercer dans les caisses. Ceux-ci ne peuvent plus bénéficier de l'autorisation spécifique pour cela. Ce décret leur ôte leur seul revenu. Lorsque la *Achte Verordnung zum Reichsbürgergesetz*[39] du 17 janvier 1939 est appliquée, l'habilitation à exercer est définitivement retirée à tous les chirurgiens-dentistes juifs. Le peuple allemand ne sera plus soigné que par des praticiens allemands. Le Dr Stuck commente alors cette mesure : *« Ainsi s'est achevée une évolution qui a commencé aussitôt après la prise de pouvoir et qui a eu pour but de laisser soigner les Allemands uniquement par des médecins allemands. Cette évolution n'a pu se faire que progressivement. Afin de la mener à son terme, à propos duquel aucun doute n'était possible, il fallait avant tout que certaines conditions psychologiques soient créées auprès d'une large partie de la population. Il n'y a aucun doute aujourd'hui que l'ensemble du peuple allemand approuve l'exclusion définitive des Juifs du domaine de la médecine. »*
Au 1er janvier 1934, parmi les 11 332 chirurgiens-dentistes recensés, il y a 1 064 Juifs dont la plus grande partie possède l'agrément des caisses. Au 1er janvier 1938, ils ne sont plus que 579 sur l'ensemble du Reich. Au 1er janvier 1939, parmi les 372 qui restent, 250 seulement ont encore l'autorisation d'exercer. Beaucoup de chirurgiens-dentistes juifs sont emprisonnés et meurent en captivité. D'autres émigrent vers des pays en paix.

---

36 Cf. Cagerodcev Guenadij Ivanovic & Thom Achim, *Medizin untern...*, op. cit., 1989, p. 327.

37 *La pureté de la race.*
Cf. Cagerodcev Guenadij Ivanovic & Thom Achim, *Medizin untern…*, op. cit., 1989, p. 313.

38 *L'origine aryenne.*

39 *Huitième ordonnance concernant la loi de citoyenneté du Reich.*
Cf. Cagerodcev Guenadij Ivanovic & Thom Achim, *Medizin untern…*, op. cit., 1989, pp. 312-313.
Le 25 juin 1938, les médecins juifs sont exclus du Conseil de l'Ordre. Ce décret sera étendu progressivement à l'ensemble des professions médicales.

Anordnung des Reichszahnärzteführers.

Gemäß den Nürnberger Gesetzen, die den Begriff „Arier" und „Nichtarier" verlassen haben und eine klare Regelung der Judenfrage bringen, ist in Zukunft zu unterscheiden zwischen jüdischen und nichtjüdischen Zahnärzten.

Jüdische Zahnärzte sind:

a) die Volljuden (mit vier jüdischen Großelternteilen),

b) die Dreivierteljuden (mit drei jüdischen Großelternteilen),

c) die Halbjuden (mit zwei jüdischen Großelternteilen), die

1. am 16. September 1935 der jüdischen Religionsgemeinschaft angehört haben oder danach in diese aufgenommen sind oder werden, oder
2. am 16. September 1935 mit einem Juden verheiratet gewesen sind oder sich danach mit einem solchen verheiratet haben oder verheiraten.

Sämtliche anderen Zahnärzte gelten als nichtjüdische Zahnärzte, also auch die jüdischen Mischlinge (Viertel- und Halbjuden) und die jüdisch verheirateten nichtjüdischen Zahnärzte.

In Anbetracht dieser gesetzlichen Vorschriften ergeht nachfolgende Anordnung:

I. Vertretungen, Überweisungen usw.

1. Vertretung und Assistenten: Nichtjüdische Zahnärzte dürfen sich nicht durch jüdische Zahnärzte vertreten lassen.

Jüdische Zahnärzte dürfen sich nur von jüdischen Zahnärzten vertreten lassen. Für in der Kassenpraxis verbliebene jüdische Zahnärzte können die Amtsleiter der KZVD im Einzelfall abweichende Regelungen treffen, falls dies zur Sicherstellung der zahnärztlichen Versorgung erforderlich ist.

Für die Beschäftigung eines Assistenten gelten die gleichen Grundsätze.

2. Überweisungen: Nichtjüdische Zahnärzte dürfen ihre nichtjüdischen Patienten nur nichtjüdischen Zahnärzten und Ärzten überweisen.

Nichtjüdische Zahnärzte dürfen Überweisungen von jüdischen Zahnärzten annehmen, wo die Verhältnisse dieses notwendig erscheinen lassen. Da insbesondere die zahnärztliche Versorgung der Versicherten gemäß der Reichsversicherungsordnung nicht gefährdet werden darf, gilt dies in erster Linie für Überweisungen von Anspruchsberechtigten der Reichsversicherung durch solche jüdischen Zahnärzte, die Kassenzahnärzte sind.

3. Konsilien: Für die Zuziehung eines zweiten Zahnarztes gelten die Vorschriften unter 2 sinngemäß.

4. Unberührt bleiben die Vorschriften über die Hilfeleistung bei einem Kassenzahnarzt gemäß § 2 Absatz 2 der Zulassungsordnung.

II. Verzeichnisse bzw. Listen.

Wo bisher Verzeichnisse von nichtarischen Zahnärzten geführt sind, fallen diese fort. Es sind nur noch Verzeichnisse von jüdischen Zahnärzten zu verwenden. In diesen Verzeichnissen dürfen also nur jüdische Zahnärzte aufgeführt werden. Jüdisch Versippte und jüdische Mischlinge dürfen nicht mehr kenntlich gemacht werden. Die Listen sind nur für den Dienstgebrauch bestimmt.

III. Zulassung zu den Krankenkassen.

Die Zulassungsordnung vom 9. Mai 1935 ist als reichsgesetzliche Regelung gemäß § 6 des Reichsbürgergesetzes unberührt geblieben. Demnach gelten bereits bei der Eintragung in das Register die nachfolgenden Bestimmungen des § 4 Abs. 4 b:

„Die Eintragung ist nur zulässig, wenn der Antragsteller und sein Ehegatte arischer Abstammung sind. Als nichtarisch gilt, wer von nichtarischen, insbesondere von jüdischen Eltern oder Großeltern abstammt. Es genügt, wenn ein Elternteil oder ein Großelternteil nichtarisch ist. Dies ist insbesondere dann anzunehmen, wenn ein Elternteil oder ein Großelternteil der jüdischen Religion angehört hat. Als Abstammung gilt auch die außereheliche Abstammung. Durch die Annahme an Kindes Statt wird ein Eltern- und Kindesverhältnis im Sinne dieser Vorschrift nicht begründet. Bestehen Zweifel an der arischen Abstammung eines Antragstellers oder seines Ehegatten, so ist über diese Frage ein Gutachten des bei dem Reichsministerium des Innern bestellten Sachverständigen für Rassenforschung einzuholen. Das Gutachten ist bindend."

Es sind daher nach wie vor Juden und jüdische Mischlinge, ebenso jüdisch Versippte (auch mit jüdischen Mischlingen Versippte) von der Eintragung in das Register und damit von der Zulassung zur Kassenpraxis ausgeschlossen.

[illegible] 1936 / Nr. 10

IV. Ersatzkassenpraxis — behandelnde Tätigkeit in der Fürsorge.

Für diese Gebiete gelten die gleichen Bestimmungen wie für die Kassenpraxis. Danach bleiben diejenigen tätig, die am 31. Dezember 1935 dafür zugelassen waren. Neu zugelassen kann jedoch nur werden, wer auch nach der Zulassungsordnung für die Kassenpraxis zulassungsberechtigt ist.

V. Private Krankenversicherungen.

Für die private Krankenversicherung sind nur die unter II aufgeführten Listen zu verwenden (Verzeichnisse der jüdischen Zahnärzte).

VI.

Auf allen anderen Gebieten, wo die Auswahl der zu beteiligenden Zahnärzte durch den Reichszahnärzteführer oder gemäß den Vorschriften besonderer Verträge erfolgt, können selbstverständlich auch andere Anforderungen als in der Kassenpraxis gestellt werden.

Berlin, den 27. Februar 1936.

Dr. Stuck
Reichszahnärzteführer.

Ordre du chef des dentistes du Reich

Conformément aux lois de Nuremberg, qui ont abandonné les termes d'« aryen » et de « non aryen », et qui apportent une réglementation claire de la question juive, il faudra à l'avenir faire la distinction entre dentistes juifs et non juifs.

Sont considérés comme dentistes juifs :

a/ les juifs à part entière (avec 4 grands-parents juifs)

b/ les ¾ juifs (avec 3 grands-parents juifs)

c/ les ½ juifs (avec 2 grands-parents juifs), qui

1. ont appartenu à la communauté de religion juive au 16.09.1935, ou qui y sont entrés après, ou qui y sont entrés après cette date, ou

2. sont mariés au 16.09.1935 avec un Juif, ou qui se sont mariés ensuite ou qui se marieront avec un juif.

Tous les autres dentistes sont considérés comme dentistes non juifs, donc aussi les métisses juifs (1/4 et ½ juifs) et les dentistes non juifs mariés à un Juif.

En raison de ces dispositions légales, l'ordre suivant est donné :

I. Remplacements, Recommandations, etc.

1. Remplacements et assistants

Les dentistes non juifs n'ont pas le droit d'être remplacés par des dentistes juifs. Les dentistes juifs ne peuvent être remplacés que par des dentistes juifs. Pour les dentistes juifs restés dans les cabinets conventionnés, les chefs de service du cabinet peuvent prendre des mesures dérogatoires dans des cas particuliers, si cela est nécessaire pour la bonne réalisation des soins dentaires. Les mêmes règles sont valables pour l'emploi d'un assistant.
2. Recommandations
Les dentistes non juifs ne peuvent recommander leurs patients non juifs qu'à des dentistes ou médecins non juifs. Les dentistes non juifs peuvent accepter l'envoi de patients de dentistes juifs, si les circonstances font apparaître cela nécessaire. Etant donné que les soins dentaires des assurés ne doivent pas être compromis, conformément aux lois sur les assurances du Reich, ceci est valable en premier lieu pour les recommandations pour les patients qui ont des droits à l'assurance du Reich par des dentistes juifs affiliés aux caisses de maladie.
3. Pour la consultation d'un deuxième dentiste, les ordres indiqués en 2 sont valables.
4. Les règles concernant l'assistance auprès d'un dentiste conventionné restent inchangées, conformément au § 2, de l'ordonnance 2 du décret sur l'admission.
II. Registres, Listes
Tous les registres de dentistes non aryens établis jusqu'à maintenant sont supprimés. Il ne faut utiliser que les registres de dentistes juifs. Seuls les dentistes juifs doivent être répertoriés. Les juifs métissés ou par alliance n'ont plus à être répertoriés. Ces listes sont prévues pour le seul usage professionnel.
III. Inscription aux caisses de maladie
Le décret sur l'admission du 09.05.1935 reste inchangé, car il a valeur d'ordonnance légale conformément au § 8 de la loi citoyenne du Reich.
Selon celui-ci, les règles suivantes pour l'inscription dans le registre sont valables, selon § 4, chap. 4 : *« L'inscription est autorisée, seulement si le demandeur et son conjoint sont d'origine aryenne. Est considéré comme non aryen celui qui descend de parents ou de grands-parents non aryens, et en particulier juifs.*
Un parent ou un grand-parent non aryen suffit. Ceci est particulièrement à considérer quand un des parents ou grands-parents a appartenu à la religion juive. Ceci est également valable en cas de naissance illégitime.
L'adoption d'un enfant ne crée pas un rapport parent-enfant pour lequel s'applique la loi.
S'il devait y avoir des doutes quant aux origines aryennes d'un demandeur ou de son conjoint, il est nécessaire d'avoir recours à l'avis d'un expert en recherche raciale auprès du ministère de l'Intérieur. Son avis est sans appel. »
Donc, comme par le passé, les Juifs et métisses juifs, ainsi que les Juifs par alliance (ceci est valable également pour les personnes ayant un lien de famille avec des métisses juifs) demeurent exclus de l'inscription dans les registres et donc, de l'autorisation à l'exercice en affiliation avec les caisses de maladie.
IV. Cabinets affiliés de remplacement - Activités de soins pour la prévention
Ces domaines sont soumis aux mêmes règles que les cabinets affiliés. D'après ces règlements, seuls les cabinets autorisés au 31.12.1935 peuvent poursuivre leur activité. Une nouvelle autorisation ne peut être donnée que si le demandeur est également autorisé à la pratique en affiliation aux caisses conformément au décret d'autorisation.
V. Assurances maladies privées
Pour l'assurance maladie privée, ne peuvent être utilisées que les listes nommées en II (listes des dentistes juifs).
VI. Pour tous les autres domaines, où le choix des dentistes à employer par le chef des dentistes du Reich a lieu, selon les règles, par le moyen de contrats spéciaux, il est bien entendu possible que d'autres exigences soient posées par les cabinets affiliés.
Berlin, le 27.02.1936 Dr Stuck, chef des dentistes du Reich

En 1933, le *Reichszahnärzteführer* ordonne la création d'une *Akademie für zahnärztliche Fortbildung*[40]. Elle permet le contrôle de la profession, la mise en place de l'idéologie nazie au sein du métier et la maîtrise du contenu de la formation, ce qui facilite l'endoctrinement. Les chirurgiens-dentistes ont l'obligation d'assister aux enseignements de cet organisme. De 1933 à 1939, Emil Kiefer dirige cette académie. Le 1er janvier 1939, Axhausen lui succède. Axhausen est un chirurgien maxillo-facial expérimenté de la Première Guerre mondiale. Il doit adapter la formation aux exigences pratiques de la guerre en préparation. Le but premier de cette académie n'a jamais été l'amélioration des soins dentaires de la population par une hausse du niveau de qualification scientifique. Elle a pour principal objectif d'influencer et de contrôler les chirurgiens-dentistes. Par là même, en encadrant leur activité, elle participe à la préparation du pays à la guerre.

En octobre 1933, le *Münchner Plan*[41] est adopté par les principales organisations professionnelles en présence de représentants de la NSDAP qui souhaitent ardemment la mise en place d'une profession dentaire allemande unique. Ce projet permet assez facilement l'entrée des dentistes dans cette nouvelle profession, mais il est durement attaqué par les chirurgiens-dentistes qui se jugent privés de leur statut particulier.

En novembre 1935, une nouvelle organisation des médecins du Reich est créée. Mais, les affrontements ne cessent de se multiplier entre dentistes et chirurgiens-dentistes. Le *Reichsärzteführer*[42] Wagner interdit, en janvier 1938, toute discussion publique sur la question et menace de faire intervenir la Gestapo si aucun compromis n'est trouvé.

Le 16 novembre 1938, Hitler décide que les deux professions doivent être maintenues et gérées indépendamment. La formation aux deux corps de métier doit être distincte l'une de l'autre. Cette décision garantit les soins dentaires au plus grand nombre sans aucune subvention matérielle supplémentaire de l'Etat, mais ne tient pas compte des évolutions scientifiques internationales. Hitler prend sa décision vraisemblablement en tenant compte des exigences dentaires que la guerre amènera avec elle.

En 1942, les deux professions dentaires depuis toujours rivales s'allient et forment la *Zahnärztlichdentistische Arbeitsgemeinschaft*[43] pour résoudre le désastre de santé publique qui se profile à l'horizon. En 1943, la *Zahnärztlichdentistische Arbeitsgemeinschaft* est autorisée à délivrer

---

40 *Académie pour la formation continue des chirurgiens-dentistes.*
Cf. Cagerodcev Guenadij Ivanovic & Thom Achim, *Medizin untern…*, op. cit., 1989, pp. 312-313.

41 *Projet de Munich.*

42 *Chef des médecins du Reich.*
Cf. Cagerodcev Guenadij Ivanovic & Thom Achim, *Medizin untern…*, op. cit., 1989, pp. 314-315.

43 *Communauté de travail des chirurgiens-dentistes et des dentistes.*

l'agrément provisoire nécessaire à la pratique dans les caisses, aux chirurgiens-dentistes et aux dentistes.
Les cliniques scolaires des grandes villes, quant à elles, restent en place. La recherche et le contrôle des mesures thérapeutiques doivent être menés par des chirurgiens-dentistes scolaires hauts fonctionnaires, mais le traitement reste entre les mains des libéraux.
Dans les provinces, le système de cabinets dentaires mobiles est encouragé. En 1934, dans le cadre du *Dr. Hellmuth-Plan*[44], la mise en œuvre de cabinets dentaires mobiles est un véritable succès dans la région de la Rhön. Ces installations sont prises en charge par la *Nationalsozialistische Volkswohlfahrt*[45]. Leur action est étendue aux autres régions du Reich. En 1938, la *Nationalsozialistische Volkswohlfahrt* dispose de 88 unités mobiles. En 1943, 140 cabinets dentaires motorisés sont répertoriés.
Un service sanitaire médico-dentaire spécifique est mis en place, dès 1933, pour la *Hitlerjugend*[46]. En 1938, 800 chirurgiens-dentistes soignent les 7 millions de jeunes déjà inféodés.
Malgré cela, l'état de santé bucco-dentaire des jeunes reste très préoccupant. Il n'existe pas de réglementation légale qui impose le traitement obligatoire. D'ailleurs, celle-ci ne peut être menée à bien parce que les moyens financiers pour la création de centres de soins manquent cruellement. En 1943, force est de constater que la santé bucco-dentaire des jeunes ne s'est pas vraiment améliorée. Le 12 avril 1943, Stuck ordonne la remise en état des cavités buccales des jeunes hommes nés en 1927, alors âgés de 16 ans, et tous susceptibles d'être incorporés. Les soldats qui se battent pour leur pays doivent être en bonne santé[47]. Tous les chirurgiens-dentistes qui ne sont pas sur le front, doivent participer à cette action. En 1944, il élargit cette action à tous les jeunes hommes nés en 1928 et 1929, c'est-à-dire âgés de 16 et 15 ans.
Avec l'avancée des Alliés, la santé du peuple n'est plus privilégiée. Le 30 août 1944, concernant les soins effectués chez les civils, le *Reichszahnärzteführer*[48] fixe le nombre de consultations hebdomadaires des dentistes à 49.

---

[44] *Projet du Dr. Hellmuth.*
Cf. Cagerodcev Guenadij Ivanovic & Thom Achim, *Medizin untern…*, op. cit., 1989, p. 316.
[45] *Assistance publique nationale-socialiste.*
[46] *Jeunesses hitlériennes.*
[47] Cf. Cagerodcev Guenadij Ivanovic & Thom Achim, *Medizin untern…*, op. cit., 1989, p. 316.
83,3 % des jeunes hommes nés en 1928 présentent des caries.
[48] Cf. Cagerodcev Guenadij Ivanovic & Thom Achim, *Medizin untern…*, op. cit., 1989, p. 327.

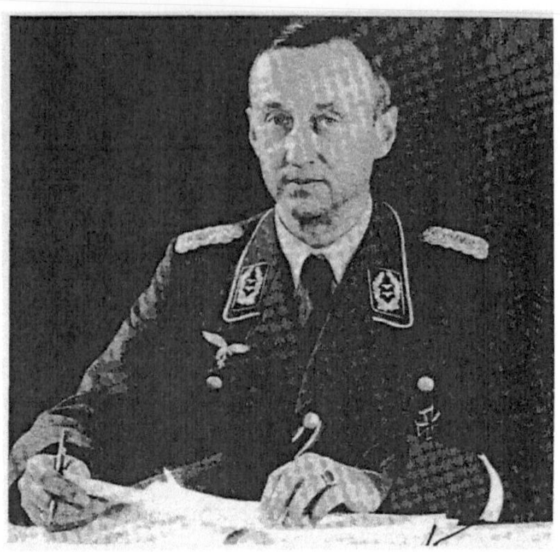

Le *Reichszahnärzteführer* Docteur Ernst Stuck (1893-1974) en uniforme d'officier de Santé de la Luftwaffe[49].

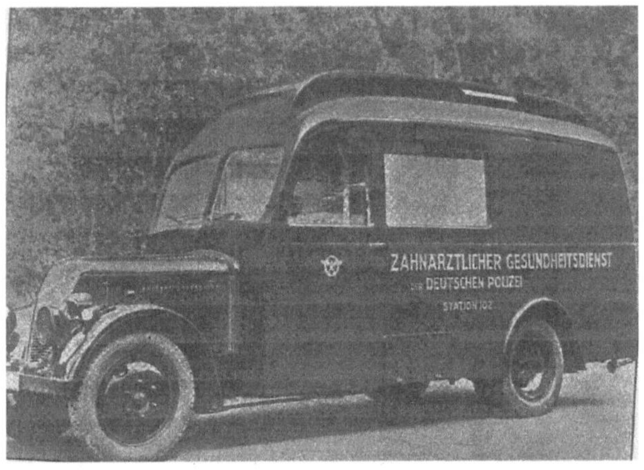

Le service sanitaire social de la police allemande[50]. Cabinet 102.

[49] Cf. Häussermann Ekkhard, « Der Weg in die Gleichschaltung », in *Z.M.*, 1996 et 1997, p. 14.
Stuck exerce à Leipzig avant l'arrivée de Hitler au pouvoir. En 1930, il s'inscrit à la NSDAP. En 1933, il est nommé *Reichszahnärzteführer*, ce qui équivaut au leadership de toute la profession dentaire. Il est arrêté par les Russes, à Berlin, le 21 mai 1945. Ernst Stuck reste en captivité pendant trois ans, à Jamlitz, puis à Buchenwald. Le 16 juillet 1948, il est libéré. De 1950 à 1970, il officie à Krefeld. En 1970, il prend sa retraite. En 1974, il meurt désargenté et abandonné de tous. La plupart des archives que le Dr Stuck détenait ont été détruites pendant les bombardements de Berlin.

[50] Cf. Häussermann Ekkhard, « Prof. Alfred Kantorowicz - von Kemal Atatürk gerettet », in *Z.M.*, 1996 et 1997, p. 38.

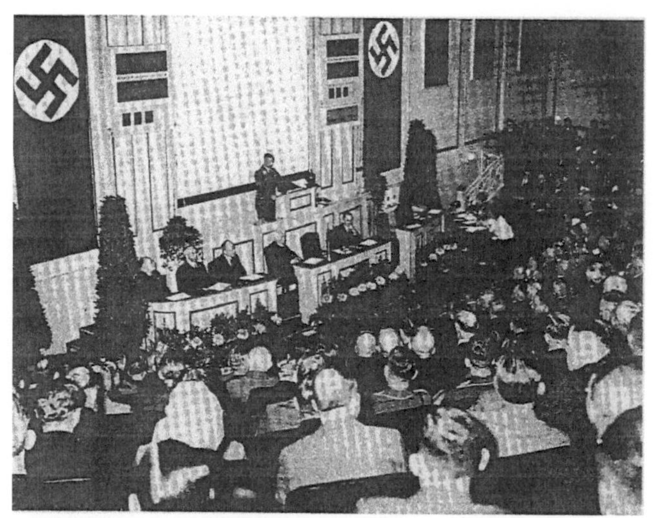

Ouverture du VIIème congrès des chirurgiens-dentistes allemands par le *Reichszahnärztefführer*, en 1935, à Berlin[51].

[51] Cf. Häussermann Ekkhard, « Prof. Alfred Kantorowicz - von Kemal Atatürk gerettet », in *Z.M.*, 1996 et 1997, p. 38.

L'Opération T4

T4 est le nom de code de l'opération d'euthanasie dont le bureau de direction se trouve au n°*4* de la *T*iergartenstraβe à Berlin[52]. Les SS interviennent à tous les échelons de l'organisation, mais n'en ont pas le contrôle.
Invaliden-Aktion est l'appellation courante de l'*Aktion 14 f 13* qui a pour objectif l'élimination dans les instituts d'euthanasie, à partir du printemps 1941, de tous les concentrationnaires handicapés mentaux. Elle est sous l'égide absolue de la SS. Dans le langage himmlérien, le terme *14 f* désigne la condamnation au gazage d'un détenu et le chiffre *13* désigne les malades mentaux[53].
Gekrat est le nom donné à la société à responsabilité limitée et reconnue d'utilité publique, entièrement sous l'autorité des SS, chargée du transport des malades. Elle a été créée dans le cadre du programme d'euthanasie pour acheminer, ce que les nazis nomment les vies indignes d'être vécues, vers les instituts de gazage de Grafeneck, Bernburg, Sonnenstein, Brandenburg, Hadamar et Hartheim.

Après avoir expliqué quelques termes indispensables à sa compréhension, il convient de détailler le fonctionnement de cette opération.
Dès 1933, Hitler promulgue une loi de stérilisation[54]. Tous les malades ayant une pathologie à caractère héréditaire doivent être stérilisés. Le 18 octobre 1935, une autre loi interdit à toute personne atteinte de maladie congénitale de se marier et de procréer[55].
En 1935, le ministre de la Justice de Hitler, le Dr Gürtner fait publier, à Berlin, un code pénal condamnant formellement l'euthanasie. Le seul cas d'euthanasie accepté par ce code est celui où le médecin est reconnu libre de ne pas prolonger artificiellement une existence déjà condamnée et de transformer une agonie prémortelle en sommeil définitif.
En octobre 1939, Hitler décide d'orienter le pays vers une véritable économie de guerre[56].

---

[52] Cf. Feral Thierry, *Le national-socialisme : vocabulaire et chronologie*, Paris, 1998, L'Harmattan (éd.), Collection Allemagne d'hier et d'aujourd'hui, pp. 47, 64, 115.
[53] Cf. Aziz Philippe, *Les médecins de la mort*, Genève, 1975, Famot (éd.), tome 4, p. 113. Voir également Feral Thierry *et al.*, *Médecine et nazisme*, Paris, 1998, L'Harmattan (éd.).
[54] Cf. Aziz Philippe, *Les médecins ...*, tome 4, op. cit., 1975, p. 13.
[55] Cf. Aziz Philippe, *Les médecins...*, tome 1, op. cit., 1975, pp. 67-69.
[56] Cf. Aziz Philippe, *Les médecins...*, tome 4, op. cit., 1975, pp. 29, 41, 60.

Les infrastructures destinées à soigner les aliénés mentaux et les handicapés physiques coûtent cher à l'Etat. Le pays a besoin de toutes ses forces vives et ne peut se permettre de telles dépenses. Il ne peut plus s'occuper des « improductifs ». La solution est simple: ils seront éliminés. Sur 600 000 lits d'hôpitaux, 300 000 sont attribués à des malades mentaux, incurables ou non. Sans tenir compte de l'entretien quotidien que cela représente, le personnel médical et le ravitaillement coûtent environ 350 milliards de marks par an. Pour Hitler, cela ne peut durer.

Il désigne pour déterminer les tenants et les aboutissants d'une éventuelle action, le Dr Karl Brandt, commissaire du Reich à la médecine et à la santé, et le *Reichsleiter*[57] Bouhler. Un mois plus tard, Hitler signe un décret antidaté au 1er septembre 1939, rédigé sur son papier personnel, qui n'est remis au ministre de la Justice, le Dr Gürtner que le 27 octobre 1940.

Le silence le plus rigoureux est fait autour de cette mesure. Les médecins faisant partie de la centrale T4 prennent des noms fictifs. Les formulaires sont ainsi signés de noms de personnes qui n'existent pas. Tout est cloisonné.

Dès lors, chaque asile allemand reçoit un questionnaire d'état civil et médical à remplir pour chaque malade[58]. L'utilisation qui en sera faite n'est pas mentionnée. Une fois remplis, les directeurs d'établissements doivent les renvoyer au ministère de l'Intérieur avant le 1er novembre 1939. Ces questionnaires photocopiés sont alors remis à une quinzaine d'experts en psychiatrie qui étudient chaque dossier et donnent un avis favorable ou non. Leurs avis retournent au ministère où deux surexperts chargés de la décision finale, les attendent. Le ministère de l'Intérieur fixe au début à 20%, le nombre des malades envoyés à la mort. Ce pourcentage est le seul critère d'importance. D'une croix rouge, ces deux surexperts décident arbitrairement de la mort de milliers d'individus.

Quelques jours après, les aliénés sont transférés dans un autre établissement.

En janvier 1940, on se met en quête d'un moyen pour exterminer rapidement et efficacement les malades. Une commission se rend à Brandenburg pour assister à une expérience de mise à mort par le monoxyde de carbone. Quatre hommes sont enfermés dans un local prévu à cet effet, muni d'un hublot qui permet aux experts de constater les effets du gaz. Ils meurent en 22 secondes. L'essai est concluant. Une chambre à gaz vient de tuer pour la première fois.

Très vite, d'autres centres d'extermination sont construits. Plus tard, les familles des victimes reçoivent une lettre annonçant la mort inattendue du malade. A côté de ces mesures légales, des médecins pratiquent aussi une euthanasie « sauvage ».

---

[57] Les *Reichsleiter* étaient des cadres supérieurs du Parti nazi, nommés par Hitler et exerçant les plus hautes responsabilités idéologiques et politiques.

[58] Cf. Aziz Philippe, *Les médecins...*, tome 4, op. cit., 1975, p. 130.

Le service de santé établit une statistique officielle de l'Opération T4 en 1942. Le nombre de malades exterminés au 1er septembre 1941 atteint 70 273. L'extermination, d'après cette étude, aurait permis de faire une économie de 88 543 980 de R.M. par an[59]. Ce chiffre doit être décuplé quand on sait qu'un malade séjourne en moyenne dans un institut durant 10 ans, soit l'équivalent de 33 731 000 œufs et 88 544 040 kilos de légumes.
En apprenant cette mesure, le peuple s'émeut[60]. Les églises allemandes et certaines personnalités s'indignent et mettent tout en œuvre pour que cette action scandaleuse cesse. Le 24 août 1941, Hitler ordonne à Karl Brandt d'interrompre l'Opération T4. C'est la seule loi d'Etat qui sera abrogée sous la pression populaire.
Mais, dès novembre 1941, Himmler met en place l'*Aktion 14 f 13* qui reprend toute l'organisation de l'Opération T4. Cette fois-ci, le programme est dirigé par la SS, dans l'univers clos des camps de concentration[61]. Tous les détenus incapables de travailler et qui, d'après lui, encombrent inutilement les camps de concentration sont éliminés. Il n'y a plus aucune rumeur, plus aucune critique, plus aucune protestation. Le déroulement des opérations reste identique à celui de la T4.
En fait, les chiffres obtenus par la commission des crimes de guerre, pour le Tribunal international de Nuremberg, triplent largement le total de la statistique de 1942. Plus de 200 000 aliénés meurent dans le cadre de l'Opération T4. Plus de 10 000, dans le cadre de l'*Aktion 14 f 13*. En tenant compte de l'euthanasie sauvage, ce sont environ 260 000 personnes qui sont ainsi exterminées[62].

Dans toute cette organisation, quelle est l'implication des chirurgiens-dentistes allemands dans l'idéologie eugéniste et dans l'opération d'euthanasie des aliénés mentaux ?
Tout commence par la formation continue. A partir de 1936, bénéficiant du soutien d'universitaires de renom, les nationaux-socialistes s'efforcent d'introduire dans l'enseignement un module d'hygiène raciale sanctionné par un examen. En 1939, ils obtiennent gain de cause. L'hygiène raciale est devenue cours obligatoire dans toutes les universités[63]. Au commencement, c'est le professeur Otto Loos qui a en charge l'enseignement de l'hygiène de la race dans toutes les universités pour les médecins et les dentistes.

---

[59] Cf. Aziz Philippe, *Les médecins…*, tome 4, op. cit., 1975, p. 130.
[60] Cf. Aziz Philippe, *Les médecins…*, tome 4, op. cit., 1975, p. 112.
[61] Cf. Aziz Philippe, *Les médecins…*, tome 4, op. cit., 1975, pp. 113-114.
[62] Cf. Aziz Philippe, *Les médecins…*, tome 4, op. cit., 1975, p. 130.
[63] Cf. Cagerodcev Guenadij Ivanovic & Thom Achim, *Medizin untern…*, op. cit., 1989, p. 313.

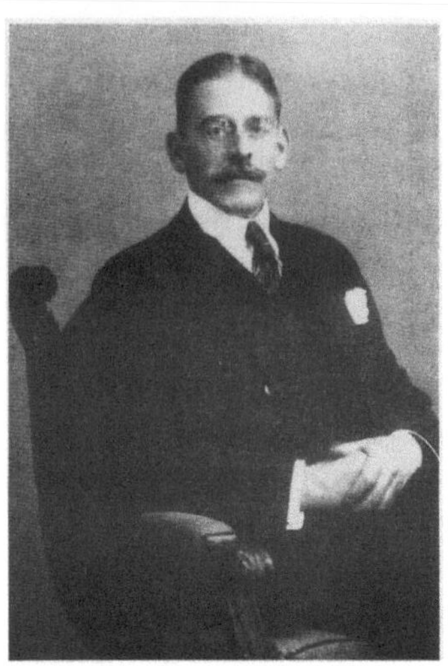

Pr Otto Loos (1871-1936).

L'odontologie n'est évidemment pas en reste[64]. En effet, le livre *Neue Grundlagen der Rassenforschung* évoque aussi les mâchoires et l'anatomie dentaire pour glorifier la race aryenne et diffamer les autres races : *« ... Les mouvements de mastication qui broient, orientés à l'horizontale, chez l'homme du nord lui permettent de mâcher la bouche fermée tandis que chez l'homme appartenant à une autre race, comme chez l'animal, les mouvements qui compriment, donc plus perpendiculaires, obligent la bouche à s'ouvrir lors des mouvements de mastication, et de ce fait à produire des bruits de salive[65]... Dans la mâchoire d'un homme du nord, les canines ne sont pas plus grandes que les dents voisines. En ce qui concerne les autres races, nous trouvons souvent les racines dentaires très larges et écartées, parfois aussi un grand nombre de segmentations de celles-ci. Les canines sont souvent plus grandes que les autres dents, comme chez l'animal; en général, en adéquation avec l'avancée du visage en forme de museau, les dents sont plus longues, plus rondes et plus grosses... »*

Le thème de la pureté de la race est omniprésent dans la littérature dentaire[66]. Ainsi, il est dénombré pas moins de 15 articles sur le sujet en 1933, et 45 en 1935, en parallèle aux 70 consacrés au Parti nazi. Des étudiants en chirurgie dentaire soutiennent des thèses universitaires dont le seul but est d'informer la confraternité sur la question. Gottfried Burstedt publie sa thèse soutenue à

---

[64] *Les nouvelles bases de la recherche raciale.*
Cf. Kleine Gisela, *Die Zahneilkunde in der Zeit der faschistischen Diktatur in Deutschland (1933-1945)*, Dresde, 1976, Medizinische Dissertation der Medizinischen Akademie, p. 55.
[65] Cf. Kleine Gisela, *Die Zahneilkunde in der...*, op. cit., 1976, p. 55.
[66] Cf. Köhn Michael, *Zahärzte 1933 - 1945, Berufsverbot. Emigration. Verfolgung.*, Berlin, 1994, Hentrich (éd.), p. 35.

Münster, en 1940, intitulée *Zahn- und Kieferanomalien bei Schwachsinnigen (Untersuchungen bei den Pfleglingen der « Heil- und Pflegeanstalt Wittekindshof » bei Bad Oeynhausen)*[67]. Hermann Nienhaus, quant à lui, fait paraître, en 1940, sa thèse *Anomalien der Zähne und Kiefer als Hilfsmittel bei der Diagnose des angeborenen Schwachsinnes*[68].

« Si je compare les expériences menées dans les autres établissements de soins avec les miennes, je dois constater, dans de nombreux cas, une concordance frappante des résultats. Sur la base de mes expériences, je souhaite cependant souligner la présence fréquente d'un palais haut et du prognathisme chez les malades mentaux. J'espère que mon travail aura permis d'apporter une preuve décisive de l'importance des caractéristiques physiques dans l'établissement de diagnostic chez les malades mentaux. En Allemagne, l'exécution justifiée de la loi sur la stérilisation nécessite un diagnostic exact des maladies héréditaires auxquelles appartient aussi la débilité mentale congénitale. La prise en compte de caractéristiques physiques fiables serait d'une grande aide, car elle pourrait faciliter la tâche chargée de responsabilité de l'expert. »

Il existe un secteur de l'eugénisme dans lequel les dentistes sont particulièrement actifs[69]. C'est celui des expertises et des évaluations des patients présentant une fente de la lèvre, de la mâchoire et du palais. La stérilisation dans ce cas, en principe, est accordée. Les évaluations statistiques et les cas répertoriés sont commentés dans la presse. Début 1935, un article intitulé *« Hasenscharte und Sterilisierung*[70] *»* est publié dans la revue dentaire *Zahnärztliche Mitteilungen*: *« Le service pour la Santé héréditaire de Rostock a considéré comme justifiée la stérilisation selon la loi du 14 juillet 1933 dans un cas de bec-de-lièvre et a ajouté: N. a engendré deux enfants qui tout comme lui, ont un bec-de-lièvre; l'un d'eux a un bec-de-lièvre bilatéral total; ces mêmes difformités étaient présentes chez un enfant décédé. N. doit donc être répertorié comme porteur d'une maladie héréditaire, conformément à l'article 1 de la loi de prévention de la naissance d'enfants atteints de maladie héréditaire; sa stérilisation est ordonnée. »* Dans le même article, le professeur Astel de l'administration régionale de Thuringe, est cité : *« A la question de savoir si un homme de 27 ans, qui a un palais ouvert et une fente de la lèvre supérieure, doit procréer, un « non » catégorique doit être répondu... Un palais ouvert et une fente de la lèvre supérieure comptent parmi les malformations héréditaires sérieuses et les personnes qui en sont atteintes, d'après la loi, doivent être*

---

[67] *Anomalies des dents et des mâchoires chez les débiles (enquêtes auprès des patients de l'établissement de soins de Wittekindshof près de Bad Oeynhausen).*

[68] *Anomalies des dents et de la mâchoire aidant au diagnostic de la débilité de naissance.*

[69] Cf. Köhn Michael, *Zahnärzte...*, op. cit., 1994, pp. 35-36.

[70] *« Bec-de-lièvre et Stérilisation ».*

stérilisées... La demande de stérilisation doit être faite par le malade ou par le médecin d'arrondissement[71]*.* »
Les dentistes comme tous les professionnels médicaux ont obligation de dénoncer toute personne atteinte de malformations congénitales[72].

Après le décret antidaté au 1er septembre 1939, Brandt et Bouhler ont les pleins pouvoirs pour organiser l'opération[73]. Brandt est chargé de la partie médicale du programme et Bouhler, de l'organisation. Ainsi, met-il en place la Fondation charitable pour les soins hospitaliers. Même si elle demeure une société écran destinée à dissimuler ce qu'il advient des aliénés, elle est reconnue d'utilité publique. C'est elle qui est chargée de trouver les moyens de financement du programme. Elle a aussi pour fonction d'acheter, de louer et d'exproprier les instituts qui lui sont nécessaires. Ainsi, les dents en or qui sont récupérées dans tous les centres d'extermination, servent à financer une partie de l'opération.
A Grafeneck, des autobus gris amènent les malades calmés par les sédatifs qui leur ont été administrés[74]. A l'arrivée, un photographe les attend. Dès que la photo est prise, il leur faut pénétrer dans le centre d'extermination. La première salle est aménagée en salle d'examen médical. Les malades doivent s'y déshabiller complètement. Ils sont environ 70. Un infirmier regarde les dents de chacun d'eux, puis leur applique un tampon à quatre chiffres sur la poitrine, pour marquer ceux qui ont des dents en or. Les victimes, droguées, ouvrent la bouche machinalement et se laissent faire docilement. Deux médecins, le Dr Schumann et le Dr Baumhard, et leurs assistants s'assoient derrière deux petites tables. Ils vont ausculter les arrivants. La visite médicale est très rapide. Il s'agit de rassurer les malades afin qu'ils ne commettent pas d'actes insensés venant abaisser le rendement. Il s'agit aussi de chercher une cause plausible à leur décès, ceci à l'intention des familles.
Pour prévenir les troubles de dernières minutes, les infirmiers injectent une dose de morphine-scopolamine dans les veines de chaque victime qui est dirigée ensuite vers la salle des douches. Au bout de 18 minutes, tout est fini. Quand plus aucun mouvement n'est observé, le Dr Schumann actionne le ventilateur. Au bout d'une demi-heure, la porte s'ouvre. Les infirmiers et des gens de service, des SS pour la plupart, pénètrent dans la chambre à gaz. Les dentistes s'affairent et prélèvent les dents en or sur ces corps inertes. Le Dr Baumhard s'assure de la mort de chacun et les corps partent vers le crématoire où ils sont brûlés[75]. Le centre de Grafeneck dans le Wurtemberg fermera en 1940.

[71] Cf. Köhn Michael, *Zahnärzte...*, op. cit., 1994, pp. 35-36.
[72] Cf. Kleine Gisela, *Die Zahneilkunde in der…*, op. cit., 1976, p. 58.
[73] Cf. Aziz Philippe, *Les médecins…*, tome 4, op. cit., 1975, p. 33.
[74] Cf. Aziz Philippe, *Les médecins…*, tome 4, op. cit., 1975, pp. 63-66.
[75] Cf. Aziz Philippe, *Les médecins…*, tome 4, op. cit., 1975, p. 61.

La récupération de l'or dentaire

Les bases fondamentales de cette récupération de l'or dentaire dans la bouche des morts ont été mises en place sous la République de Weimar. Dans le *Zahnärztliche Rundschau* n°39 (1925), une revue dentaire, se trouve un texte du dentiste Dr Albert Werkenthin avec le titre *« Das Gold der Toten »*.

« Dans le second tome de mon livre Système des travaux de couronnes et de bridges dentaires, il y a quelque chose qu'on n'écrit, ne lit et dont on ne parle pas avec plaisir. Cela concerne l'or des morts. (...) Les événements dans le crématoire de Dresde devraient pourtant nous convier à faire arrêt à la porte du mutisme, puisque, comme on voit, il ne règne pas derrière elle de requies aeterna, du moins aussi longtemps que la mort retient encore quelque chose qui ne lui revient pas. Que les lieux d'enterrements américains se soient transformés, au cours du temps, en champs d'or, il en a déjà été question quelque part, il y a 20 ans. D'ailleurs, la question s'envisage sans difficulté. Où restent l'or et le platine contenus dans et sur les dents, dans les plombages, couronnes et bridges quand l'homme meurt, avant qu'il n'ait perdu toutes ses dents ? Il faut prendre toutes les possibilités en compte :

1/ Le métal précieux est enterré avec lui, reste 30 ou 60 ans, ou plus, dans la terre, et, lors de l'exhumation faite pour laisser la place à de nouvelles tombes, il sera peut-être trouvé. Ce ne sont ni les héritiers, ni la communauté qui en profitent, mais l'administration de l'Eglise ou du cimetière qui le prélèvent, quand ce ne sont pas les ouvriers qui l'empochent. Il peut tout aussi bien rester sous terre et être perdu en tant que patrimoine national.

2/ Il n'est pas non plus impossible que cet or soit ponctionné au moment de l'enterrement par des personnes qui n'y ont pas droit. Cela peut être le cas notamment lors de la récupération des cendres suite à une incinération.

3/ Si les héritiers sont d'accord et pour leur profit, le métal précieux peut être prélevé avant l'enterrement ou l'incinération par un spécialiste.

Il serait pensable que l'Etat fasse faire, de manière systématique et dans tous les cas, des examens et des manipulations sous couvert de la loi, réclame le métal pour lui, dédommage les héritiers ou leur suggère d'en faire don à la communauté, la somme n'étant jamais très élevée.

(...) La situation a changé lorsque nous avons commencé à utiliser l'or comme matériau de choix dans les obturations dentaires, qui, certes, pour

chaque cas, est dérisoire, mais qui constitue une quantité très importante dans sa globalité et qui va augmenter sans arrêt dans les décennies à venir. Voici un calcul rapide. Dans quelques années, il y aura 10 000 dentistes et environ 20 000 mécaniciens dentaires. En supposant que chacun fasse chaque année les travaux suivants :

240 plombages en or fondu ou cloué à 0,5 g	*120 g*
100 capsules et couronnes à 3 g	*300 g*
36 bridges à 12 g	*432 g*
Total	*852 g*

Et seulement 1/20 reste dans la bouche en cas de mort, donc environ 42 g, donc pour 30 000 personnes, cela représenterait déjà 1 278 kg d'or, qui aurait une valeur de 3,8 millions de marks. Avec le platine, on arriverait à 4 millions de marks par an. C'est une somme qui, même si elle était moins élevée, donne à réfléchir. (...) En tous les cas, une chose est sûre : seul le vivant a le droit à une matière aussi importante que l'or et aucune piété n'autorise les morts à conserver l'or pendant 30 ou 60 ans, période pendant laquelle il ne rapporte aucun intérêt. Juridiquement, le mort ne possède rien, ne peut plus rien posséder, disparaît en tant que personne humaine, son successeur juridique étant son héritier. Ne pourrait-on pas faire en sorte que, lors de l'exhumation, l'or revienne à la communauté ? Est-ce que les héritiers ne doivent pas être tenus de payer en avance des intérêts pour ces 30 ans, s'ils croient ne pas pouvoir, en raison de leur piété, accepter que l'or soit prélevé de suite sur le mort[76] ? »

La critique des affirmations doit être laissée à des contemporains. Herbert Hartkopf écrit, dans le *Zahnärztliche Rundschau*, en réponse : *« C'est une chose particulière que d'écrire une réponse à l'article du collègue Werkenthin. Les questions évoquées dans son essai sont sans aucun doute de nature humaine, mais elles prennent racine dans des questions de nature idéologique, morale, de telle sorte qu'il est très difficile de répondre point par point, argument par argument, objectivement et en toute neutralité. L'article touche au plus sacré. Werkenthin affirme : « Tant que le mort retient quelque chose qui ne lui revient pas de droit. » Pour qui ont été faites les prothèses auxquelles le mort n'a pas droit ? S'agit-il de cosmétique conçu pour une certaine période ou bien étaient-elles destinées à rétablir une mastication physiologiquement normale du vivant de la personne ? Il est indiscutable, d'un point de vue humain et scientifique, que les cimetières américains sont des champs d'or où l'or perdure bien après la décomposition des corps. Je ne sais pas si les statistiques données par mon confrère sont exactes, mais il me semble qu'on ne peut résoudre cette question avec des statistiques et que cela dépend uniquement de la manière*

[76] Cf. Schulz Wilhelm, *Zur Organisation und Durchführung der zahnmedizinischen Versorgung durch die Waffen-SS in den Konzentrationslagern während der Zeit des Nationalsozialismus*, Bonn, 1989, Dissertation, pp. 114-116.

dont on considère les morts qu'on enterre.[77] » Pour Hartkopf, il est essentiel d'avoir de la considération pour les morts[78]. Pour lui toujours, si on a des scrupules à se servir de l'or prélevé sur des parents ou des amis, ceux-ci sont nettement moins importants, voire inexistants, si les morts sont des inconnus. Le dentiste Dr Koennecke a une position un peu moins défavorable que Hartkopf : *« J'émets quelques réserves quant à l'article intitulé « L'or des morts », du reste très intéressant. D'abord, il me semble que la moyenne indiquée pour chaque dentiste est beaucoup trop haute, du moins en ce qui concerne notre situation en Rhénanie. (...) Mais, même en considérant cette démonstration comme juste, il serait presqu'impossible de récupérer vraiment l'or des morts pour la communauté. Si la liberté était laissée aux parents du mort de signaler la présence d'or dentaire, on peut être sûr que, dans 99 % des cas, cette signalisation ne serait pas faite. Si cela était confié au personnel aidant, à ceux qui nettoient les corps, etc., il faudrait qu'une autorité supérieure assure un contrôle et prenne en charge le prélèvement de l'or. Cela causera d'abord beaucoup d'émotions dans les familles concernées, voire de scandales, mais les coûts croissants de l'opération en limiteront l'intérêt, car je doute que le partisan enthousiaste de cette idée le fasse bénévolement. »*

Le dentiste Karl Bluff est en total désaccord avec Werkenthin[79]. Le prélèvement de l'or serait effectué pour lui de manière indigne. Bluff pense aussi qu'il est inhumain de ne pas avoir de respect pour la mort[80]. *« L'homme, qui meurt après de longs combats, n'est plus, une fois mort, qu'un objet qui doit être épargné d'attaques de toutes sortes, en particulier pour quelques grammes d'or. Sans parler de la manière dont serait prélevé cet or. Reste à savoir si beaucoup de confrères seraient capables de faire ce travail « sympathique ». Pour ma part, un dentiste, qui est aussi un médecin de la bouche, est appelé à soigner des malades et non à être un chercheur d'or chez les morts. (...) N'oublions pas que nous sommes des hommes et que, dans cette triste époque, nous voulons préserver notre culture et, dans ce cas, nos rites funéraires. »*

Le dentiste Hermann Pauson a une position quant à lui, tout à fait favorable à l'article de Werkenthin[81]. *« L'article du collègue Werkenthin (...) me rappelle que je m'étais adressé, en 1923, à un grand quotidien berlinois sur cette question. On m'a répondu qu'on ne souhaitait pas en parler, au risque d'être critiqué avec force véhémence. Qui, aujourd'hui, est amené à débattre de ces affaires ? Il faut espérer que nos représentants prennent position sur le sujet et fassent une démarche en ce sens auprès du gouvernement.*

[77] Cf. Schulz Wilhelm, *Zur Organisation* ..., op. cit., 1989, pp. 114-116.
[78] Cf. Schulz Wilhelm, *Zur Organisation* ..., op. cit., 1989, pp. 116-118.
[79] Cf. Schulz Wilhelm, *Zur Organisation* ..., op. cit., 1989, p. 118.
[80] Cf. Schulz Wilhelm, *Zur Organisation* ..., op. cit., 1989, p. 118.
[81] Cf. Schulz Wilhelm, *Zur Organisation* ..., op. cit. 1989, p. 119.

D'après moi, la masse d'or que l'économie perd tous les ans est beaucoup plus importante que ce que mon confrère a pu estimer. »
Cette problématique a donné lieu à des débats intensifs. Le défenseur le plus acharné de l'idée qu'on ne peut ni ne doit laisser l'or dentaire disparaître dans les tombes avec les morts, reste Werkenthin qui revient sur le problème dans un article fin 1925, toujours dans le *Zahnärztliche Rundschau*[82]. *« Qu'on réfléchisse au fait que si l'on parvenait vraiment pendant 30 années consécutives à récupérer les 4 à 5 millions perdus, ce seraient 150 millions en or qui pourraient servir ensuite aux gens malades des dents. Et chaque regard dans la bouche de nos patients suffit à nous montrer que nous pourrions utiliser et avoir besoin d'infiniment plus d'or pour refaire leurs mâchoires. Ceci est particulièrement le cas chez ceux qui ont le moins de moyens et qui doivent continuer à se contenter des plus misérables soins de fortune à base de caoutchouc, de silicate et d'amalgame. (...) Pourtant, je suis convaincu que personne n'objecterait quelque chose, que personne ne considérerait comme sans importance de gaspiller 4 à 5 millions, que personne ne verrait l'or des couronnes artificielles comme un élément inséparable du cadavre, comme un élément ayant travaillé auparavant qui est enlevé par les laveurs de corps, les parents ou le mourant qui n'en a plus besoin. Personne n'y trouve alors à redire. En tous cas, pas plus que d'enlever une bague ou de se raser. Ce qui effraie, c'est qu'il faut pour cela l'enlever par le biais d'une opération à laquelle peu de confrères, semble-t-il, selon mon confrère Bluff, veulent se prêter. La violence apparente de ces extractions semble incompatible avec la piété de rigueur entourant la mort qui est contraire aux besoins matériels qui légitiment l'acte. A quoi ressemblent une autopsie, une dissection ? Comment est-il possible que des médecins fassent ce travail pas très « sympathique », que des médecins cherchent dans les noyés les plus repoussants, que des chimistes extraient des poisons des parties du corps les plus difficiles d'accès, considérant cela comme un acte qui leur est propre, loin de soigner ou de guérir des malades bien vivants ? (...) Si je me réfère à une phrase du confrère Pfaff : « Dans tous les cas, la meilleure manière de récupérer l'or et le platine serait de brûler les corps. Ainsi, on pourrait les prendre dans les cendres restantes, sans craindre alors de heurter la sensibilité des gens. En incinérant ainsi les corps, aucun reproche ne peut être formulé. Par contre, ce n'est pas le cas lors de l'enterrement des corps où les choses sont beaucoup plus difficiles. Légalement, aucune ponction n'est réalisée tant que le corps est encore sur terre. Ce serait un vrai manque de piété qu'un dentiste en pratique les avulsions. Mais, il me semble nécessaire de répertorier les dents en or, leur nombre et position, sur les registres de décès et les certificats de décès. Je pense que le médecin remplissant le certificat devrait être formé à cette tâche. De même, le dentiste familial devrait-il contraint de fournir, à cet*

[82] Cf. Schulz Wilhelm, *Zur Organisation* ..., op. cit. 1989, p. 119.

effet, tous les renseignements requis. En outre, je suis convaincu que chaque homme qui se fait poser une couronne en or devrait recevoir une carte sur laquelle figurerait, en latin dirons-nous, le décompte précis de ses prothèses. (...) Il est indéniable que quelque chose doit être fait dans ce domaine. Il est urgent d'intervenir sous peine de perdre des quantités d'or monumentales qui pourraient servir aux bonnes œuvres du pays. Enfin, je suis persuadé que la piété véritable n'attache pas tant d'importance à un cadavre[83]*... »*

Ainsi, pour Werkenthin, il devrait y avoir une marque sur les certificats de décès, indiquant la présence et la quantité de métaux précieux[84]. Il propose même d'établir une carte dans ce sens qui resterait la propriété de la personne concernée. L'or ne doit pas être sauvé pour le bien du peuple, car les voleurs en font aussi partie, mais pour de bonnes œuvres, sans préciser ce qu'il entend par là. Les publications citées suffisent à mettre en évidence une certaine préparation idéologique des dentistes.

En 1940, une étude est publiée qui sera fondamentale et précurseur en la matière. Le dentiste Viktor Scholz soutient sa thèse de doctorat à l'Institut dentaire de Breslau[85]. Son directeur de thèse est le professeur Euler. Son travail reçoit les félicitations de la Faculté de médecine de l'Université silésienne Friedrich-Wilhelm de Breslau. La thèse est intitulée *Sur les possibilités de l'utilisation de l'or de la bouche des morts*. Dans ce travail, Scholz désigne l'exploitation de l'or venant des dentiers et des couronnes en or des personnes décédées comme étant urgente et indispensable pour l'économie du Troisième Reich. Pour qualifier cette pratique, il dit : *« Ce n'est pas une fin, mais en cette occasion plutôt un début. »*

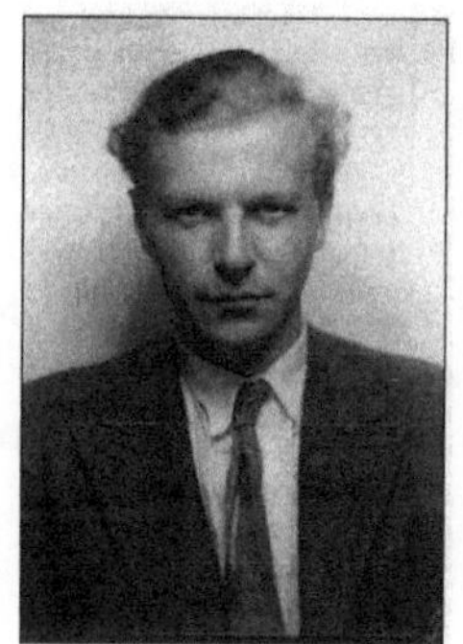

Viktor Scholz.

[83] Cf. Schulz Wilhelm, *Zur Organisation* ..., op. cit., 1989, pp. 119-121.
[84] Cf. Schulz Wilhelm, *Zur Organisation*..., op. cit., 1989, p. 121.
[85] Panstwowe Muzeum Auschwitz-Birkenau, Oswiecim, Pologne, 2003.

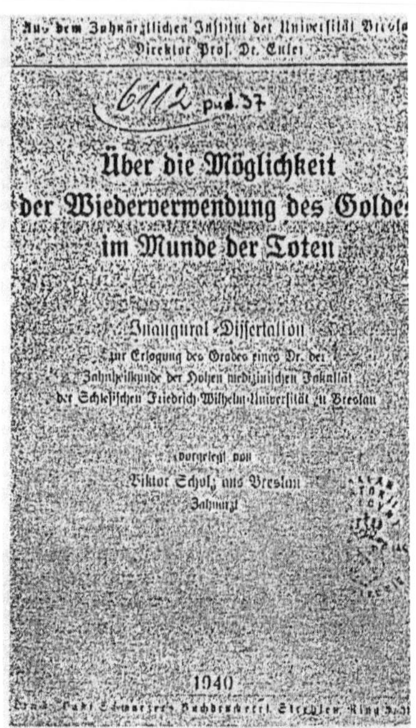

Aus dem Zahnärztlichen Institut der Universität Breslau
Direktor Prof. Dr. Euler

Über die Möglichkeit
der Wiederverwendung des Goldes
im Munde der Toten

Inaugural-Dissertation
zur Erlangung des Grades eines Dr. der
Zahnheilkunde der Hohen medizinischen Fakultät
der Schlesischen Friedrich-Wilhelm-Universität zu Breslau

vorgelegt von
Viktor Scholz aus Breslau
Zahnarzt

1940

Couverture de la thèse de Viktor Scholz.

Les SS se rappellcront ce travail et en appliqueront tous les préceptes préconisés à la lettre : décrets légalisant l'acte, certificats de récupération de l'or dentaire, quittances individuelles, mensuelles, etc. D'ailleurs, le *Reichsführer SS* Heinrich Himmler[86] ordonne le 23 septembre 1940, aux médecins SS, la récupération des dents en or sur les cadavres et celles sur les vivants *« qui ne peuvent être réparées. »* Cette première mesure n'étant que peu appliquée, Himmler décrète une seconde fois, la récupération systématique des dents en or dans la bouche des détenus des camps de concentration, le 23 décembre 1942. Cette mesure fait suite à la mise en œuvre de la *Solution Finale*. Les dentistes SS seront tenus de suivre une formation continue pour que cette loi soit fidèlement respectée.

[86] Cf. Riaud Xavier, *La pratique dentaire dans les camps du IIIème Reich*, Paris, 2002, L'Harmattan (éd.), Collection Allemagne d'hier et d'aujourd'hui, p. 235.

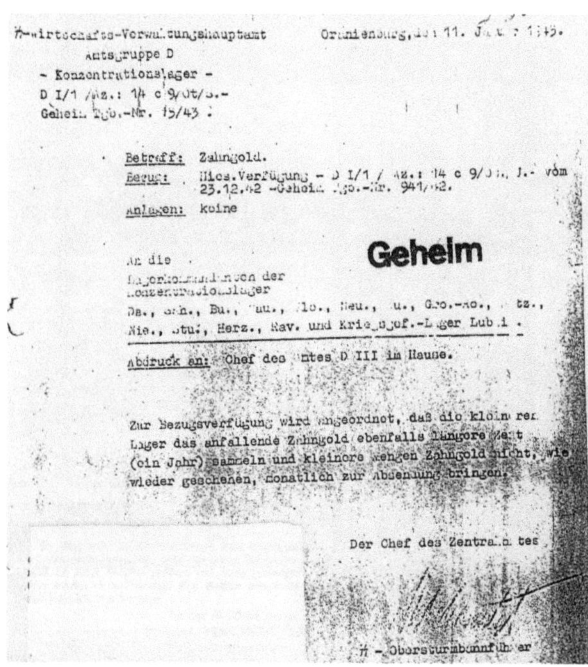

SS-Wirtschafts-Verwaltungshauptamt Oranienburg, den 11. Jan. 1943.
Amtsgruppe D
- Konzentrationslager -
D I/1 /Az.: 14 c 9/Ot/S.-
Geheim Tgb.-Nr. 15/43.

Betreff: Zahngold.
Bezug: [illegible] - D I/1 / Az.: 14 c 9/[illegible] J.- vom 23.12.42 - Geheim [illegible] 941/42.
Anlagen: keine

Geheim

An die
Lagerkommandanten der
Konzentrationslager
Da., Sah., Bu., [illegible], [illegible], Neu., [illegible], Gro.-Ro., [illegible], Nie., Stu., Herz., Rav. und Kriegsgef.-Lager Lublin.

Abdruck an: Chef des Amtes D III im Hause.

Zur Bezugsverfügung wird angeordnet, daß die kleineren Lager das anfallende Zahngold ebenfalls längere Zeit (ein Jahr) sammeln und kleinere Mengen Zahngold nicht, wie bisher geschehen, monatlich zur Absendung bringen.

Der Chef des Zentralamtes

SS - Obersturmbannführer

Office centrale des affaires administratives et économiques Oranienburg, le 11 janvier 1943
Groupe de services D
Camp de concentration
DI/1 14 c 9/Dt/S
Journal secret n°15/43
Objet : or dentaire
En référence à : décret local DI/1 14 c 9/Ot J. du 23.12.1942 Journal secret n° 941/42
Document joint : aucun

SECRET

Aux commandants des camps de concentration de Dachau, Sachsenhausen, Buchenwald, Mauthausen, Flossenbürg, Neuengamme, Auschwitz, Gross-Rosen, Natzweiler, Niederhagen, Stutthof, Herungen, Ravensbrück et du camp de prisonniers de guerre de Lublin
Reproduction envoyée au chef de l'office DIII dans ce camp de concentration
En complément à ce décret, il est ordonné que les petits camps collectent l'or provenant des dents en or pendant un temps plus long (une année) et qu'ils n'envoient plus mensuellement, comme cela s'est encore passé, de petites quantités d'or.

Le chef de l'Office centrale
SS-Obersturmbannführer
Liebehenschel[87]

[87] Cf. Staatsarchiv Nürnberg, 1999, NO-1521.

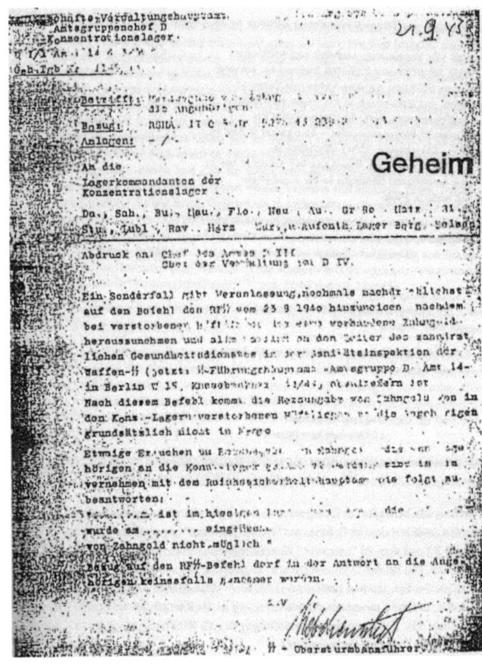

...schafts-Verwaltungshauptamt
Amtsgruppenchef D
Konzentrationslager
[illegible]
Geh.Tgb.Nr. [illegible]

Betrifft: [illegible] die Angehörigen
Bezug: RSHA. II C [illegible]
Anlagen: - / -

Geheim

An die
Lagerkommandanten der
Konzentrationslager
Da., Sah., Bu., Mau., Flo., Neu., Au., Gr.Ro., Natz., Ri., Stu., Lubl., Rav., Herz. [illegible] u. Aufenth. Lager Berg. Belsen

Abdruck an: Chef des Amtes D III
Chef der Verwaltung bei D IV.

Ein Sonderfall gibt Veranlassung, nochmals nachdrücklichst auf den Befehl des RF-SS vom 23.9.1940 hinzuweisen, nachdem bei verstorbenen Häftlingen [illegible] vorhandene Zahngold herauszunehmen und allmonatlich an den Leiter des zahnärztlichen Gesundheitsdienstes in der Sanitätsinspektion der Waffen-SS (jetzt: SS-Führungshauptamt - Amtsgruppe D - Amt 14 - in Berlin W 15, Knesebeckstr. 43/44) abzuliefern ist.
Nach diesem Befehl kommt die Herausgabe von Zahngold von in den Konz.-Lagern verstorbenen Häftlingen an die Angehörigen grundsätzlich nicht in Frage.
Etwaige Ersuchen um [illegible] die von Angehörigen an die Konz.-Lager [illegible] sind im Einvernehmen mit dem Reichssicherheitshauptamt wie folgt zu beantworten:
"[illegible] ist im hiesigen Lager [illegible], die [illegible] wurde am .... eingeäschert. [illegible] von Zahngold nicht möglich."
Bezug auf den RF-SS-Befehl darf in der Antwort an die Angehörigen keinesfalls genommen werden.

i.V.
[illegible]
SS-Obersturmbannführer

SS-WVHA 21/09/1943
Chef du groupe de services D
Camp de concentration
Objet : restitution de l'or dentaire provenant des détenus morts aux familles concernées
Référence : RSHA II C 3 No. 5276/43-239-2 du 13 septembre 1943
Annexes : /
Aux commandants des camps de concentration de Dachau, Sachsenhausen, Buchenwald, Mauthausen, Flossenbürg, Neuengamme, Auschwitz, Gross-Rosen, Natzweiler, Riga, Stutthof, Lublin, Ravensbrück, Herzungen, ? et le camp de Bergen-Belsen
Copies au chef du service DIII et au chef de l'administration au DIV
Un cas spécial nous fournit matière pour attirer une fois encore expressément votre attention sur la directive du Reichsführer du 23.09.1940, selon laquelle l'or dentaire présent sur les détenus morts doit être prélevé et remis chaque mois au chef du service dentaire de la santé à l'inspection sanitaire de la Waffen-SS (maintenant SS-FHA – Groupes de services D service 14 – à Berlin W 15, Knesebeckstraβe 43/44)
D'après cette directive, il n'est pas question de remettre l'or prélevé dans les camps de concentration aux familles des détenus morts.
A d'éventuelles requêtes pour la remise de l'or dentaire faites par les familles à l'égard des camps de concentration, il faut, en accord avec le service général de la sécurité du Reich, répondre comme suit : « .... est mort dans ce camp, le corps a été incinéré le ...., ce qui rend la restitution de l'or dentaire impossible. »
pour
Liebehenschel
SS-Obersturmbannführer[88]

[88] Cf. Staatsarchiv Nürnberg, 1999, NO-1255.

Quittance de récupération d'or dentaire pour un détenu mort au camp d'Auschwitz.

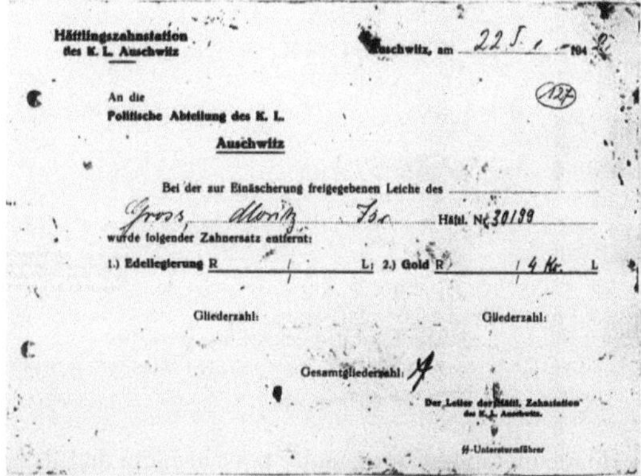

Häftlingszahnstation
des K. L. Auschwitz

Auschwitz, am 22.5.1942

127

An die
Politische Abteilung des K. L.
Auschwitz

Bei der zur Einäscherung freigegebenen Leiche des Gross, Moritz Isr. Häftl. Nr. 30199
wurde folgender Zahnersatz entfernt:

1.) Edellegierung R / L; 2.) Gold R / 1 4 Kr. L

Gliederzahl: Gliederzahl:

Gesamtgliederzahl: 1

Der Leiter der Häftl. Zahnstation
des K. L. Auschwitz.

SS-Untersturmführer

Cabinet dentaire des détenus Auschwitz, le 22.5.1942
Section politique du camp 127
Au cours de l'incinération du cadavre de :
Gross Moritz, détenu n° 30 199,
Il a été enlevé les dents artificielles suivantes :
1/ alliages précieux : /
nombre de pièces : /
2/ or : droite couronne gauche sur dent n° 24
nombre de pièce : **1**
Nombre total de pièce : **1**

Le Chef de la station dentaire des détenus du camp d'Auschwitz[89]
SS-Untersturmführer

Quittances de récupération d'or dentaire pour trois détenus morts au camp de Buchenwald.

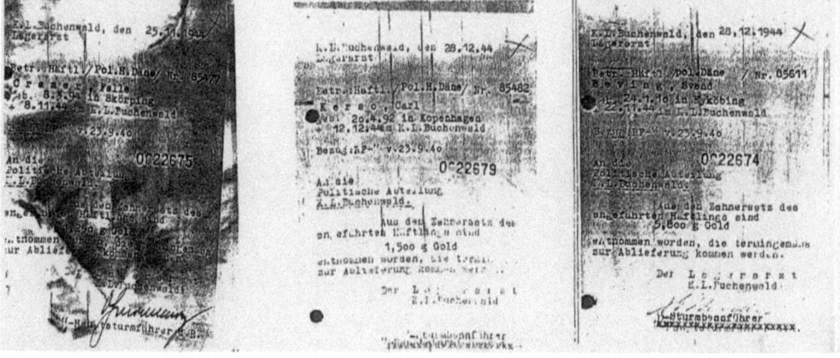

K.L. Buchenwald, den 28.12.1944
Lagerarzt

Betr.: Häftl./Pol.Däne / Nr. 85611
B e v i n g , Svend
24.7.10 in Nykøbing
22.11.44 im K.L. Buchenwald

0-22674

An die
Politische Abteilung
K.L. Buchenwald.

Aus dem Zahnersatz des angeführten Häftlings sind
5,800 g Gold
entnommen worden, die ... zur Ablieferung kommen werden.

Der Lagerarzt
K.L. Buchenwald

SS-Sturmbannführer

La traduction ci-dessous concerne le document le plus à droite. Pour celui de gauche, il a été récupéré 1,250 g d'or dentaire (au 25.11.1944) et celui du milieu, 1,5 g (au 28.12.1944). Il convient de signaler la référence faite au décret du Reichsführer SS Himmler du 23/09/1940 de récupérer l'or dentaire sur chacun des documents[90].

[89] Cf. Panstwowe muzeum Auschwitz, 2002.
[90] Cf. Staatsarchiv Nürnberg, 1999, NO-1963.

Médecin du camp.
Camp de concentration de Buchenwald le 28/12/44.
Concerne : Detenu politique danois n° 85 611 BEVIG SVEND né le 24/1/10 à NYKØBING décédé le 22/11/44 au Camp de concentration de Buchenwald.
Réf. RF-SS du 23/9/40.
A la section politique du camp de Buchenwald.
Il a été extrait 5 gr. 800 d'or du dentier du détenu, ci-dessus mentionné.
Ils seront délivrés en temps voulu.

Le Médecin du C.C. de Buchenwald :
Signé : (illisible) S.S. Strumbannführer

Quittance mensuelle de récupération d'or dentaire pour le camp de Buchenwald envoyée au SS-WVHA en mars 1944.

Der Standortarzt der Waffen-SS
Weimar
Weimar-Buchenwald, den 25.Mai 1944

[illegible]: 14 [illegible] /5.44 - Sch./Wi.

Betreff: Entfernung vom Zahngold bei Häftlingen.
Bezug : Befehl RF-SS v.23.9.40, dort. [illegible] Nr.941/42 v.23.12.42, D I 1 Az.: 14 e /9/Ot.U.

An das
SS-Wirtschafts-Verwaltungshauptamt
Amtsgruppe D - Konzentrationslager
Oranienburg

Laut obigem Befehl wurde im Laufe des Monats Mai 1944 von verstorbenen Häftlingen in 30 Fällen

241,45 g Edelmetall (Gold)

entnommen. Diese Menge wurde dem hiesigen Verwaltungsführer gegen Quittung abgeliefert. Ein entsprechender Vermerk in den jeweiligen Häftlingsakten ist erfolgt.

Der Standortarzt der Waffen-SS Weimar
[signature]
SS-Hauptsturmführer d.R.

Nachrichtlich an:
Chef des Amtes D III, Oranienburg,
Lagerkommandant K.L. Buchenwald und
Verwaltungsführer K.L. Buchenwald.

D 93 Bericht über Entfernung von Zahngold bei toten Häftlingen im KL Buchenwald

Le médecin des Waffen SS
de la place de Weimar.
Weimar-Buchenwald, le 25 mai I944

R/ AS: I4 /5.44- Sch./ Wi.

concerne: Récupération de l'or dentaire des détenus.
Ref.: Ordre du Reich Fuhrer SS du 23.9.40 et du 23.I2.42
au service SS de l'économie
et de l'administration groupe D
C.C.d'Oranienburg
Sur la base de l'ordre mentionné ci-dessus, on a enlevé en mai I944 24I,45 gr.de métal précieux (or) pour 30 cas de détenus décédés.
Cette quantité d'or a été remise au chef de l'administration locale.
Une annotation, à ce sujet, a été faite sur les dossiers des détenus.
Le médecin des Wffen SS de la place de Weimar.

Signature
SS Hauptsturmführer d.R.
Copie à : Chef du service D3 Oranienburg
Commandant du C.C.Buchenwald

[91]

[91] Cf. Schulz Wilhelm, *Zur Organisation* ..., op. cit., 1989, p. 70.

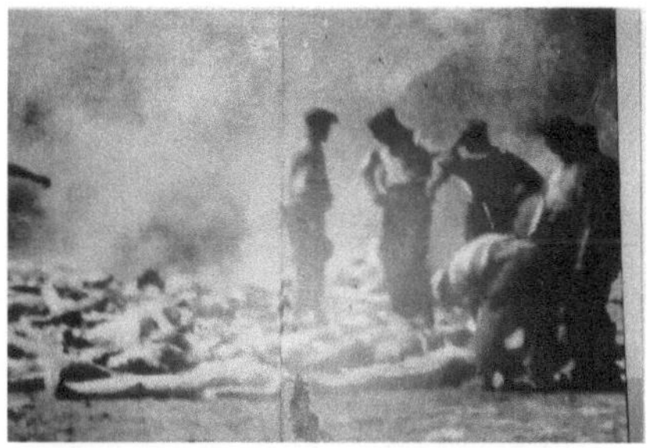

Récupération de l'or dentaire à la sortie d'une chambre à gaz d'Auschwitz (photo clandestine) [92].

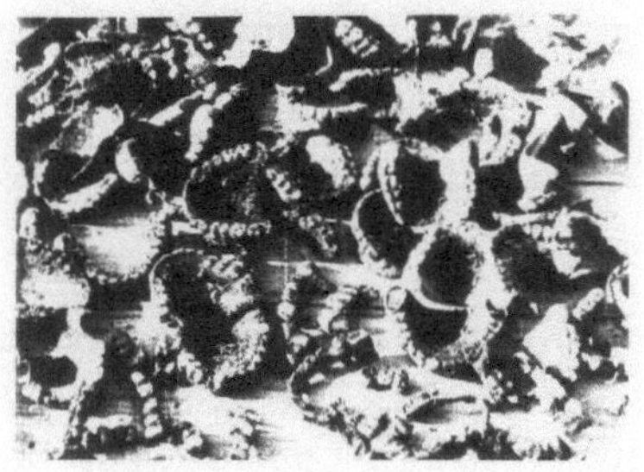

Dentiers d'Auschwitz récupérés à la sortie des chambres à gaz[93].

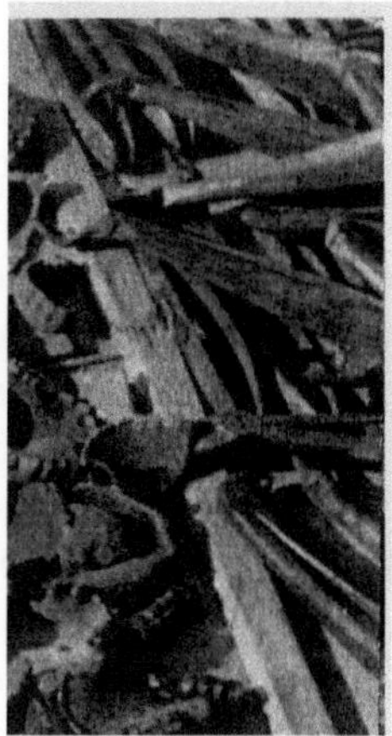

Daviers d'Auschwitz avec lesquels l'or dentaire était récupéré à la sortie des chambres à gaz dans la bouche des détenus morts[94].

---

[92] Cf. Panstwowe muzeum Auschwitz, 2002.

[93] Cf. CDJC, 2002, photo MIX-1-6-15, © CDJC.

[94] Cf. Panstwowe Muzeum Auschwitz, 2001.

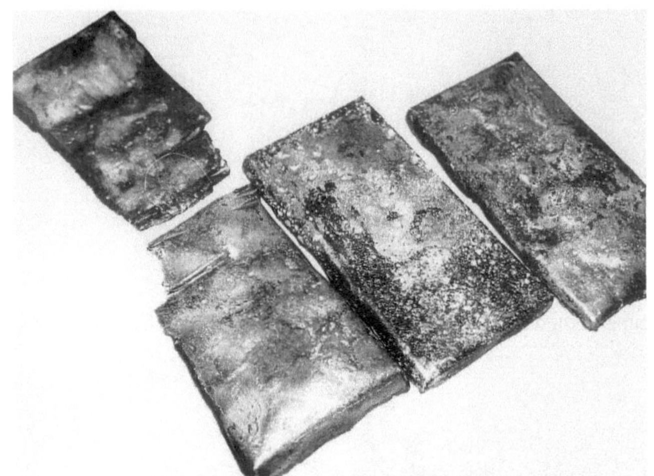

Exemples de pavés d'or fondu à partir des dents en or des détenus décédés dans les camps de concentration[95].

Dans sa déclaration au procès de Nuremberg, Hermann Pook, dentiste SS responsable de la récupération de l'or dentaire au sein de l'organisation économique de la SS (SS-WVHA), a déclaré, pour justifier de l'implication des dentistes SS dans cette action, que dans beaucoup de crématoires municipaux allemands, il était habituel de prélever l'or dentaire et tous les métaux précieux[96]. Le prélèvement de l'or dentaire sur les détenus morts n'aurait été qu'une affaire administrative, basée sur la directive de Himmler de 1940. Elle n'aurait pas été l'affaire du service dentaire. De plus, en tant que dentiste, il n'aurait pas eu la possibilité d'intervenir dans les affaires administratives. Ces dernières n'auraient d'ailleurs concerné aucun dentiste, car un dentiste n'avait à faire qu'aux occupants du camp qui étaient toujours en vie. Cette dernière affirmation est fausse. L'implication des dentistes SS dans la récupération de l'or dentaire, voire pour certains dans la procédure d'extermination des Juifs dans les chambres à gaz, a été clairement démontrée par les différents procès des camps d'après-guerre et par les témoignages des rescapés.

Est-il possible de chiffrer l'or dentaire ainsi ponctionné ?

Il n'y a aucune certitude. En effet, pour les mêmes raisons, qu'il existe une différence entre l'or effectivement déclarée au SS-WVHA situé à Berlin et l'or réellement prélevé dans la bouche des morts. Personne n'est vraiment parvenu à le quantifier. N'oublions pas que beaucoup d'archives de l'administration SS et des camps ont été détruites à la toute fin de la guerre. N'oublions pas également les vols à tous les échelons de la chaîne de

---

[95] Cf. Zahnärztliche Mitteilungen, *Deutsche Zahnärzte 1933 bis 1945*, Köln, 1996 und 1997, p. 4.
Lingots d'or artisanaux actuellement exposés au Yad Vashem, à Jérusalem.

[96] Cf. Schulz Wilhelm, *Zur Organisation* ..., op. cit., 1989, p. 76.

récupération : les détenus utilisent l'or lors de trocs pour mieux se nourrir et les SS satisfont leur avidité, et leur cupidité.
Actuellement, il existe 2 études :
- Wilhelm Schulz (1989, p. 72) et Ekkhard Häussermann (Z. M., 1996 und 1997, p. 4) parlent tous les deux de 500 kg à une tonne d'or dentaire[97].
- Christian Bernadac (1994, p. 167) et Yves Obadia (1975, p. 27) parlent tous les deux de 17 tonnes d'or dentaire[98]. Ils se basent sur le témoignage du Dr Sigismond Bendel, médecin déporté français, rescapé d'un Sonderkommando du camp d'Auschwitz, au Tribunal militaire international de Nuremberg ainsi que sur sa déposition devant le Tribunal militaire anglais de Hambourg (Nr 11 953) : *« Le Gouvernement national socialiste déclarait qu'il ne s'intéressait pas à l'or, mais il réussit à en récupérer 17 tonnes grâce aux dents de quatre millions de cadavres. »*
Dans la justification de la sentence qui a mis fin en avril 1947 au procès contre l'ancien commandant du camp d'Auschwitz, Rudolf Höss, est souligné le fait que, selon les expertises du Prof. Dr. Dawidowski, les nazis auraient récupéré 6 000 kg d'or dentaire sur les corps tirés des chambres à gaz pour le seul camp d'Auschwitz[99].
En 1945, le juge d'instruction Jan Sehn et l'avocat Edward Pechalski ont examiné, sur la demande de la commission générale pour l'enquête sur les crimes nazis en Pologne, un ensemble de documents de plus de 2 900 fiches de récupération d'or dentaire après exécution des détenus, à Auschwitz[100]. Ces documents concernaient principalement des hommes et très peu de femmes. Ces archives s'étendent de la deuxième moitié de mai jusqu'au début décembre 1942, soit environ 200 jours. Sur cette période donc, il a été récupéré 16 325 dents en or ou en alliages de métaux précieux chez 2 904 détenus décédés, soit une moyenne de 5,62 dents par individu[101].

Après 18 années d'études sur le sujet, j'opinerai pour l'étude française[102]. Pourquoi ? Je pense que l'étude française repose sur un témoignage de grande valeur. En effet, le Dr Bendel est un rescapé des Sonderkommandos

---

[97] Etude allemande.
[98] Etude française.
Cf. Bernadac Christian, *Les Victorieux*, Paris, 1994, Michel Lafon (éd.) & cf. Obadia Yves, *Pratique dentaire dans les camps de concentration*, Lyon, 1975, Thèse Doct. Chir. Dent.
[99] Cf. Stzelecki Andrzej, « Die Verwertung der Leichen », in *Hefte von Auschwitz*, Verlag Staatsliches Auschwitz-Muzeum, Oswiecim, 2000, p. 133.
[100] Cf. Strzelecki Andrzej, op. cit., 2000, p. 104.
[101] Un relevé de la Réserve fédérale américaine donne les chiffres suivants : l'once d'or (31,1 g) se négociait en moyenne à 35 dollars ; la barre (12,5 kg) coûtait 14 066 dollars ; 1 tonne d'or valait 1 125 276 dollars. En 1946, le dollar valait 4,2 francs suisses. Avant la guerre, l'or usité est un or à 22 carats (916,5 g d'or/1 000 g) par adjonction de platine, ce qui faisait de cet or un produit de grande valeur (Cf. Ziegler Jean, *La Suisse, l'or et les morts*, Paris, 1997, Le Seuil (éd.), pp. 72-73).
[102] Cette opinion n'engage que moi.

d'Auschwitz, les kommandos de détenus qui officiaient dans les chambres à gaz et dont la durée de vie n'excédait pas 3 mois. Son affirmation repose sur une expérience personnelle vécue et sur des études approfondies du sujet.
Pour finir, l'étude allemande me semble très imprécise. Les bases sur lesquelles elle repose me sont inconnues et ne sont pas citées par leurs auteurs. Ils se contentent d'énoncer tous les deux le même chiffre. Pour avoir essayé, pendant près de 7 années, d'avoir accès aux archives allemandes, je peux témoigner que c'est particulièrement difficile. Le chercheur se heurte à une réelle méfiance à la limite de l'hostilité. Il m'a fallu prouver la bonne foi de mes intentions grâce à la présentation de mon premier livre. Alors, seulement, les centres d'archives ont ouvert leurs portes et pas toujours sans grincements, il faut bien l'admettre. Pour avoir rencontré les dentistes allemands et les deux auteurs cités, on ne peut et on ne doit pas les rendre responsables des exactions de leurs pairs. Pourtant, là encore, je peux témoigner, pour en avoir subi les conséquences, qu'il subsiste une réelle méfiance. Au point de minimiser certains chiffres qui pourraient déranger ? Je ne sais pas et je ne m'aventurerai pas à l'affirmer.

L'énigmatique Pr Hermann Euler (1878-1961)

Rappelons-nous que le Pr Euler a dirigé la thèse de Viktor Scholz, soutenue en 1940, à Breslau, sur la nécessité pour le IIIe Reich de récupérer l'or dentaire. Mais, qui peut bien être ce fameux professeur Hermann Euler ? Hermann Euler est né le 13 mai 1878, à Carlsberg. Il décède le 17 avril 1961, à Cologne.

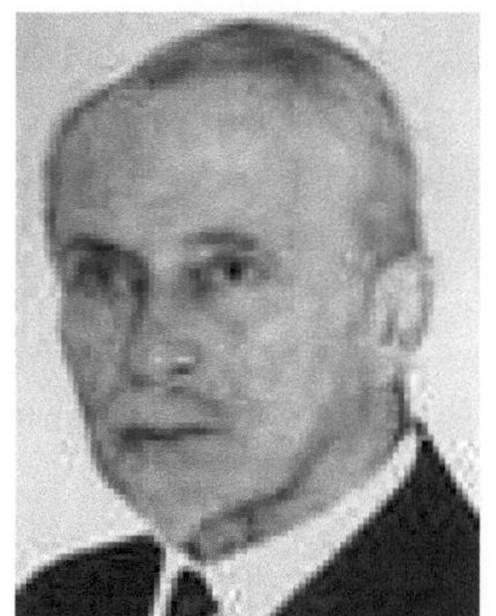

Professeur Hermann Euler.

Il fait ses études dans les universités d'Erlangen, de Heidelberg et de Fribourg-en-Brisgau. Il soutient sa thèse de doctorat en médecine en 1902. Elle s'intitule *Sur le processus de digestion gastrique*. De 1902 à 1904, il exerce en tant que médecin-assistant à Erlangen. De 1905 à 1911, il est assistant à l'Institut dentaire de Heidelberg. En 1907, il soutient sa thèse d'Etat en odontologie sous la direction de Gottlieb Port, qui est consacrée à la nécrose pulpaire. En 1911, Euler est nommé professeur agrégé à l'université d'Erlangen[103]. En 1915, il coécrit avec Gottlieb Port, un *Manuel d'odontologie* qui, sous le nom de « Port-Euler », a connu de nombreuses rééditions et restera pendant plusieurs décennies un ouvrage scientifique de référence pour des générations d'étudiants, et de dentistes. En 1921, Euler obtient une chaire à l'université de Götlingen. A partir de 1924, il enseigne et officie en tant que directeur de l'Institut dentaire de l'université de Breslau. En 1928, il participe au rapport d'une mission archéologique et authentifie la prothèse dentaire antique qui lui est présentée. En 1932, il est élu membre de l'Académie nationale des sciences. La même année, il

[103] de.wikipedia.org, *Hermann Euler (Arzt)*, 2014, pp. 1-2.

participe à un rapport sur la vivisection à la demande de la Fédération dentaire internationale dont il est un membre actif. En 1933, il adhère à la Ligue enseignante nationale-socialiste. Plus tard, il intègre la Ligue médicale nationale-socialiste et finit, en 1935, par rejoindre la NSDAP comme membre n° 4660341. En 1937, il demande pour le Pr Otfried Foerster, professeur de neurologie à Breslau qui travaille sur l'anatomie et la physiologie du système nerveux, et pour le Pr Ferdinand Sauerbruch, professeur de chirurgie à Berlin qui œuvre sur la chirurgie thoracique, le prix Nobel de physiologie et de médecine[104].

Il devient le président de la Société allemande de chirurgie dentaire, stomatologique et maxillaire (Deutschen Gesellschaft für Zahn-, Mund- und Kieferheilkunde) à partir de 1928 et le reste jusqu'en 1945. Il le redevient en 1949 jusqu'en 1954. A partir de 1933, il en intègre la Communauté de travail pour les méthodes de soins médico-biologiques.

En 1949, Euler publie ses mémoires sous le titre *Souvenirs de la vie d'un professeur de stomatologie.* Après 1954, il accepte encore une chaire de professeur invité à l'université de Cologne[105].

A partir de 1955, une médaille qui porte son nom est attribuée par la DGZMK aux plus grands acteurs allemands de la science dentaire moderne pour leur contribution. Cette médaille ne porte plus son nom depuis 2005. Il a été en effet démontré qu'Euler a eu un rôle indiscutable dans les purges de

---

[104] Cf. www.nobelprize.org/nomination.

Le Pr Ferdinand Sauerbruch (1875-1951) est un grand chirurgien reconnu sur la scène internationale, pour ses innovations techniques multiples (opérations à thorax ouvert dans un caisson de pressurisation, prothèses de l'avant-bras révolutionnaires, chirurgies du cœur, de l'estomac et de l'œsophage, etc.). Avant 1928, il opère à Munich, puis, à partir de cette date, il officie à La Charité de Berlin. Il accepte tous les honneurs que le IIIe Reich lui prodigue. Malgré tout, il s'oppose formellement au programme d'euthanasie des aliénés mentaux et handicapés physiques (Aktion T4). En 1937, il reçoit, du Reich allemand, le prix national allemand des Arts et des Sciences, ce qui, pour Hitler, s'apparente au prix Nobel. Le Führer, refusant que ses scientifiques reçoivent un prix Nobel depuis celui de Carl von Ossietzky (1889-1938) (Pacifiste allemand condamné à un an de prison pour haute trahison, pour avoir divulgué des informations sur le réarmement clandestin de l'Allemagne. Hitler ordonne son transfert en camp de concentration où il meurt, en 1938, des suites de la tuberculose et de mauvais traitements. Pour son action, il reçoit, en 1936, le prix Nobel de la paix pour l'année 1935. A compter de ce jour, tous les récipiendaires de ce prix se verront interdits, par les nazis, de se rendre en Norvège.), a créé ce prix en remplacement. Devenu médecin général de l'armée en 1942, il siège au Conseil pour la recherche du Reich et, à ce titre, accepte de donner des moyens pour des expérimentations médicales au camp de concentration du Natzweiler-Struthof, en Alsace. Il exerce jusqu'à la capitulation allemande. Les Alliés le démettent de ses fonctions, le 12 octobre 1945. Jamais inquiété après la guerre, il continue d'opérer, dans une clinique de Berlin, jusqu'à sa mort, mais, sénile, il commet de nombreuses fautes médicales lors de ses interventions, qui ne sont pas dénoncées par ses collègues (Cf. Germain Michel, *Alexis Carrel, un chirurgien entre ombre et lumière*, Paris, 2013, L'Harmattan (éd.), Collection Médecine à travers les siècles, pp. 84-85.)

[105] de.wikipedia.org, *Hermann Euler (Arzt)*, 2014, pp. 1-2.

l'université de Breslau[106]. Pour la même raison, la Société Hermann Euler, une association destinée à la formation continue des dentistes, a changé de nom.

***

Karl Denke est né en 1860, dans l'est de l'Allemagne. Il ne parle qu'à l'âge de 6 ans et sa scolarité s'en ressent fortement. Il quitte vite l'école et travaille à la ferme de son père, souvent livré à lui-même. A 22 ans, il part de la ferme familiale et disparaît pendant 9 mois, avant de revenir sans jamais préciser où il a été. Après la mort de ses parents, il reste seul et ne voit absolument personne. En 1890, il part s'installer à Münsterberg, une petite ville de Silésie. Inconnu dans la région, il cherche à s'établir et finit par acheter la maison qu'il loue initialement. Ses voisins sont discrets et ne se plaignent jamais du bruit qu'il peut y avoir chez lui.

Pendant la Première Guerre mondiale, alors que la nourriture est rationnée en Allemagne, Denke acquiert la réputation de toujours avoir de la viande, tirée, selon lui, de chiens et d'animaux, ce qui constitue une pratique illégale à l'époque. Toutefois, Denke approvisionne tout son voisinage. Aussi, tout le monde ferme les yeux sur la provenance de cette viande. Personne ne s'interroge sur son origine, sur la façon dont il parvient à s'en procurer et, enfin, personne ne s'étonne de voir notre homme ne jamais en manquer, en pleine guerre, alors que des mesures extrêmes de rationnement ont été prises par le gouvernement allemand[107].

Connu pour être généreux et gérant un hôtel évangélique où de nombreux voyageurs font halte pour une plus ou moins longue période, un jeune voyageur s'arrête un soir chez lui. Denke lui offre de l'argent pour écrire une lettre prétextant ne pas savoir écrire. Alors qu'il prend en note la fameuse lettre, le jeune homme sent qu'il se passe quelque chose d'anormal. Il se retourne et voit Denke armé d'une hache qu'il va lui planter dans le crâne. Le jeune homme parvient à s'échapper et ameute tout le voisinnage. La police arrive et arrête les deux hommes. Le lendemain, le 22 décembre 1924, Denke est retrouvé pendu dans sa cellule.

La famille refuse de payer des funérailles. Un policier est envoyé à la maison de Denke pour y chercher de l'argent susceptible de couvrir les frais. La surprise est de taille. Des plats de viande cuisinés, des yeux dont l'origine humaine ne laisse aucun doute... Des ossements humains... Karl Denke est un cannibale[108].

Quand la nouvelle est annoncée, un nombre curieux et étonnamment élevé de rapports faisant état de l'homosexualité de Denke arrive dans les bureaux de la police qui décide de transférer aussitôt les restes retrouvés chez lui à

---

[106] Elle a été remise pour la dernière fois en 2004 (voir http://www.dgzmk.de).

[107] Cf. Keiser-Nielsen Søren, *Teeth that told*, Odense University Press, Odense, 1992.

[108] Cf. Keiser-Nielsen Søren, *Teeth that told*, Odense University Press, Odense, 1992.

l'Institut de médecine légale de Breslau. Compte tenu de leur état, les experts ne parviennent à authentifier que peu de choses en fait. L'origine humaine est attestée. Les corps sont au nombre de 8 et sont morts des années auparavant. Ces informations sont obtenues grâce aux dents des victimes. Une des idées bizarres de Denke est d'avoir prélevé et conservé les dents de ses victimes. Au total, 351 dents définitives sont décomptées au domicile du cannibale. Elles sont confiées au professeur Hermann Euler de l'Ecole dentaire de Breslau.

Euler se met aussitôt au travail. Chaque homme a en moyenne 32 dents permanentes, ce qui chiffre le nombre de victimes à 11 minimum. Après avoir répertorié et classé toutes les dents, le dentiste isole une dent en particulier qui revient souvent : la canine inférieure gauche. Et, ici, il en compte 20 différentes. La canine inférieure est une des plus constantes dans la dentition humaine, rarement absente et rarement dédoublée. Ceci impose un nombre de victimes revu à la hausse et porté à 20.

Un autre constat s'impose. Il n'y a aucun soin et 5 d'entre elles seulement présentent une carie. En s'appuyant sur les statistiques de l'époque relatives aux caries dentaires, Euler estime que, sur une patientèle de 20 à 30 individus, il devrait y avoir davantage de caries. Il est probable que Denke ne voulait pas conserver les dents cariées et, donc, ne les prélevait pas. Il est vraisemblable que certaines victimes avaient des caries sur leurs canines inférieures. C'est pourquoi Denke ne les a pas extraites, même s'il en a pris d'autres. En conclusion, il ne peut être affirmé avec certitude que les 331 dents restantes, qui ne sont pas des canines inférieures, proviennent bien des 20 victimes à qui les canines inférieures ont été retirées. Partant de cette hypothèse, Euler revoit son étude et parvient à dire qu'il y a eu au moins 25 victimes, peut-être plus.

Dans les jours qui suivent, un livre de compte est découvert chez Denke. Dedans, figure une liste de dates et de noms qui sont ceux des victimes. Une autre colonne mentionne le poids de chacun d'entre eux pris une fois dénudé. La première page comprend 10 noms, la seconde, 10 autres et la troisième, 11. Il est alors indiscutable que Denke a tué 31 personnes sur une périiode de 21 ans[109]. Le professeur Euler n'était pas si éloigné que cela de la vérité[110]...

[109] Cf. Keiser-Nielsen Søren, *Teeth that told*, Odense, 1992, Odense University Press.

[110] Cf. Riaud Xavier & Brousseau Philippe, *Odontologie médico-légale et serial killers, la dent qui en savait trop...*, Paris, 2014, L'Harmattan (éd.), Collection Médecine à travers les siècles.

Exploitation de l'or dentaire concentrationnaire

Après la Première Guerre mondiale, l'Allemagne est exsangue[111]. Elle est partiellement occupée et désarmée. Elle manque cruellement d'or pour payer sa dette de guerre. Favorisé par le Traité de Versailles (1919) qui étrangle économiquement son pays défait et celui du Trianon (1920) qui le démembre, le mouvement nazi se forme au tout début des années 20, en Allemagne et en Autriche. Le désir de revanche qui germe dans l'extrême droite allemande vise la reconquête territoriale, mais aussi la reconstitution des richesses perdues.

Le 30 janvier 1933, Hitler devient Chancelier. Les nazis prennent le pouvoir. En 1934, un accord de clearing est conclu entre la Suisse et l'Allemagne. Outre la règle de compensation qui consiste à annuler les dettes réciproques entre les deux pays, cet accord comporte une clause très particulière : 11,8 % de la contre-valeur des importations allemandes en Suisse sont réglés en francs suisses. Cette disposition est essentielle aux nazis pour pouvoir effectuer des achats à l'étranger, le franc suisse étant accepté à la différence du Reichsmark qui ne l'est pas[112].

Il faut que les nazis puissent écouler leurs acquisitions contre des devises, car la guerre rend le Reichsmark inconvertible. Il l'est déjà depuis janvier 1937 quand la Reichsbank déclare que la vieille règle de la couverture en or de la monnaie, a perdu sa validité et que le Reichsmark peut devenir opérationnel[113].

Pour se procurer des devises, il leur faut passer par des pays neutres susceptibles de fournir contre de l'or des devises avec lesquelles le régime hitlérien peut acheter, sur les marchés mondiaux, des produits indispensables. L'or volé change en partie de forme, transmué en billets de banque et en matériel de guerre. Le franc suisse est devenu le moyen de paiement externe du Reich. Qui sont ces pays neutres capables de soutenir l'Allemagne dans son effort de guerre ?

---

[111] Cette étude n'est pas exhaustive dans le présent livre et fera l'objet d'un ouvrage ultérieur.

[112] Cf. Riaud Xavier, « L'or dentaire nazi ou comment le conflit devient source de dissimulations, de vols et de falsification », in *Le conflit* sous la direction d'Olivier Ménard, Journée de la Maison des Sciences de l'Homme-Ange-Guépin, Paris, 2006, L'Harmattan (éd.), Collection Logiques sociales, pp. 219-234.

[113] Cf. Historia, *Les circuits de l'or nazi*, septembre 1997, n° 609.

La Suisse, la Suède, l'Espagne, le Portugal, la Roumanie et la Turquie ne sont pas en guerre. Accessible aux sous-marins allemands, l'Argentine s'avère être un pays ami.
Mais, la plupart de ces nations n'ont pas un poids économique et financier suffisant pour servir d'auxiliaires efficaces au Troisième Reich. Ce sont donc la Suisse, et la Suède subsidiairement, qui appuient l'effort de l'Allemagne.
Ainsi, se mettent parallèlement et progressivement en place deux organisations parfaitement huilées : l'une, d'extermination des Juifs dans le cadre de la *Solution Finale*, l'autre, celle d'écoulement des valeurs et de l'or.
En 1939, le président de la Reichsbank avertit le gouvernement que les réserves en devises et en or sont épuisées et qu'il n'est plus possible de tirer des chèques en blanc sur la relance industrielle, et l'industrie des armements[114]. Pour faire fonctionner la machine industrielle, il convient de procéder à des achats sur les marchés extérieurs. De 1933 à 1939, les forces armées du Reich engloutissent 51,9 % de toutes les dépenses publiques. Quand le Dr Hjalmar Schacht donne l'alerte, en 1939, en indiquant que les réserves d'or de la Reichsbank sont vides, il n'y a plus d'autre issue que d'ouvrir les hostilités pour aller prendre l'or là où il est. En Allemagne et en Autriche, après la concrétisation de l'Anschluss en 1938, les biens des Juifs ont été dérobés. Il ne reste plus qu'à lancer la Wehrmacht à la conquête d'autres pays pour exploiter d'autres richesses. Les besoins d'or des nazis sont couverts de trois manières[115]. Ils transfèrent l'or de l'Autriche en 1938, aussitôt l'Anschluss réalisé. En mars 1939, la Wehrmacht entre à Prague et les régions tchèques deviennent le protectorat de Bohême et Moravie. Les réserves d'or de la Banque centrale de Prague sont transférées à la Reichsbank. C'est aussi le cas de l'or polonais, luxembourgeois, belge, albanais, norvégien, lituanien et letton. Seul, l'or français leur échappe[116].
A cet or, il faut ajouter celui prélevé sur les populations et, surtout, celui récupéré auprès des prisonniers dans les camps de concentration.
Deux personnages jouent un rôle prépondérant dans cette collecte de l'or. Le premier, Oswald Pohl, est trésorier-payeur pendant la Première Guerre mondiale, dans la marine. Il adhère au parti nazi en 1926. En 1934, Himmler lui confie la charge des affaires économiques et administratives de la SS. Les services de Pohl sont sans cesse remaniés. Le 19 janvier 1942, l'office de Pohl prend la forme qu'il garde jusqu'à la fin de la guerre. Il devient le chef du ***W**irtschafts-und **V**erwaltungs**ha**uptamt der SS (Administration économique de la SS)*. Pour que la main-d'œuvre des camps de concentration soit mieux utilisée, notamment pour la production de guerre, pour que les

[114] Cf. Marguerat Philippe, « Or allemand-or allié 1940 – 1945 », in *Revue suisse d'Histoire*, Schwabe & Co (ed.), 1997, vol. 47, n°1, pp. 520-531.
[115] Cf. Picaper Jean-Paul, *Sur la trace des trésors nazis*, Paris, 1998, Tallandier (éd.).
[116] Cf. Henry Charles, « La Suisse et le financement de la guerre, neutralité et sens des affaires », in *Seconde Guerre Mondiale 1939-1945*, mai/juin 2002, n° 2, pp. 36-39.

entreprises de la SS, situées en grande partie dans les camps de concentration, se développent, le WVHA absorbe une administration qui n'est pas sous la coupe de Pohl : l'inspection des camps. Pohl a alors le plein contrôle sur le secteur des camps de concentration. Le WVHA utilise une main-d'œuvre corvéable jusqu'à la mort, sans cesse renouvelée par le flux incessant des déportations. Il dépouille aussi les Juifs exterminés et les concentrationnaires de tout ce qu'ils possèdent. Chaque camp dépend d'un centre administratif chargé de la récupération des biens.

Le général SS Pohl réalise une chose jusqu'alors jamais faite : la rationalisation de l'utilisation des cadavres[117]. Vivant, l'esclave concentrationnaire représente, lorsqu'il est directement engagé dans des affaires économiques, le bénéfice suivant :

Location journalière moins la nourriture et amortissement des vêtements : 5,30 marks

Chaque détenu a une durée de vie de 9 mois : 5,30×270 jours = 1431 marks

Ce bénéfice est accru par l'utilisation rationnelle des cadavres des détenus au terme des 9 mois : bénéfices tirés des dents en or, des vêtements civils, des objets de valeur et produits de l'argent, laissés par les détenus.

Pour chaque cadavre, ces sommes sont réduites par les frais d'incinération, s'élevant environ à 2 marks. Pour chaque cadavre, il y a donc un bénéfice direct ou indirect d'au moins 200 marks, mais qui s'élève souvent à plusieurs milliers de marks. Soit au bout de 9 mois, une moyenne de 1630 marks pour chacun. Certains camps ont même trouvé des sources de revenus supplémentaires par la récupération des os et des cendres.

Oswald Pohl est condamné à mort au procès de Nuremberg des grands dirigeants du régime nazi. Il est pendu en 1951.

Walther Funk, quant à lui, est un ancien collaborateur de Goebbels, au ministère de la propagande, et il est conseiller économique de Hitler en 1930, porte-parole en 1933. Quand Hitler prend le pouvoir, il préside la Reichsbank de 1939 à 1945. Condamné à Nuremberg à la prison à vie, il en sort en 1957. De sa sortie de prison à sa mort en 1960, la Bank Deutscher Länder, qui succède à la Reichsbank, lui verse une pension mensuelle.

Le Reichsführer Heinrich Himmler ordonne aux médecins SS la récupération des dents en or sur les cadavres et celles sur les vivants *« qui ne peuvent être réparées »*, le 23 septembre 1940 et le 23 décembre 1942. L'ordre de pratiquer la récupération systématique des dents en or, donné le 23 septembre 1940, n'est pas appliqué immédiatement. Il ne le sera que deux ans plus tard, dans le cadre de la *Solution Finale*, le manque aigu de devises pour l'achat de matières premières imposant son application. En 1942, le SS-Brigadeführer Frank, chef d'un des bureaux du WVHA, décide que les

[117] Cf. Kogon Eugen, *L'Etat SS, le système des camps de concentration allemands*, Paris, 1993, La Jeune Parque (éd.).

« devises, métaux précieux, joyaux, pierres précieuses, semi-précieuses, les perles et les déchets d'or doivent être remis au WVHA et transférés à la Reichsbank. » Le responsable des livraisons est le chef du département A-II du WVHA, Bruno Melmer.
A Auschwitz, Will Burger, qui dirige l'administration du camp de juin 1942 à avril 1943, puis l'homme qui lui succède, Karl Möckel, reçoit l'ordre du WVHA d'envoyer l'or dentaire et autres objets de valeur au SS-Hauptsturmführer Bruno Melmer, qui dirige le bureau des finances de l'administration des troupes (Amstgruppe A-II), une des divisions du WVHA. Pohl le désigne en mai 1942 pour recevoir les valeurs confisquées au camp d'Auschwitz-Birkenau et dans les autres camps d'extermination afin d'organiser leur transfert à Berlin.
Les kommandos de détenus (Sonderkommandos), chargés de la récupération des dents en or à la sortie des chambres à gaz, sont exterminés à leur tour tous les trois mois. Il ne doit rester aucun témoin des exactions nazies.
Auschwitz se dote d'une fonderie d'or qu'il faut agrandir fin 1943, puis déménager à Birkenau suite à l'augmentation des apports. Les dents en or récupérées à la sortie des chambres à gaz sont placées dans un seau d'acide sulfurique pour en dissoudre les chairs. Le métal récupéré est ensuite fondu dans des creusets en graphite pour obtenir des lingots en demi-pamplemousse de 500 g à un kilo ou en cylindres de 140 g.
A l'été 1942, Emil Puhl, vice-président de la Reichsbank, informe Albert Thoms, responsable de la division des métaux précieux de la Reichsbank, que les SS s'apprêtent à envoyer de l'or, de l'argent, des devises étrangères et aussi, des bijoux. Puhl insiste sur la confidentialité de cette opération. Thoms appelle Pohl qui lui apprend que les livraisons se feront par camions sous les ordres du SS-Hauptsturmführer Melmer[118].
La Reichsbank ouvre alors un compte spécial au nom de Max Heiliger en 1942, suite à un coup de téléphone du général SS Frank à Emil Puhl. Peu de temps après, Albert Thoms doit accuser réception des livraisons des pillages des SS, dont le montant après estimation est crédité sur le compte Max Heiliger, personne fictive qui n'existe pas. Ce n'est qu'un pseudonyme. Avec la débâcle allemande, ce compte est, pour une partie, attribué au service économique de la NSDAP dirigé par un homme de Bormann, Erich von Hummel. C'est à la demande de Bormann que Puhl accepte ce transfert, Bormann ayant compris le secret du mystérieux compte début 1944.
Le rapport d'interrogatoire de Thoms, daté du 8 mai 1945, explique en détail l'organisation de la Reichsbank : *« Le chef de Brigade SS Frank m'a informé que les livraisons se feraient par camions, sous la direction d'un SS nommé Melmer. Je dois lui établir une quittance provisoire pour les caisses livrées.*

[118] Cf. Bower Tom, *Blood money : the Swiss, the Nazis and the looted millions*, Londres, 1997, Macmillan (ed.).

Melmer doit me signaler plus tard, sur quel compte, le montant des objets doit être crédité. A la livraison, les marchandises sont inventoriées et réparties dans les départements correspondants de la Reichsbank. Par la suite, une liste véritable des objets livrés est dressée et une quittance définitive est remise en mains propres à Melmer. Celui-ci m'informe que le montant des livraisons doit être versé sur le compte de Max Heiliger. Je signale la chose par téléphone à Patzer, directeur des comptes au ministère des Finances, qui valide la transaction, que je confirme à Melmer, le 16/11/1942.
Le 26 août 1942, Melmer, vêtu de civil et accompagné de deux sentinelles SS en uniforme, achemine la première livraison : des conteneurs scellés qui sont ouverts au département des métaux précieux de la Reichsbank. Un des premiers signes de l'origine de ces conteneurs est l'estampillage de certaines caisses au nom des camps de concentration de Lublin et d'Auschwitz, notamment. La dixième livraison, celle de novembre 1942, inclut pour la première fois de l'or dentaire. Les suivantes en contiennent d'importantes quantités, s'accroissant de manière inhabituelle. Les transports se font généralement la nuit, des bâtiments du WVHA à Berlin, vers la Reichsbank berlinoise. »
Le système Melmer est conçu pour vendre ce butin à l'étranger et acquérir ainsi les devises dont le Reich a besoin pour mener la guerre. Ces monnaies étrangères sont acquises par l'intermédiaire des banques suisses. Il y a en tout 76 ou 77 transports, chaque fois, un camion plein à ras bord. Des employés de la banque se saisissent de la marchandise et en remplissent des sacs marqués Reichsbank. L'or passe par les caves de la Reichsbank où il est fondu, remodelé, estampillé de l'aigle allemand, et antidaté - les tampons utilisés sont périmés et échelonnés de 1934 à 1938 - avant d'être livré par convois de camions dans les caves de la Banque nationale suisse où il est stocké[119].
Le 8 mai 1940, la Reichsbank ouvre un compte à la Banque nationale suisse, deux jours avant l'offensive de la Wehrmacht, à l'ouest. Il a été calculé que la valeur de l'or transféré par les nazis dans la Confédération a totalisé de 1640 selon la Banque nationale, à 1716 millions de francs suisses, selon les douanes[120].
La chambre forte est une pièce carrée de 120 m^2, avec des armoires d'acier aux portes grillagées. Coulé en barres de 12 kg, l'or y est empilé. Chaque lingot porte l'estampille de la banque qui l'a refondu, garantissant son poids et sa pureté. Sur la porte de chaque armoire, un carton indique le nombre de barres et la banque d'origine. Une fois par semaine, trois responsables

---

[119] Cf. Le Bor Adam, *Les banquiers secrets de Hitler*, Monaco, 1997, Editions du Rocher (traduit de l'anglais).
[120] Cf. Ziegler Jean, *La Suisse, l'or et les morts*, Paris, 1997, Le Seuil (éd.).

suisses viennent inventorier le stock. Le bâtiment est gardé par l'armée suisse. Pour régler les créanciers de l'Allemagne, l'or est transféré d'une armoire à l'autre. La grille allemande a été ouverte 110 fois pour placer dans les armoires 24 460 barres d'or et 225 fois pour les en sortir. Le nom du convoyeur a été donné par une note de la caisse centrale de la Reichsbank, en date de mars 1944. Il s'agit du conseiller ministériel, le Docteur Fritz Maede, représentant du ministère des Finances du Reich à Sigmaringen. Il se rend régulièrement à Berne pour surveiller les stocks d'or allemand et leur métamorphose en francs suisses. Une seule fois, son chef, Emil Puhl, a accompli le travail sans lui, en janvier 1945, où il a apporté 7 tonnes d'or, affirmant son appartenance à des stocks d'avant-guerre. Mais, il s'agissait encore de dents en or fondues.

En 1942-1943, les gouvernements alliés connaissent la provenance douteuse de l'or allemand. Ils menacent les pays neutres de sanctions économiques si ces derniers continuent d'accepter cet or. Le commerce d'or avec l'Allemagne est bientôt bloqué. Un véritable embargo voit le jour. Le vice-président de la Banque nationale suisse a alors l'idée de *« transformer l'or allemand indésirable en or suisse très recherché ou en francs suisses acceptés partout et à la valeur stable »*. Alors que la guerre aurait pu s'arrêter là, faute d'argent pour l'Allemagne pour acheter des matières premières, le commerce et les importations allemandes reprennent aussitôt.

L'Allemagne est un pays pauvre en matières premières. Avec les devises étrangères que la Banque nationale suisse fournit aux Allemands en échange de leur or, les nazis peuvent acheter l'acier nécessaire à fabriquer des Panzers et du tungstène pour renforcer leurs Messerschmitts, au Portugal, du fer et des roulements à bille utilisés dans la fabrication d'instruments de navigation aérienne, à la Suède, du manganèse à l'Espagne, des fournitures à l'industrie suisse comme de l'artillerie légère ou des mécanismes d'horlogerie pour les bombes et les obus, des machines de précision nécessaires aux usines d'armement[121].

A partir du 8 mars 1945, les Suisses s'engagent à ne plus acheter d'or aux Allemands, à identifier et localiser le butin allemand, suite à un accord passé avec les Etats-Unis, la France, et la Grande-Bretagne.

Au début d'avril 1945, alors que le Reich est partiellement occupé et sur le point de capituler, les Allemands doivent encore 17 millions de francs suisses. Le 13 avril 1945, la Banque nationale suisse envoie un camion de son armée et un de ses directeurs à la frontière allemande, à Kreuzlingen, pour aller quérir le dernier chargement d'or du Reich. Elle a appris que 4 tonnes de monnaies et 2 tonnes de lingots ont été transportées à la filiale de la Deutsche Reichsbank de Constance, à quelques kilomètres de la frontière pour les mettre à l'abri des Russes. Mais, le camion helvétique se voit interdire l'accès au territoire allemand. Les banquiers suisses paient alors des

[121] Cf. Picaper Jean-Paul, *Sur la trace...*, op. cit., 1998.

ambulanciers américains. Le dernier or des nazis pénètre en Suisse dans un véhicule de la Croix-Rouge.

Des indemnités colossales sont toujours en pourparlers aujourd'hui 50 ans après[122]. Le 25 mai 1946, l'accord de Washington voit les banquiers suisses finir par accepter la négociation. La Confédération accepte de donner 250 millions de francs suisses, aux Alliés en indemnités, *« pour solde de tout compte »*. Mais, cet accord ne peut résoudre certaines questions, aujourd'hui toujours sans réponse. Il ne couvre pas l'identification et la restitution de l'or non monétaire fondu à partir des dents en or, et de bijoux volés.

En effet, les Américains n'ont remis que 750 000 dollars de contre-valeur de l'or dentaire et des bijoux personnels pris sur les victimes de l'International Refugee Organization.

---

[122] Cf. Commission Indépendante d'Experts Suisse, *Les transactions sur l'or pendant la Seconde Guerre Mondiale : vue d'ensemble avec statistiques et commentaires*, Conférence de Londres sur l'or nazi, Londres, 24 décembre 1997 (traduit de l'allemand).

Organisation du service dentaire de l'armée allemande

Aigri par la capitulation de 1918, Hitler annonce dès 1920 ses ambitions de conquêtes territoriales[123]. Une fois parvenu à la Chancellerie du Reich, il reçoit l'approbation des généraux quant à ses projets militaires, le 3 février 1933. Du 5 au 10 septembre 1934, se tient à Nuremberg, le congrès du Parti nazi. L'armée y participe pour la première fois. Le 16 mars 1935, un service militaire obligatoire de deux ans est instauré en violation du traité de Versailles. Le 27 juillet 1936, la Légion Condor est envoyée en Espagne pour soutenir le putsch franquiste. Le 1er septembre 1939, les Allemands pénètrent en Pologne[124]. La Seconde Guerre mondiale commence.
En 1939, sur un échantillon de 1 600 soldats, 73,13 % ont besoin de soins dentaires. La nécessité de soins est donc bien réelle[125].

Le 14 mars 1935, Hitler décrète la création d'une force aérienne. La *Luftwaffe* est née[126].
Dès le 8 novembre 1939, des chirurgiens-dentistes sont employés comme officiers de santé du service dentaire de la *Luftwaffe*. Ainsi, pour assurer des soins dentaires suffisants aux soldats de l'armée de l'air pendant la guerre, des postes pour des officiers sanitaires affiliés au service dentaire sont instaurés[127]. Ces postes doivent être occupés par des dentistes habilités. Les unités de troupes reçoivent leurs dentistes. Chaque région aérienne a environ 100 postes de dentistes de troupes à pourvoir. Les unités sanitaires et les hôpitaux militaires reçoivent des dentistes de section. Des unités dentaires motorisées peuvent être mises en place en cas de besoin. Les garnisons particulièrement importantes ont des postes ambulatoires avec 5 ou 6 dentistes et 25 à 30 mécaniciens dentaires. Les coûts pour une ambulance centrale de cette sorte s'élèvent mensuellement à un quart de millions de *Reichsmarks*. Environ 1/5 de tous les officiers sanitaires sont des officiers dentaires, soit environ 1 500. Les sections sanitaires de remplacement disposent de groupes prêts à intervenir pour le service dentaire.

---

[123] Cf. Feral Thierry, *Le national-socialisme…*, op. cit., 1998, pp. 193, 205, 208, 214.
[124] Cf. Boyle David, *La Seconde Guerre Mondiale – L'Histoire en images*, Paris, 1999, Gründ (éd.), p. 44.
[125] Cf. Cagerodcev Guenadij Ivanovic & Thom Achim, *Medizin untern…*, op. cit., p. 325.
[126] Cf. Feral Thierry, *Le national-socialisme…*, op. cit., 1998, p. 207.
[127] Cf. Fischer Hubert, *Der deutsche Sanitätsdienst 1921 – 1945*, Osnabrück, 1985, Biblio Verlag, Band 3, p. 2134.

Pendant la Première Guerre mondiale, des dentistes appelés ou volontaires au grade de matelots sont employés comme aides pour le maniement des pièces d'artillerie, sur des bateaux en postes avancés ou comme personnel assistant maritime[128]. A cette époque, en dépit de leurs grades inférieurs et en accord avec leurs supérieurs, des dentistes ont soigné les dents de membres d'unités dans des conditions souvent primitives. Les responsables de ces unités ont pris conscience que le suivi dentaire des troupes au front est indispensable. Un soldat qui a besoin de soins dentaires peut être obligé de s'absenter entre une demi-journée et une journée entière selon l'éloignement des postes de soins. Si ces soins sont exécutés au sein de l'unité même, le soldat est de nouveau disponible au bout d'une demi-heure. Il est clair que des soins rapides et corrects augmentent la disponibilité, et la force de combat de la troupe. Après 1918, la marine allemande est démantelée. Le 18 juin 1935, un pacte anglo-allemand est signé qui autorise les Allemands à s'équiper d'une marine de guerre[129]. En 1940, la Marine enrôle à son tour des praticiens et met aussi en place un service de réserve[130].

« Ordonnance de la Marine de guerre Nr. 12/1940 du 1er Avril 1940 :

§1: est créée une carrière de dentiste de la Marine[131].

II. Dispositions particulières concernant les dentistes de la Marine.

A. Complément.

Les dentistes de la Marine se recrutent à partir des astreints au service militaire conformément au §5, 1b et §6, et avec une appellation dentaire.

B. Formation (des aspirants au poste de fonctionnaire de la Wehrmacht).

Les dentistes de la Marine doivent suivre une formation de 8 semaines. La nomination au grade d'aspirant au poste de fonctionnaire de la Wehrmacht se fait au bout de 4 semaines de formation par le chef des stations de marine sur la base de la constatation des connaissances requises.

C. Nomination au poste de fonctionnaire de la Wehrmacht et avancement.

Les aspirants au poste de fonctionnaire de la Wehrmacht sont nommés dentistes de la Marine après avoir accompli avec succès les exercices demandés. Ils peuvent être avancés au rang de dentiste en chef de la Marine[132]*. Des anciens officiers aptes et des fonctionnaires de la Wehrmacht ayant le rang d'officiers, qui possèdent la nomination dentaire, peuvent immédiatement être mis en disponibilité comme dentistes de la Marine. Ils obtiennent alors le grade qui correspond à leur ancien rang.*

D. Uniforme et rang.

---

[128] Cf. Fischer Hubert, *Der deutsche...*, Band 3, op. cit., 1985, pp. 1977-1978.

[129] Cf. Thiébaut Patrick, « La diplomatie hitlérienne (1ère partie) », in *Seconde Guerre mondiale 1939-1945*, janvier/février 2003, n°6, pp. 16 à 23.

[130] Cf. Cagerodcev Guenadij Ivanovic & Thom Achim, *Medizin untern…*, op. cit., 1989, p. 325.

[131] Cf. Fischer Hubert, *Der deutsche...*, Band 3, op. cit., 1985, pp. 1977-1978.

[132] Cf. Fischer Hubert, *Der deutsche...*, Band 3, op. cit., 1985, pp. 1978-1979.

Les dentistes de la Marine ont le rang de lieutenant de vaisseau, les dentistes en chef, celui de capitaine de corvette.
Ils portent l'uniforme des fonctionnaires de la Wehrmacht correspondant au rang qui est le leur avec les insignes particuliers à leur carrière, comme il est prévu dans les ordonnances sur les vêtements et les costumes. »
Les dentistes de la Marine sont subordonnés à l'officier en chef du service sanitaire de leur spécialité et au niveau des troupes, à l'officier commandant de garnison[133]. L'expert dentaire doit gérer l'emploi du personnel et surveiller l'utilisation du matériel dentaire. Pour ce qui relève de la dentisterie, il est conseillé par un dentiste. Ces experts sont des officiers dentaires avec le grade de médecin en chef de la Marine.
La *Wehrmacht* et la *Luftwaffe* ont déjà intégré des dentistes dans le corps des officiers sanitaires, lorsque la *Kriegsmarine* commence à le faire à l'automne 1944. Les dentistes de la Marine reçoivent le nouveau grade d'aspirant / aspirant chef, selon leur ancien grade, afin de prendre part à la formation d'officier qui se déroule à Stralsund, port de pêche allemand donnant sur la Baltique. A la fin de la formation, les participants deviennent médecin assistant de la Marine. En février 1945, un second cours a lieu à Stralsund. Les officiers ainsi formés doivent être conduits à Prague pour compléter une compagnie de la *Waffen-SS*. Grâce à l'intervention du Dr Kutscher, médecin en chef de la Marine et expert dentaire au service sanitaire de la mer Baltique, cela sera évité[134].
Les dentistes recrutent leur personnel. Il provient pour le plus grand nombre de gradés sanitaires, mais aussi de personnel féminin. Après la mise en place du poste de dentiste dans la Marine, les postulants sont familiarisés avec leur future activité dans une station dentaire au cours d'un stage de 4 à 5 semaines. Il y en a un à Baden notamment, près de Vienne. Le personnel féminin s'y retrouve aussi. En effet, les infirmières y sont également formées. Mais, à bord, celles-ci ne sont pas employées. Pour la conception des prothèses, des mécaniciens dentaires et des dentistes non diplômés travaillent dans des laboratoires bien équipés.
Jusqu'en 1943, des initiatives privées et l'improvisation sont encore prépondérantes pour l'acquisition du matériel et des instruments nécessaires. Un équipement standard est imposé cette année-là à la *Kriegsmarine*, par le décret MDv nr. 271/8 *« Soll der Sanitätsausrüstungen, Zahnärztliche Ausrüstung*[135] *»* Cette note est divisée en 6 articles.

[133] En avril 1940, tous les soldats qui sont dentistes de métier, doivent se faire enregistrer et sont retirés des unités peu après, afin d'accomplir la première partie de la formation. Une fois cette période terminée, ils ont le grade de dentistes assistants de marine et sont placés sous la direction de l'expert dentaire du service sanitaire.
[134] Cf. Fischer Hubert, *Der deutsche...*, Band 3, op. cit., 1985, pp. 1979 à 1981.
[135] *«Stocks pour l'équipement sanitaire et dentaire ».*

« Article 1: équipement dentaire pour les bateaux avec un dentiste ou un officier sanitaire de formation dentaire complète. Désignation : GMZA (Grand équipement dentaire maritime).
Les bateaux avec plus de 800 hommes d'équipage ont, à bord, un dentiste ou un officier dentaire doublement autorisé. Dans tous les cas, une pièce spéciale est prévue pour les soins dentaires. Le dentiste est responsable de l'équipement instrumental, des fichiers de stockage et de commande ainsi que des pièces justificatives concernant les objets de consommation dentaire qui sont tenus à jour par le secrétariat sanitaire. A des fins de simplification, ces objets ne doivent pas être notés un par un dans les registres, mais ils doivent être enregistrés dans un carnet une fois par trimestre. »
Dans la mer du nord, les dentistes de la Marine travaillent sur des bateaux aménagés en hôpitaux[136]. Ce sont le *Birka* et l'*Alexander von Humboldt*. Ils soignent aussi les soldats en garnison sur les îles proches de la Norvège. Les dentistes officient dès lors dans les hôpitaux militaires de la Marine.
En fonction du tonnage du navire, un équipement médical différent est attribué. Ainsi, la première génération de croiseurs a un équipement dentaire très primitif : des tours à pied, de simples lampes réglables et de simples chaises avec accoudoirs, et repose-tête. La deuxième génération de croiseurs reçoit, suite à l'ordonnance MDv 271/8, un équipement conforme. Le matériel consommable est à bord, en quantité suffisante. Pourtant, après une année dans l'Atlantique sud et six autres mois dans le Pacifique, il faut renouveler les stocks. La surveillance de la nourriture, pour éviter tout risque de scorbut, est confiée au médecin de bord et au médecin d'escadre sur les bateaux sans médecin.
Le croiseur *Atlantis* n'a pas été plus de deux mois en mer[137]. Avant le départ en mission, l'équipage de 350 hommes a reçu des soins dentaires. Un marin qui souffre des dents n'est plus opérationnel. Autant que les règlements le permettent, afin de supporter le climat tropical, des prothèses fixes ou mobiles ont été mises en place chez ceux qui le nécessitent. Le second médecin, le Dr Bernhard Sprung, a achevé un stage dentaire de 4 semaines à la clinique universitaire de Kiel. Une fois en mer, le Dr Sprung a effectué 534 plombages et 77 extractions chez les membres de son équipage. Il a réalisé également 69 extractions et 389 plombages chez les marins des bateaux capturés.
Une fois, au port de Saint-Nazaire notamment, les matelots allemands subissent un examen de contrôle qui permet de constater globalement un très bon état des dents et des gencives.

[136] Cf. Fischer Hubert, *Der deutsche...*, Band 3, op. cit., 1985, pp. 1979 à 1981.
[137] Cf. Fischer Hubert, *Der deutsche...*, Band 3, op. cit., 1985, p. 1981.

Le 4 avril 1936, Hitler promulgue un décret secret en vue de la préparation à la guerre[138]. Le 24 juin 1937, la *Wehrmacht* reçoit des instructions confidentielles lui demandant de se tenir prête pour des échéances proches.
Au début de la guerre, le nombre de praticiens est totalement insuffisant et l'instrumentation tellement désuète, et obsolète que la *Wehrmacht* organise la récupération des caisses d'instruments utilisés lors de cursus universitaires[139]. En 1941, l'équipement des compagnies sanitaires est complété par le sac de marche[140] pour les dentistes qui doivent ainsi pouvoir apporter immédiatement les premiers soins sur le front[141]. A cette fin, des sacs sanitaires déjà mis en place pour les officiers sont usités. Les stations dentaires mobiles sont, quant à elles, équipées d'infrastructures permettant l'économie des métaux. De petits cubes en acier sont transformés en couronnes anatomiques grâce à un simple procédé de pression. L'équipement dentaire est perfectionné avec l'apparition du *Zahnärztliches Gerät 41*[142] qui est composé de 6 coffrets utilisables par les différentes unités de campagne. En plus d'un grand assortiment d'instruments, d'appareils et de médicaments, ils contiennent des réserves de matériel pour plusieurs semaines. Des travaux parfaits et des interventions rapides ont pu être ainsi effectués en un minimum de temps, en évitant le désagrément du démontage-remontage de l'installation. Au début de l'année 1941, cette installation est complétée par un fauteuil de soins et d'examen.
Très vite, interdiction est faite de solliciter des chirurgiens-dentistes appelés sous les drapeaux hors de leurs unités, pour des soins dentaires à la troupe ou dans des hôpitaux militaires[143]. Des installations dentaires clandestines de fortune voient le jour à toutes les étapes et sur tous les fronts.
Aucune infrastructure satisfaisante n'est en mesure au début de la guerre de garantir une couverture de soins idéale face aux besoins réels des soldats. Cependant, 80% des blessés à la mâchoire sur le front sont soignés jusqu'à guérison complète. Pour les coups de feu dans la mâchoire, Axhausen exige, après des soins dentaires et d'orthopédie maxillaire préliminaires, un soin opératoire de la blessure avec, pour finir, une suture partielle[144]. Les dentistes présents dans les cabinets d'orthodontie des hôpitaux militaires de réserve, ayant une formation de chirurgie maxillaire, sont employés au poste d'officiers sanitaires, en tant que dentistes de guerre.

---

[138] Cf. Feral Thierry, *Le national-socialisme…*, op. cit., 1998, pp. 212, 218.
[139] Cf. Cagerodcev Guenadij Ivanovic & Thom Achim, *Medizin untern...*, op. cit., 1989, p. 325.
[140] Sac de marche: sacoche que le dentiste transporte dans tous ses déplacements, essentiellement fournie en matériel d'urgence (compresses, sutures, anesthésiants et daviers).
[141] Cf. Fischer Hubert, *Der deutsche Sanitätsdienst 1921-1945*, Osnabrück, 1985, Biblio Verlag, Band 4, p. 3109.
[142] *Appareil dentaire 41.*
[143] Cf. Cagerodcev Guenadij Ivanovic & Thom Achim, *Medizin untern...*, op. cit., 1989, p. 325.
[144] Cf. Fischer Hubert, *Der deutsche...*, Band 4, op. cit., 1985, pp. 3109-3110.

De nombreux ouvrages scientifiques sont publiés qui traitent des protocoles chirurgicaux à respecter et des moyens thérapeutiques utilisés pour solutionner les problèmes causés par les « Gueules cassées » allemandes. Ainsi, peut-on citer le livre du médecin général Pr. Dr. A. Zimmer, *Wehrmedizin Kriegserfahrungen 1939-1943*, publié en 1944, à Vienne[145]. L'implication des chirurgiens-dentistes est considérable et contribue fortement à la remise en état plus rapide des blessés, à leur retour sur le front et à la continuation de la guerre.
En 1940, l'*Arbeitsgemeinschaft für Paradentoseforschung*[146] cherche à mettre à profit la guerre pour améliorer et développer les connaissances dans le domaine parodontal : *« Nous voulons apporter notre modeste contribution, afin de tirer des horreurs de la guerre, quelque chose de positif dans notre domaine et de faire nos preuves, non seulement en tant que soldats, mais aussi en tant que chirurgiens-dentistes.»*
Au cours de l'année 1942, des cabinets dentaires sont créés sur les lieux de passages importants[147]. Mais, dans le même temps, des dentistes et des mécaniciens dentaires sont rassemblés dans différentes unités et doivent organiser des stations dentaires avec du matériel provenant de leur propre cabinet ou issu du butin récupéré par la *Wehrmacht* dans les territoires conquis. Six à huit stations sont ainsi mises en place. Elles sont mobiles et disposent de 3 dentistes, du personnel technique approprié et des meilleurs équipements. Elles sont sous l'autorité de l'inspection sanitaire et doivent intervenir où apparaissent les besoins dentaires les plus urgents. Quarante à cinquante soldats y sont soignés par jour[148].
En 1943, un second poste de dentiste est instauré[149]. Afin d'accélérer la remise en état bucco-dentaire des troupes, 50 stations dentaires et 19 laboratoires de prothèses dentaires sont installés. Un grand laboratoire civil à Hagen est transformé en laboratoire militaire.

En 1945, acculés à la défaite, les Allemands doivent se soumettre aux exigences alliées. Le 8 mai, le maréchal Keitel signe la capitulation sans condition[150].

---

[145] Cf. Zimmer A., *Wehrmedizin Kriegserfahrungen 1939-1943*, Wien, 1944, Franz Deuticke (ed.), Tome 1- *Kriegschirurgie* (*Expériences de guerre de médecine militaire 1939-1943, ...,* Tome 1 - *Chirurgie de guerre*).
[146] *Groupe d'étude pour la recherche sur la parodontologie.*
[147] Cf. Fischer Hubert, *Der deutsche...*, Band 4, op. cit., 1985, pp. 3109-3110.
[148] Cf. Buchner Alex, *The German Army Medical Corps in WWII*, Atglen, 1999, Schiffer Publishing, p. 17.
[149] Cf. Fischer Hubert, *Der deutsche…*, Band 4, op. cit., 1985, p. 3110.
[150] Cf. Fack Geoffroy, « La reddition inconditionnelle, la pire faute de toute la guerre ? », *Seconde Guerre mondiale 1939-1945*, juillet/août 2003, n° 9, p. 39.

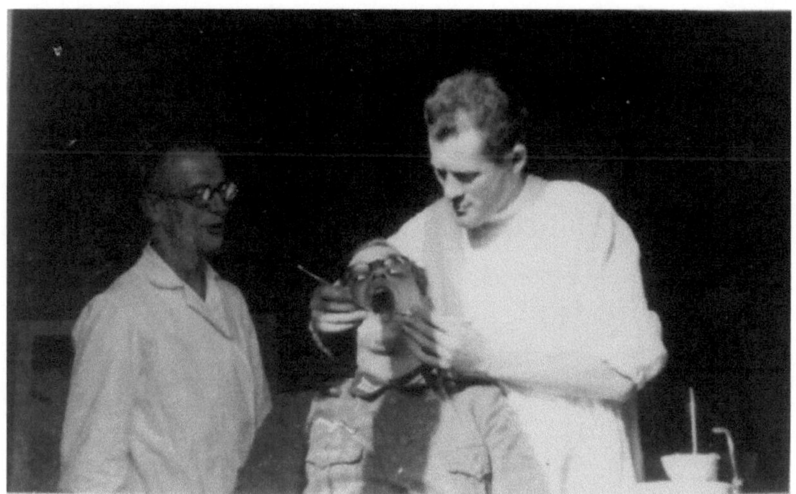

Un chirurgien-dentiste et son assistant en train de soigner un soldat de la *Wehrmacht* en uniforme[151].

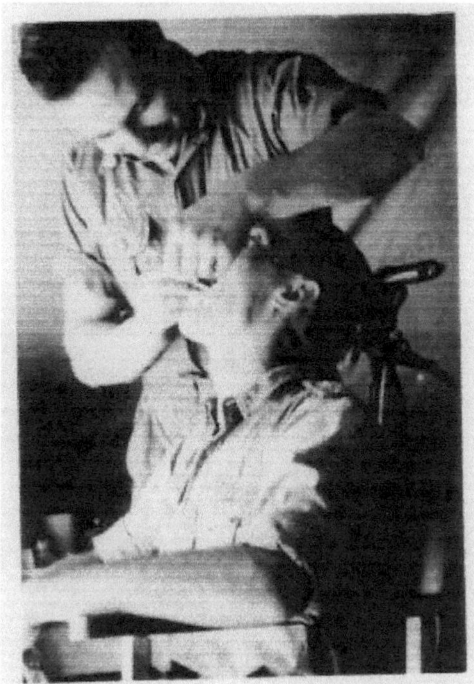

Chirurgien-dentiste de l'*Afrika-Korps* opérant sous une tente[152].

[151] Cf. Konieczny Bruno, collection privée, Calais, 2003.
[152] Cf. Konieczny Bruno, 2003.

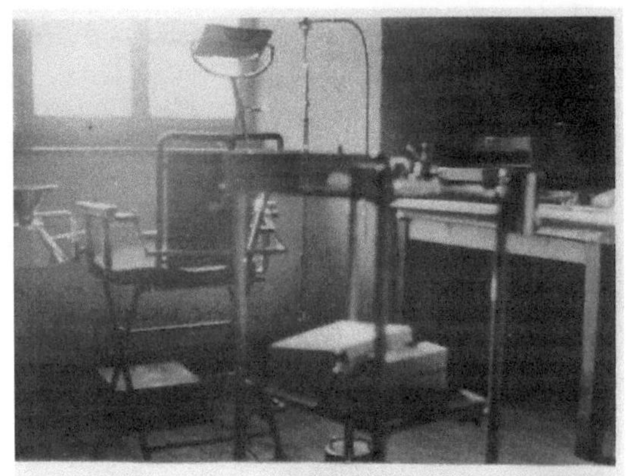

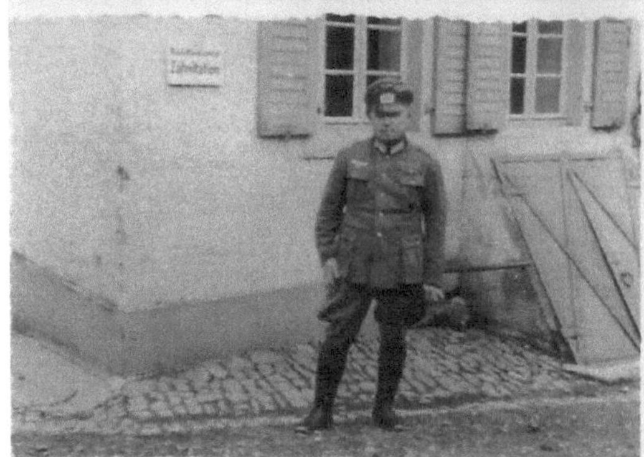

Cabinet dentaire vu de l'intérieur - Dentiste de la *Wehrmacht*[153] posant devant le local qui présente une plaque où il est écrit *Zahnstation*[154].

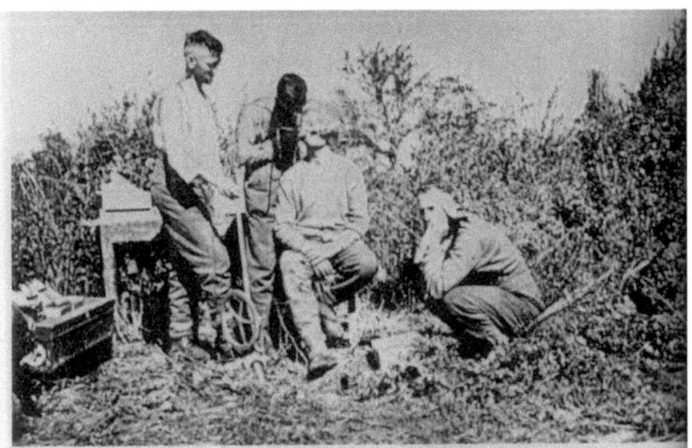

Soins dentaires sur le front russe[155].

[153] Cf. Konieczny Bruno, 2003.
[154] *Cabinet dentaire.*
[155] Cf. Buchner Alex, *The German Army...*, op. cit., 1999.

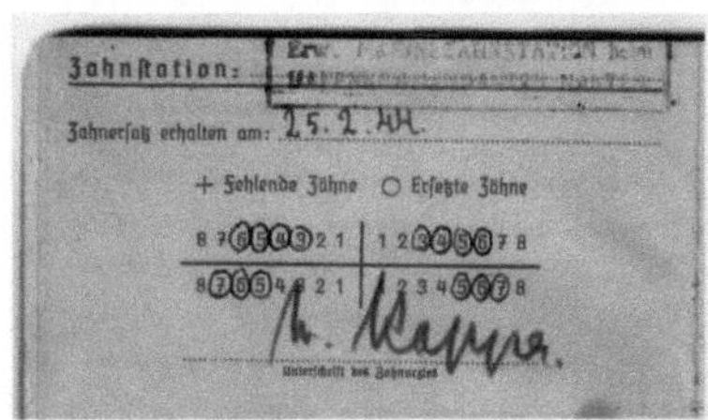

Soldbuch[156] d'un soldat de l'artillerie côtière avec son schéma dentaire[157].
Les soins ont été réalisés à la *Marinezahnstation*[158] de l'*Hafenkommandanten* de Nantes.

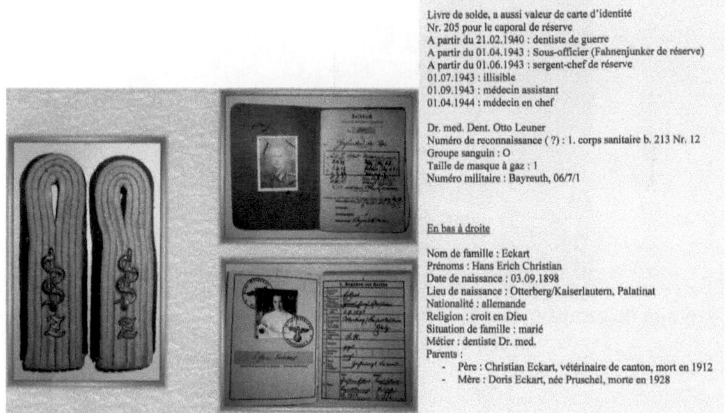

Document avec les trois photos (insignes et carnets)

En haut à droite

Livre de solde, a aussi valeur de carte d'identité
Nr. 205 pour le caporal de réserve
A partir du 21.02.1940 : dentiste de guerre
A partir du 01.04.1943 : Sous-officier (Fahnenjunker de réserve)
A partir du 01.06.1943 : sergent-chef de réserve
01.07.1943 : illisible
01.09.1943 : médecin assistant
01.04.1944 : médecin en chef

Dr. med. Dent. Otto Leuner
Numéro de reconnaissance (?) : 1. corps sanitaire b. 213 Nr. 12
Groupe sanguin : O
Taille de masque à gaz : 1
Numéro militaire : Bayreuth, 06/7/1

En bas à droite

Nom de famille : Eckart
Prénoms : Hans Erich Christian
Date de naissance : 03.09.1898
Lieu de naissance : Otterberg/Kaiserlautern, Palatinat
Nationalité : allemande
Religion : croit en Dieu
Situation de famille : marié
Métier : dentiste Dr. med.
Parents :
- Père : Christian Eckart, vétérinaire de canton, mort en 1912
- Mère : Doris Eckart, née Pruschel, morte en 1928

Epaulettes de chirurgien-dentiste de la Wehrmacht (Z pour Zahnärzt) et deux cartes d'identité de dentistes de la Wehrmacht[159].

[156] *Livret militaire.*
[157] Cf. Konieczny Bruno, 2003.
[158] *Cabinet dentaire de la Marine du commandement du port de Nantes.*
[159] Cf. Konieczny Bruno, collection privée, Calais, 2003.

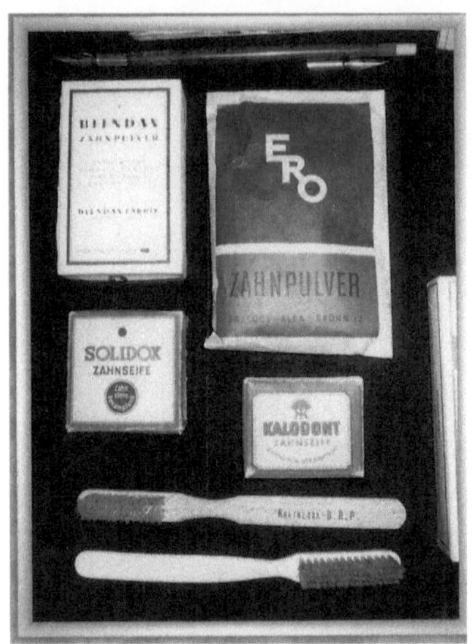

« Zahnbürste, Zahnpulver, Zahnseife » des soldats de la *Wehrmacht*[160].

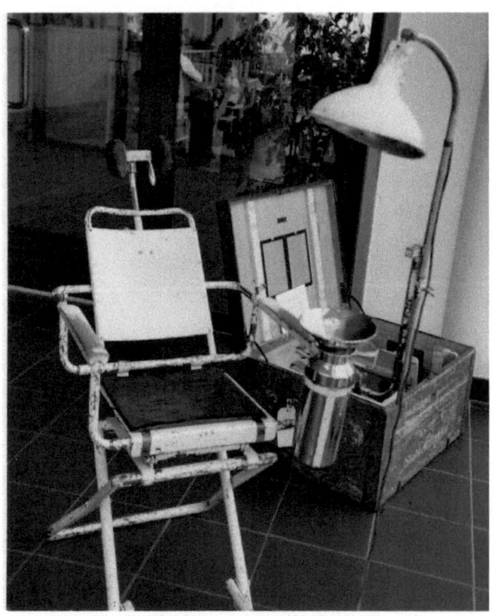

Fauteuil dentaire de campagne de la *Wehrmacht* utilisé en Norvège, avec son scialytique, son crachoir et sa caisse de rangement[161].

[160] Cf. Konieczny Bruno, 2003.
« Brosse à dents, poudre de dentifrice, savon dentifrice ».
[161] Cf. Michels J., collection privée, Paderborn, Allemagne, 2003.
A noter la croix rouge figurant sur le côté de la caisse. L'Allemagne a ratifié le texte de la Convention de Genève de 1864, le 12 juin 1906.

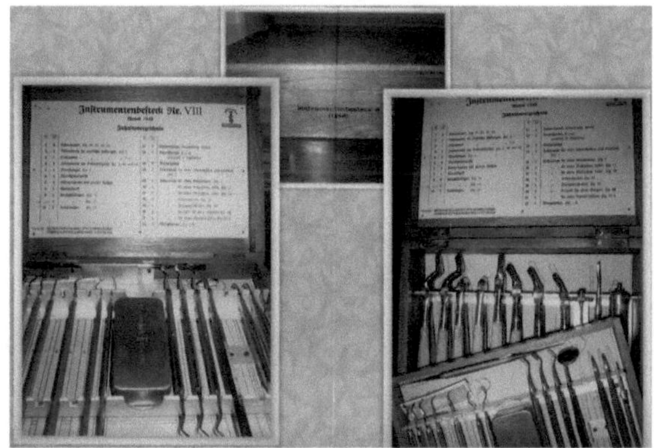

Cassette d'instruments dentaires n°VIII, modèle de 1943, de marque Aesculap, utilisée par la *Wehrmacht* (incomplète) [162].

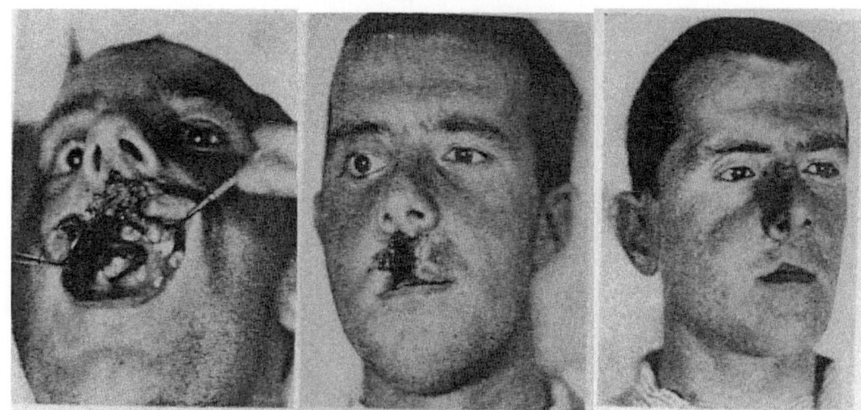

Soldat allemand blessé au visage[163].

[162] Cf. Konieczny Bruno, 2003.
Sur le premier plateau, de gauche à droite, quatre excavateurs, un instrument à détartrer, deux sondes, une boîte de rangement métallique (pour une seringue d'irrigation), deux spatules à bouche et un fouloir, un miroir, deux précelles, un manche de scalpel et, collées au coffrage, une spatule à ciment et des lames de bistouri. Sur le deuxième plateau, de gauche à droite, huit daviers (un pour les racines supérieures, un à dents de sagesse supérieures, deux à incisives inférieures, un à incisives supérieures, deux à molaires supérieures, un à canine supérieure), un élévateur et une seringue à anesthésie.

[163] La chirurgie maxillo-faciale et l'orthopédie dento-maxillaire allemande brillent par leur ingéniosité, et font des progrès remarquables pendant la Seconde Guerre mondiale. Grâce à elles, les soldats retournent plus vite sur le front. Malgré tout, comme après la Première Guerre mondiale, la société allemande reste traumatisée par ces hommes aux visages défigurés.

Hochschule / Studium / Beruf — ZM 1941 / Nr. 35/36

PERSONALIEN

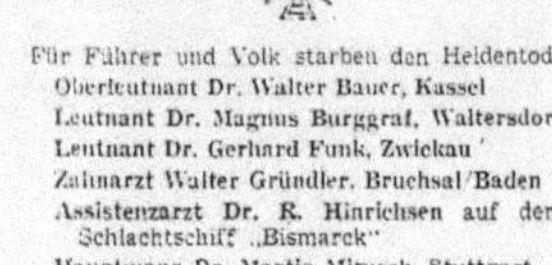

Für Führer und Volk starben den Heldentod:
Oberleutnant Dr. Walter Bauer, Kassel
Leutnant Dr. Magnus Burggraf, Waltersdorf
Leutnant Dr. Gerhard Funk, Zwickau
Zahnarzt Walter Gründler, Bruchsal/Baden
Assistenzarzt Dr. R. Hinrichsen auf dem Schlachtschiff „Bismarck"
Hauptmann Dr. Martin Mitusch, Stuttgart
Leutnant Dr. Alwin Niemeier, Bochum
Zahnarzt Ernst Wormland, Gladbeck

Ihr Andenken ist unvergeßlich.

Dr. Stuck
Reichszahnärzteführer.

Hann. Münden. Hauptmann Dr. Caspary erhielt die Dienstauszeichnung in Bronze für aktive zehnjährige Tätigkeit in der NSDAP.

Stettin. Dr. Hansen erhielt die Medaille für deutsche Volkspflege.

Tübingen. Der Amtsleiter der Studentenführung Tübingen und Angehörige der Kameradschaft Yorck des NSDStB an der Universität Tübingen, Oberleutnant Siegfried Grabert, ist mit dem Ritterkreuz zum Eisernen Kreuz ausgezeichnet worden.

10 Studenten mit dem Ritterkreuz. Wie die Zeitschrift „Der Altherrenbund" mitteilt, sind unter den an der Front stehenden Studenten allein 10 Träger des Ritterkreuzes.

Beförderungen.

1. Im Heer:

Zum Hauptmann: Dr. Bahr, Swinemünde. — Dr. Caspary, Hann. Münden. — Dr. Karl Dessauer, Saarbrücken. — Dr. Richard Meiß, Schneverdingen. — Dr. Otto Krüger, Aachen.

Zum Stabsarzt: Dr. Johannes Kyber, Leipzig.

Zum Oberleutnant: Dr. Martin Gerner, Danzig. — Dr. de la Haye, Aachen. — Dr. Johannes Boder, Bad Freienwalde a. Oder. — Dr. Friedrich Apking, Nordstemmen.

Zum Oberarzt: Dr. Joachim Krüger.

Zum Leutnant: Dr. Herbert Rothenberg, Werdau.

Zum Assistenzarzt: Dr. Walter Plüschke.

Mit der Stelle eines Kriegszahnarztes wurden beliehen: Dr. Friedrich Feldmann, Hannover. — Dr. Heinrich Menke, Vechta. — Dr. August Ohse, Hannover. — Dr. Werner Reinstrom, Nordenham. — Dr. H. A. Schmidt, Oldenburg. — Dr. Banse, Münster. — Z.A. Kurt Bochnia, Breslau. — Dr. Kurt Degener, Waldenburg. — Dr. Helmut Michel, Strehlen. — Dr. Hans Odersky, Breslau. — Dr. Heinz Strahler, Liegnitz. — Dr. Hermann Engels, Lütgendortmund. — Dr. Anton Hümmer, Steinwiesen. — Dr. Carl Strack, Xanten. — Z.A. Ricke. — Dr. Werner Schulz, Bonn. — Z.A. Avemark, Gotha. — Dr. Beetz, Neuhaus-Schierschnitz. — Dr. Bellingkrodt, Pößneck. — Dr. Häusser, Ziegenrück. — Dr. Hertlein, Eisfeld. — Dr. Holz, Friedrichroda. — Dr. Holzlöhner, Schmölln. — Dr. Hopfer, Bad Sachsa. — Dr. Klewer, Erfurt. — Dr. König, Mühlhausen. — Dr. König, Sondershausen. — Dr. Kretzschmann, Wurzbach. — Dr. Mußmacher, Meiningen. — Dr. Petry, Weimar. — Dr. Ritz, Geisa. — Dr. Solle, Wünschendorf. — Dr. Schurger, Jena. — Z.A. Tispler, Apolda. — Dr. Walter, Ruhla. — Dr. Paul Möhrer, Rheinbach. — Dr. Heinz Selheim, Erkelenz.

2. In der Marine:

Zum Oberstabsarzt: Prof. Dr. Bichlmayr, Kiel.

Zum Oberleutnant zur See: Dr. Otto Ludwig, Neuteich.

Zum Marine-Zahnarzt: Dr. Rudolf Buhtz, Berlin. — Dr. Wilhelm Kuntz, Zoppot. — Dr. Linke, Bad Frankenhausen. — Dr. Heino Eilers, Varel.

3. In der Luftwaffe:

Zum Oberarzt (Zahnarzt): Dr. Hans Langner, Freiburg (Schles.). — Dr. L. Müller, Waldenburg/Schles. — Dr. Werner Mehl, Wiesbaden. — Doz. Dr. Issel, Münster. — Dr. E. Winkelmann. — Dr. J. Burgmayer, Hamburg-Harburg. — Dr. Anton Nopto, Köln. — Dr. Heinz Bruckmann, Brambauer. — Dr. Fritz Briele, Nürnberg. — Dr. Paul Scheder, Nürnberg. — Dr. Alfred Wortmann, Stade. — Dr. Paepke, Erfurt.

Zum Leutnant: Dr. Hans Gerth, Berg.-Gladbach.

Zum Assistenzarzt (Zahnarzt): Dr. Mathee Kreher, Chemnitz-Hottluft. — Dr. Willi Bunte, Echte. — Dr. Hans Hoederath, Overath. — Dr. Werner, Regenswalde. — Dr. Werner Lange, Herbede/Ruhr. — Dr. Jacobi, Sondershausen. — Dr. Lehrke, Tambach-Dietharz. — Dr. Johannes Rutkowsky, Berlin. — Dr. Martin Janson, Karlstadt. — Z.A. Walter Crummenerl, Lünen-Süd. — Dr. Wilhelm D[illegible], Heine.

Zum Unterarzt (Zahnarzt): Dr. Martin Henn, Chemnitz. — Dr. Rudolf Merkel, Plauen. — Dr. Mundelein, Münster. — Dr. Hermann Hahnemann, Meißen. — Dr. Hans Vetter, Zittau. — Dr. Gerhard Schwiegershausen, Berlin-Friedenau. — Dr. Hans Günter Scheffer, Arnsberg. — Dr. Hermann Metten, Finnentrop/Sauerland. — Dr. Wilhelm Thomas, Wattenscheid. — Dr. Arno Siewer, Attendorn. — Dr. Engel, Stettin. — Dr. Roßberg, Lauenburg. — Dr. Theodor Barthelmes, Aschaffenburg. — Dr. Walter Köppe, Fürth. — Dr. Hans Fitzner, Danzig-Langfuhr. — Dr. Hans Schulz, Danzig. — Dr. Böse, Bleicherode. — Dr. Harnisch, Jena. — Dr. Koehler, Rudolstadt. — Dr. [illegible]landt, Weimar. — Dr. Ergenzinger, [illegible]. — Dr. Friedrich Schaefer, Faßberg. — Dr. Reinhold Wedemeyer, Uetze. — Dr. Leißner, Engelsdorf. — Z.A. Wilhelm Friedrich, Leipzig. — Dr. Hans-Joachim Rietz, Königsberg. — Dr. Otto Klug, Baden. — Dr. Rudolf Althoff, Arnsdorf i.R. — Z.A. Paul Susse, Breslau. — Dr. Herbert Schmitz, Köln. — Dr. Martin Theisen, Köln. — Dr. Friedrich Geschke, Troisdorf. — Dr. Richard Schoop, Köln.

4. In der Waffen-SS:

Zum Hauptsturmführer: Dr. Hermann Töpken, Edewecht.
Zum Obersturmführer: Dr. Wilhelm Majert, Berlin. — Dr. Hertrich, Saiza. — Dr. Müller, Berga. — Dr. Arens, Gelsenkirchen-Buer.

Zum Untersturmführer: Z.A. Otto Menzel, Danzig. — Z.A. Dietrich Heinz Pogatzki, Danzig. — Dr. Kunz, Lucka. — Dr. Meimeth, Weißensee. — Dr. Müller, Erfurt. — Dr. Schulze, Hochstedt.

5. In der Polizei:

Zum Leutnant: Dr. Walter Elstermann, Breslau.

Enseignement Supérieur - Etudes - Métier[164].

Identité

Sont morts en héros pour le Führer et pour le peuple :

Lieutenant Dr. Walter Bauer, Kassel; sous-lieutenant Dr. Gerhard Funk, Zwickau; dentiste Walter Gründler, Bruchsal/Bade; interne Dr. R. Hinrichsen sur le cuirassé Bismarck; capitaine Dr. Martin Mitusch, Stuttgart; sous-lieutenant Dr. Alwin Niemeier, Bochum ; dentiste Ernst Wormland, Gladbeck

Nous ne les oublierons jamais.

Dr Stuck
Chef des dentistes du Reich

Hann, Münden: Le capitaine Dr. Caspary a obtenu la décoration de bronze en récompense de 10 années de travail actif dans la NSDAP.

Stettin : Le Dr. Hansen a obtenu la médaille du « soin du peuple ».

[164] Cf. *Zahnärztliche Mitteilungen*, n°35/36, Köln, 1941, page 356 f.

Tübingen : Le lieutenant Siegfried Grabert, directeur du service de direction des étudiants à Tübingen et membre de la camaraderie Yorck du NSDStB à l'université de Tübingen a été décoré de la Croix de Fer avec la croix de chevalier.
Dix étudiants avec la croix de chevalier : Comme le communique le magazine *Der Altherrenbund*, parmi les étudiants étant au front, 10 seulement ont la croix de chevalier.

Promotions

1. Dans l'armée de terre
Au rang de capitaine : Dr. Bahr, Swinemünde, etc.
Au rang de médecin d'état-major : Dr. Johannes Kyber, Leipzig
Au rang de lieutenant : Dr. Martin Gerner, Danzig, etc.
Au rang de médecin-chef : Dr. Joachim Krüger
Au rang de sous-lieutenant : Dr. Herbert Rothenberg, Werdau
Au rang d'interne : Dr. Walter Plüschke
A été attribué le poste de dentiste de guerre au : Dr. Friedrich Feldmann, Hanovre, etc.
2. Dans la marine[165]
Au rang de médecin-chef : Prof. Dr. Bichlmayr, Kiel
Au rang de lieutenant de la marine : Dr. Otto Ludwig, Neuteich
Au rang de dentiste de la marine : Dr. Rudolf Buhtz, Berlin, etc.
3. Dans l'armée de l'air
Au rang de médecin-chef (dentiste) : Dr. Hans Langner, Freiburg (Schles.), etc.
Au rang de sous-lieutenant : Dr. Hans Certh, Berg-Gladbach
Au rang d'interne (dentiste): Dr. Mathee Kreher, Chemnitz-Hottluft, etc.
Au rang de médecin subordonné (dentiste): Dr. Martin Henn, Chemnitz, etc.
4. Dans la *Waffen-SS*
Au rang de Hauptsturmführer : Dr. H. Töpken, Edewech
Au rang de Obersturmführer: Dr. W. Majert, Berlin, etc.
Au rang de Untersturmführer: assistant dentiste O. Menzel, Danzig, etc.
5. Dans la police
Au rang de sous-lieutenant: Dr. Walter Elstermann, Breslau.

[165] Cf. *Zahnärztliche Mitteilungen*, 1941, p. 356 f.

Georg Axhausen (1877-1960)

Parler du service dentaire de l'armée allemande pendant la Seconde Guerre mondiale sans aborder la stomatologie militaire et réparatrice, et ses acteurs me semble inconcevable. La plupart des chirurgiens concernés débutent pendant la Grande Guerre et acquiert une notoriété internationale dans l'entre-deux-guerres. Si leur savoir perdure à travers le temps, le régime nazi n'emploiera pas toujours ces hommes au mieux de leurs compétences. Bien évidemment, le premier d'entre eux, le plus important, est indiscutablement Georg Axhausen[166].

Axhausen naît le 24 mars 1877, à Landsberg-sur-Wachte. Il étudie à la Kaiser-Wilhelms-Akademie de Berlin où il reçoit un enseignement médical dans un cadre militaire. Après avoir obtenu son doctorat de médecine en 1901, il reste dans l'armée allemande. Il entame ses recherches à la clinique chirurgicale de Kiel de 1904 à 1906, puis de 1907 à 1908, il officie à l'Institut de pathologie au Friedrichshain Hospital de Berlin, et de 1909 à 1924, il exerce à la clinique chirurgicale de la Charité dont il prend la direction. Pour atteindre cette promotion, la Faculté de médecine lui demande de passer l'examen final de qualification en dentisterie, ce qu'il fait. Après plusieurs années dans l'armée, il devient instructeur à la division chirurgicale de l'Institut dentaire de Berlin[167]. Il est habilité en 1908, reçoit le titre de professeur en 1912, puis est titulaire d'une chaire à Berlin, en 1920.

Il est le premier à employer le terme de « nécrose aseptique », qui évolue dans les années 1950, en nécrose avasculaire. A son époque, il n'y a pas d'antibiotique et les nécroses osseuses sont fréquentes. Dans un article paru en 1910, Axhausen écrit que la nécrose survient à chaque extrémité osseuse d'une fracture et que c'est ce qui serait remplacée par la prolifération périostique en la stimulant. Il est convaincu aussi qu'une nécrose focale de l'os sous-chondral causerait des modifications du cartilage articulaire, ce qui conduirait à une arthrite déformante.

166 Cf. Riaud Xavier, *Pionniers de la chirurgie maxillo-faciale (1914-1918)*, Paris, 2010, L'Harmattan (éd.), Collection Médecine à travers les siècles.

167 Cf. Daniel-Enersen Ole, « Georg Axhausen », in *www.whonamedit.com*, 1994-2009, p. 1 & cf. Mostofi Berhooz Seyed, *Who's who in Orthopedics*, Londres, 2005, Springer (éd.), p. 17.

Axhausen s'implique beaucoup dans l'étude des pathologies et de la chirurgie des os et des articulations[168].
Eminent chirurgien de la face pendant la Grande Guerre, il se distingue par ses innovations médicales au cours de ce conflit. En 1917, il installe une station de chirurgie maxillo-faciale à la Charité berlinoise[169].
En 1922, il conçoit une théorie qui a conservé le nom de son auteur et qui propose : *« l'hypothèse d'une nécrose secondaire à des embols septiques de bacilles tuberculeux. »*
En 1932, il prend la présidence de l'AGKI (*Arbeitsgemeinschaft für Kieferchirurgie*[170]) et y demeure jusqu'en 1951.
En 1933, il est le premier à donner la description d'une chondromatose de l'articulation temporo-mandibulaire. En 1934, il est le premier chirurgien à réaliser une avancée mandibulaire en effectuant une ostéotomie maxillaire de type Lefort I, après immobilisation des deux maxillaires. C'est une intervention qui permet de mobiliser la totalité de l'arcade dentaire supérieure et du palais afin de corriger une anomalie de positionnement de celui-ci.
En 1933, le Reichszahnärzteführer ordonne la création d'une *Akademie für Zahnarztliche Fortbildung*[171]. Elle permet le contrôle de la profession, la mise en place de l'idéologie nazie au sein de ce métier et la maîtrise du contenu de la formation, ce qui facilite l'endoctrinement. Les chirurgiens-dentistes ont l'obligation d'assister aux enseignements de cet organisme qui durent 8 semaines, s'ils veulent avoir l'autorisation d'exercer, et pendant lesquels des cours idéologiques, scientifiques, mais aussi paramilitaires leur sont délivrés. Emil Kiefer en prend les commandes au commencement. Le 1er janvier 1939, Georg Axhausen le remplace. L'objectif de cette structure n'est pas tant de former les praticiens que de les contrôler dans le but de préparer tout le pays à la guerre.
Au cours des combats, grâce aux directives du chirurgien de la face, 80% des blessés à la mâchoire, sur le front, sont soignés jusqu'à guérison complète.

168 Cf. Daniel-Enersen Ole, « Georg Axhausen », in *www.whonamedit.com*, 1994-2009, p. 1.
169 Cf. Riaud Xavier, *Première Guerre mondiale et stomatologie, des praticiens d'exception*, Paris, 2008, L'Harmattan (éd.), Collection Médecine à travers les siècles, pp. 143-144 ; cf. Hesse Pascal & Laparra Jean-Claude, *Les chemins de la souffrance... Le service de santé allemand Saint-Mihiel-Hauts-de-Meuse-Woëvre-Metz 1914-1918*, Louviers, 2004, Ysec (éd.), pp. 91, 93 & cf. Schulz Claus-Dieter, *Die Militärzahnmedizin in Deutschland*, Bonn, 1993, Beta Verlag, Deutsche Gesellschaft für Wehrmedizin und Wehrpharmazie e.V., p. 46.
170 *Communauté de travail des chirurgiens maxillo-faciaux.*
171 *Académie pour la formation continue des chirurgiens-dentistes.*

Pour les coups de feu dans la mâchoire, Axhausen exige, après des soins dentaires et d'orthopédie maxillaire préliminaires, un soin opératoire de la blessure avec, pour finir, une suture partielle[172].
Malgré une implication forte dans le régime hitlérien, Georg Axhausen n'est pas inquiété à la fin des hostilités. Il enseigne à la clinique dentaire de l'université libre de Berlin en 1946 et cesse ses activités en 1953.
Il décède le 19 janvier 1960, à Berlin.
Il laisse son nom à un signe clinique (Signe d'ostéochondrite disséquante du genou: le genou étant en flexion forcée, il existe une douleur à la pression entre le bord de la rotule et la face axiale du condyle interne.)
Auteur de nombreux ouvrages, ses travaux scientifiques sont reconnus :
- *Histologische Studien über die Ursachen und den Ablauf des Knochenbaus im osteoplastischen Karzinom*, Virchows Archiv für pathologische Anatomie und Physiologie und für klinische Medizin, Berlin, 1909, 195: 358-462.
- *Atlas der Operationsübungen*, München, 1914.
- *Chirurgie des Anfängers*, Berlin, 1923.
- *Technik und Ergebnisse der Gaumenplastik*, Leipzig, Thieme, 1936, 126 s.
- *Die Kriegswundbehandlung in Kiefer-Gesichtsbereich; hrsg. im Auftrag der Deutschen Zahnärzteschaft*, 2nd ed., München, Lehmann, 1941, 89 s.
- *Allgemeine Chirurgie in der Zahn-, Mund- und Kieferheilkunde*, 1st ed., München, Hanser, 1940, 461 s.

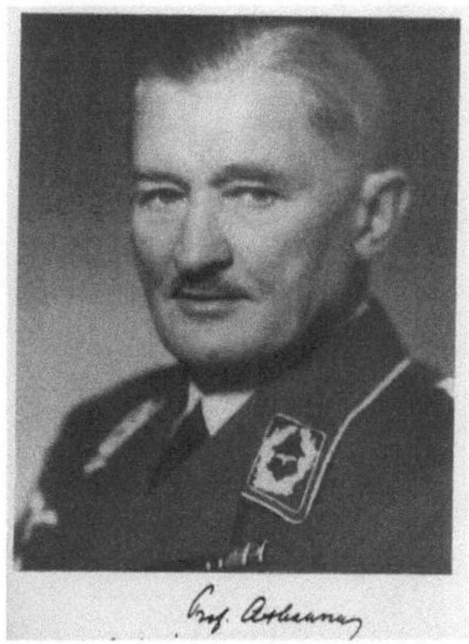

Professeur, docteur en médecine dentaire Georg Axhausen, en 1942, à Berlin[173].

[172] Cf. Riaud Xavier, *Les dentistes allemands...*, op. cit., 2005, pp. 23, 54 ; cf. Fischer Hubert, *Der deutsche...*, Band 4, op. cit., 1985, pp. 3109-3110 & cf. Häussermann Ekkhard, « NS-Zeit - ein Kapitel der Verdrängung », in *Zahnarztliche Mitteilungen, « Deutsche Zahnärzte 1933 bis 1945 »*, Koln, 1996 und 1997, p. 14.
[173] Cf. Schulz Claus-Dieter, *Die Militärzahnmedizin...*, op. cit., 1993.

Johannes F. S. Esser (1877-1946)

Johannes est né le 13 novembre 1913, à Leiden, en Hollande. A l'âge de 13 ans, il perd son père et sa mère entre à l'hôpital pour une dépression. A ce moment, le jeune garçon acquiert une volonté implacable. Il est adopté et sa nouvelle famille lui inculque les rudiments du jeu d'échecs. En 1912, il se marie. Absorbé par ce jeu, il participe à ces premiers championnats de Hollande en 1908. En 1913, il en devient le champion.

En 1896, il entre à l'école médicale de Leiden, où il choisit la médecine, puis très vite, la dentisterie. L'essentiel de la partie dentaire est enseigné à l'université d'Utrecht, par le Dr Theodore Dentz (1840-1933). Pour gagner sa vie, il écrit des chroniques relatives au jeu d'échecs dans un journal hollandais. Il n'est jamais devenu dentiste, mais est sorti tout de même diplômé de Leiden en 1903. Il devient docteur en médecine à Gant, en Belgique, en 1904. Cette année-là, il se rend aux Etats-Unis pour la première fois. Il ne sait pas qu'il y retournera en avril 1940, au commencement de la Seconde Guerre mondiale, en tant que chirurgien de renom mondial. Le 24 mai 1940, au congrès de printemps de l'hôpital de New York, à l'hôtel Roosevelt, il présente une communication basée sur son expérience de guerre personnelle et intitulée : *« Principes de chirurgie plastique appliqués aux blessures de guerre »*. Invité par la Société de chirurgie plastique et reconstructrice locale, il en est élu membre d'honneur[174].

Après 1904, il est transféré à Paris où il étudie et a comme professeur, Hyppolite Morestin. De 1905 à 1913, il exerce à Amsterdam. En 1909, il utilise un double volet de peau en provenance du cuir chevelu comme une visière pour reconstruire des mandibules[175]. Quand la Première Guerre mondiale éclate, Esser propose ses services aux Français et aux Anglais qui ne l'acceptent pas. Finalement, il signe un contrat de chirurgien de guerre civil dans l'armée austro-hongroise. En 1917, trois professeurs berlinois impressionnés par l'inventivité de ses techniques lui offrent un poste de chirurgien plastique de la tête. Cette année-là, il publie sa technique de

[174] Cf. Haeseker Baerend, « Johannes Fredericus Samuel Esser : Innovative « Structive » Surgeon (1877-1946) », in *Plast. Reconstr. Surg.*, 1986; 77:146.

[175] Cf. Santoni-Rugiu Paolo & Sykes Philip, *A history of plastic surgery*, Londres, 2007, Springer (ed.), p. 109.

greffe de peau pour recouvrir les blessures[176]. En avril 1918, il est recensé comme « spécialiste de la chirurgie plastique » par le ministère prussien de la Guerre. En novembre 1918, il reçoit sa licence médicale du ministre de l'Intérieur allemand. Il travaille dans des cliniques universitaires dans les départements de chirurgie, d'ophtalmologie et de prothèses dentaires. Au département IIIb de chirurgie reconstructrice, à l'université technique de Berlin, dans le district de Charlottenburg, qui a été transformé en hôpital militaire de campagne, Esser assume la responsabilité de 150 lits. A côté de cela, il officie dans son cabinet privé dans le district berlinois de Tempelhof. Il consulte aussi dans 19 autres cliniques de Berlin. Entre 1915 et 1921, il opère plus de 10 000 soldats blessés. Il est l'auteur de 68 publications internationales parues dans des revues spécialisées en huit années de pratique. Il n'est pas seulement celui qui a décrit des lambeaux vascularisés de la face et les lambeaux de rotation, mais aussi celui qui a développé la technique de couverture des greffons libres de peau pour améliorer l'intégration de la greffe avec les tissus avoisinants[177]. Lorsqu'il reconnaissait la valeur d'un assistant, Esser lui faisait suivre un entraînement pratique et visuel au cours d'opérations.

Le 10 mai 1922, Esser est applaudi par une assemblée de confrères pour sa contribution à la médecine de guerre, au 12ème congrès de la Société médicale berlinoise. En 1925, dépité de ne pas avoir obtenu de chaire, Esser quitte Berlin. Offert à lui en 1919, il n'obtient pourtant jamais le titre de professeur en chirurgie plastique auquel il aspire.

Farouchement indépendant et résolument neutre, il quitte définitivement l'Europe en 1939, avec l'invasion de la Pologne par les nazis. Résident monégasque, il s'exile aux Etats-Unis, où il vit dans une certaine pauvreté, mais ses talents reconnus lui valent tous les honneurs.

Extraordinairement humain, il s'est distingué également par ses excentricités d'homme d'affaires de premier ordre[178]. Collectionneur d'art averti, il comptabilise 800 peintures à la fin de sa vie. Cinquante années plus tard, oubliés de ses contemporains, certains chirurgiens plasticiens réinventent ses techniques d'opération. Johannes Fredericus Samuel Esser décède le 9 août 1946, à Chicago.

---

[176] Cf. Hardt Nicolas, « Sigmund Freud, his oral neoplastic disease and oral, maxillary, and facial surgery », in *A. O. Dialogue*, n° 1, 2007, pp. 6-9.

[177] Cf. Hilbert Jan & Hoenig Johannes, « The plastic surgeon Johannes Fredericus Samuel Esser (1877 to 1946), M. D., D. M. D. and his unknown period during 1917 and 1925 in Berlin, Germany », in *Eur. J. Plast. Surg.*, 2009; 32:127-130.

[178] Cf. Hilbert Jan & Hoenig Johannes, « The plastic surgeon Johannes Fredericus Samuel Esser (1877 to 1946), M. D., D. M. D. and his unknown period during 1917 and 1925 in Berlin, Germany », in *Eur. J. Plast. Surg.*, 2009; 32:127-130.

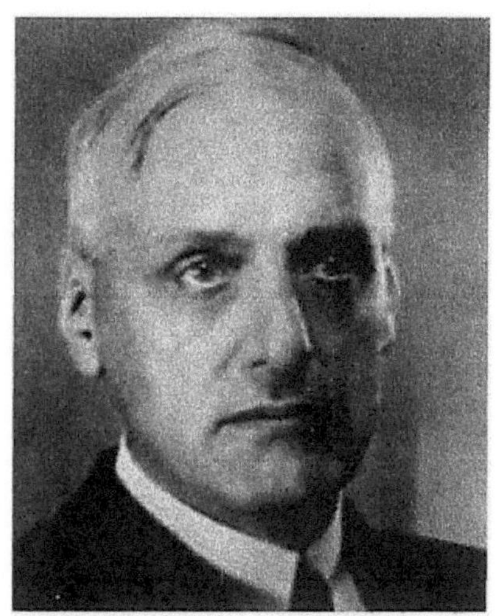

Docteur Johannes F. S. Esser (1877-1946).

Jacques Joseph (1865-1934)

Jakob Lewin Joseph est né le 6 septembre 1865, à Koenigsberg. Il est de confession juive. De 1885 à 1889, il entreprend des études de médecine à la Friedrich-Wilhelm-University de Berlin. En 1889, il poursuit son apprentissage et obtient son doctorat à Leipzig, en 1890. En 1892, Joseph devient omnipraticien, mais décide très vite de se spécialiser.

En 1892, il postule et parvient à entrer à la Polyclinique universitaire de chirurgie orthopédique, dirigée par le Pr Wolff. Les relations entre les deux hommes sont excellentes. Jacques est un travailleur honorable de la clinique, qui montre un intérêt certain pour sa science, ce qui est très apprécié par son supérieur. Leur entente se gèle lorsque Joseph opère sans permission, avec succès, un jeune garçon souffrant d'une difformité aux lobes des oreilles. Les quatre années universitaires de Joseph s'achèvent là. Le praticien prussien retourne à un exercice libéral. En 1898, dans son exercice privé, il réussit sa première intervention sur le nez en utilisant une voie d'accès externe. Nul ne sait si Wolff et lui se réconcilient avant la mort du premier en 1902. En 1904, Jacques réalise la première correction d'un nez protubérant (avec une bosse ?) avec dans le même temps, la correction du septum antérieur[179].

Au commencement de la Première Guerre mondiale, Joseph est considéré en Allemagne comme une référence de la chirurgie faciale. Obéissant à la nécessité et à un sentiment patriotique aigu, il augmente le nombre de ses interventions chirurgicales à l'extrême. Alors qu'il travaille avec un succès extraordinaire dans le domaine de la reconstruction faciale, il attire l'attention de l'empereur allemand Guillaume II (1859-1941). En 1915, l'empereur lui-même offre à Joseph, qui n'a reçu au préalable aucune habilitation pour être professeur, une chaire de chirurgie plastique à l'hôpital de la Charité, à la seule condition que Joseph, alors d'obédience juive, se convertisse au christianisme. Joseph refuse. Guillaume II en reste là[180].

---

[179] Cf. Behrbohm H., Briedigkeit W. & Reintanz G., « 100 years of modern nasal surgery: Part 2 – The great age of medicine in Berlin », in *http://www.jacques-joseph.de*, sans date, pp. 1-8.

[180] Cf. Behrbohm H., Briedigkeit W. & Reintanz G., « 100 years of modern nasal surgery: Part 2 – The great age of medicine in Berlin », in *http://www.jacques-joseph.de*, sans date, pp. 1-8.

Joseph peut continuer son travail en toute quiétude, mais, très vite, il comprend que, le nombre de blessés défigurés ne cessant pas d'augmenter, sa capacité à délivrer des soins est dépassée.
Aussi, le 2 juin 1916, à la clinique des oreilles et du nez de la Charité dirigée par Adolf Passow (1859-1926), s'ouvre un département de chirurgie plastique de la face. Le ministère de l'Education confère à Joseph la tâche de diriger ce service. Il est convenu qu'il ne sera pas rémunéré à ce poste. En 1919, Joseph est nommé professeur, mais pas par l'empereur, et sans contrainte d'aucune sorte. Il reçoit de plus la Croix de fer. Avec les greffes de peau du front ou du bras supérieur, avec les transplantations de cartilage ou d'os, il est parvenu à reconstruire des visages particulièrement délabrés[181].
A partir de 1922, le département de chirurgie plastique de la face n'est plus financé par l'armée. Joseph revient à un exercice libéral de chirurgie esthétique et corrective. Il passe alors beaucoup de temps à corriger les nez, les joues pendantes et les seins. Il autorise régulièrement au maximum six praticiens, moyennant finances, à assister à ses interventions. Joseph n'accepte aucun commentaire et ne donne aucune explication quand il opère. Un silence religieux doit être respecté.
Au premier abord, Jacques Joseph donne une assez mauvaise image de lui à qui ne le connaît pas. Son aspect rugueux cache en fait une sensibilité à fleur de peau, en quête de la beauté idéale, ce qui le rend très affectueux envers ses patients. Les vétérans blessés de la Première Guerre mondiale opérés par lui sont restés attachés à lui pour le reste de leurs vies. Ses infirmières, les mieux payées de Berlin, disent de lui qu'il était intéressant, généreux et résolu[182].
De son vivant, Joseph est devenu une légende. C'est un chirurgien de talent. Il n'a pas seulement le savoir-faire, mais aussi une perception artistique indispensable pour mener à bien ses reconstructions. Il manipule le bistouri d'une main sûre et précautionneuse. Il analyse au préalable chaque étape de son opération. Il veut que tout soit prévu, tout soit détaillé avec la plus grande rigueur avant de passer au bloc. Il n'accepte pas l'aléatoire ou l'à-peu-près. Son savoir, ses méthodes et son expérience lui permettent de maîtriser la chirurgie du nez de façon inégalée jusqu'alors[183].

[181] Cf. Behrbohm H., Briedigkeit W. & Reintanz G., « 100 years of modern nasal surgery: Part 2 – The great age of medicine in Berlin », in *http://www.jacques-joseph.de*, sans date, pp. 1-8.
[182] Cf. Behrbohm H., Briedigkeit W. & Reintanz G., « 100 years of modern nasal surgery: Part 2 – The great age of medicine in Berlin », in *http://www.jacques-joseph.de*, sans date, pp. 1-8.
[183] Cf. Behrbohm H., Briedigkeit W. & Reintanz G., « 100 years of modern nasal surgery: Part 2 – The great age of medicine in Berlin », in *http://www.jacques-joseph.de*, sans date, pp. 1-8.

Quand les nazis arrivent au pouvoir en Allemagne, en 1933, Joseph ne saisit pas tout de suite ce que cela implique pour la population juive. De plus, reconnu et estimé, il pense être à l'abri. Pourtant, très vite, il se heurte à un véritable mépris. Son secrétaire, qu'il a engagé pour taper son livre, l'espionne et le fait chanter sur instructions de la Gestapo. Joseph ne peut plus opérer que ponctuellement et sur autorisation spéciale. L'antisémitisme auquel il est confronté rend son exercice particulièrement difficile.
Alors qu'il songe très sérieusement à quitter l'Allemagne, le 12 février 1934, sur le chemin le menant à sa clinique, il meurt d'une crise cardiaque. Il a 69 ans.
La presse contrôlée par les nazis ne mentionne même pas son décès. A peine, l'annonce de son décès, a-t-elle été faite dans quelques revues spécialisées étrangères[184].
Jacques Joseph a publié un livre paru à Leipzig, en 1931, qui vient d'ailleurs d'être réédité en 2004. Il est l'auteur de 43 publications, toutes en allemand. Il a apporté notamment sa contribution à 5 livres[185]. Il totalise 11 publications de 1914 à 1919.
Dans son livre *Nasenplastik und sonstige Gesichtsplastik nebst Mammaplastik*[186], paru en 1931, son œuvre majeure, Joseph systématise la chirurgie plastique corrective, reconstructrice et esthétique du nez, et de la face. Il la redéfinit dans ses objectifs et ses techniques. Il établit les techniques intranasales de rhinoplastie, voit la dualité de la tâche de cette pratique dans l'amélioration de la forme et de sa fonction. Jacques Joseph est le précurseur moderne de la rhinoplastie et incontestablement, un des pionniers de la chirurgie maxillo-faciale du XXe siècle[187].
Le 17 octobre 2004, la tombe de Jacques Joseph, qui a été endommagée lors des bombardements sur Berlin, pendant la Seconde Guerre mondiale, après avoir été identifiée formellement en août 2003, est restaurée au cimetière juif de Berlin-Weissensee. Bénie par le rabbin local, ceci est rendu possible par une cotisation des associations professionnelles et confraternelles allemandes[188].

---

[184] Cf. Behrbohm H., Briedigkeit W. & Reintanz G., « 100 years of modern nasal surgery: Part 2 – The great age of medicine in Berlin », in *http://www.jacques-joseph.de*, sans date, pp. 1-8.

[185] Cf. http://www.jacques-joseph.de, *References*, sans date, pp. 1-5.

[186] *Chirurgie plastique du nez et autres procédures faciales, et chirurgie plastique des seins.*

[187] Cf. Behrbohm H., Briedigkeit W. & Reintanz G., « 100 years of modern nasal surgery: Part 2 – The great age of medicine in Berlin », in *http://www.jacques-joseph.de*, sans date, pp. 1-8.

[188] Cf. Behrbohm H., « Jacques Joseph's grave re-erected », in *http://www.jacques-joseph.de*, sans date, p. 1.

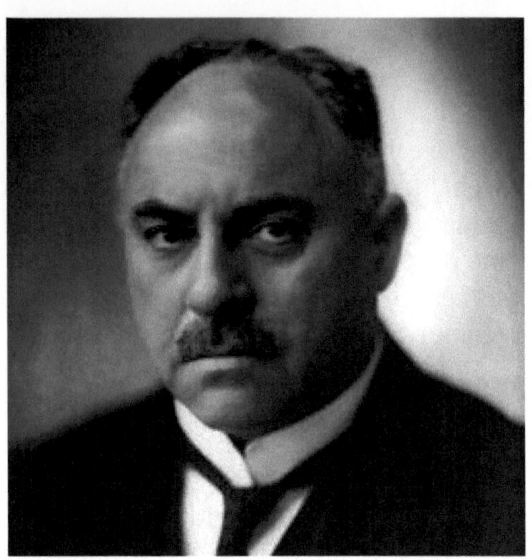

Professeur Jacques Joseph (1865-1934)[189].

[189] Cf. Berhbohm H., communication personnelle, Berlin, Allemagne, 2009.

Erich Lexer (1867-1937)

Erich naît le 22 mai 1867, à Freiburg, en Allemagne. Pendant son adolescence, sa famille déménage à Würzburg. Lexer entre à l'université de cette ville et sort diplômé en médecine en 1890. Il a 23 ans. Après une courte période d'étude postdoctorale de l'anatomie à Göttingen, il commence son apprentissage chirurgical en 1892, dans la célèbre clinique Ernst von Bergmann à Berlin. Il y séjourne pendant 12 années. Pendant ce laps de temps, il devient un chercheur et un chirurgien reconnu[190].
En 1902, il publie un livre en deux volumes, intitulé *Principes et pratique de la chirurgie* qui est réédité à 20 reprises et traduit dans de nombreuses langues. Une version anglaise est parue à Chicago en 1910. Un antagonisme fort apparaît entre Lexer et von Bergmann, son supérieur. Après avoir quitté la clinique, il s'installe en libéral jusqu'à ce qu'une chaire de chirurgie à Königsberg soit accessible. Là, devenu professeur en 1905, Lexer part pour Jena en 1910, puis Freiburg en 1919, pour finalement s'installer à Munich en 1928, où il succède au Pr Sauerbruch (1875-1951), futur directeur de l'hôpital de la Charité à Berlin et expérimentateur nazi sur les déportés du camp de Natzweiler en Alsace[191].
Lexer démontre tout ce temps un talent réel pour la chirurgie plastique. Il manie avec la même dextérité le bistouri, le pinceau et le ciseau à bois. La chirurgie esthétique devient alors l'unique but de sa vie. Sa réputation d'excellent chirurgien plastique ne cesse de s'accroître. Munich marque son apogée. Sa clinique est toujours pleine. Des étudiants, des confrères, mais aussi des patients affluent du monde entier pour le rencontrer[192].
En 1900, il publie un article sur les fentes nasales congénitales. Viennent ensuite une série d'écrits sur les anévrismes artério-veineux avec greffe veineuse autogène, sur les greffes osseuses, sur les arthroplasties et les transplantations des jointures, sur les techniques opératoires de la face,... Un touche-à-tout merveilleux ! En 1911, il publie un texte concernant la première plastie jéjuno-oesophagienne pour remplacer un œsophage

[190] Cf. May Hans (a), « Erich Lexer, a biographical sketch », in *Plast. Reconstr. Surg.*, February 1962; 29: 141-152.
[191] Cf. May Hans (a), « Erich Lexer, a biographical sketch », in *Plast. Reconstr. Surg.*, February 1962; 29: 141-152.
[192] Cf. Mostofi Berhooz Seyed, *Who's who in Orthopedics*, Londres, 2005, Springer (ed.), pp. 195-196.

complet. En 1912, il fait paraître une description complète d'une première série de 10 greffes de tendon pour remplacer un tendon défectueux de la main et de leurs suivis respectifs.
En 1914, il se rend à New York, au congrès international de chirurgie, où il est invité. Ses talents d'orateurs et ses travaux le voient solliciter par de nombreuses sociétés confraternelles en Europe[193].
Pendant la Première Guerre mondiale, il est attaché auprès de la marine et y officie en tant qu'amiral. Il organise un centre de chirurgie maxillo-faciale dans les Flandres notamment. Il poursuit son travail sur les grands blessés de guerre dans ses cliniques de Jena et de Freiburg. En 1919, il présente ses résultats sur les réparations des cils et des paupières par greffe de cuir chevelu. Cette même année, il se rend en Espagne pour y présenter ses travaux sur les brûlures, les arthroplasties et les plasties mammaires[194].
En 1925, il rapporte ses résultats sur les arthroplasties qu'il a réalisées et déclame une oraison sur 20 années de recherches sur les transplantations au congrès de la Société allemande de chirurgie. Cette année-là, de nombreux articles paraissent sur les fentes palatines et des lèvres, et d'autres problèmes de chirurgie reconstructrice[195].
Lexer travaille avec dextérité, simplement, en cherchant à être le moins traumatique possible. Passionné de peinture et de sculpture, il aborde la chirurgie avec un regard artistique. Ambidextre, il peut utiliser le couteau à amputation d'une main pendant que l'autre aplatit la peau de son tranchant ; il peut enlever un maxillaire avec trois ciseaux insérés en des points stratégiques qui, frappés en même temps, rompent le maxillaire en une pièce, pendant que l'assistante arrête la giclée de sang provenant de l'artère maxillaire. Il ne travaille qu'avec deux assistantes qui doivent maintenir leurs doigts hors des blessures. Il veut être absolument le seul à y pénétrer. Pendant l'intervention, il se fait comprendre par le langage des signes et la parole est réduite au minimum, de peur de contaminer le site opératoire par des miasmes buccaux.
Il a un sens de l'humour féroce, proche du sarcasme, qui ne tolère aucune incartade ou déficience, aucun irrespect ou aucune défaillance. De stature herculéenne, il n'aime pas la faiblesse. Il aime ramer, faire du cheval très tôt le matin ou encore les voitures rapides. Il apprécie particulièrement les Mercedes[196].

---

[193] Cf. May Hans (a), « Erich Lexer, a biographical sketch », in *Plast. Reconstr. Surg.*, February 1962; 29: 141-152.
[194] Cf. May Hans (a), « Erich Lexer, a biographical sketch », in *Plast. Reconstr. Surg.*, February 1962; 29: 141-152.
[195] Cf. May Hans (b), « The Bibliography of Erich Lexer's scientific work », in *Plast. Reconstr. Surg.*, December 1962; 29: 670-675.
[196] Cf. May Hans (a), « Erich Lexer, a biographical sketch », in *Plast. Reconstr. Surg.*, February 1962; 29: 141-152.

Il est un orateur brillant dont chacun attend avec impatience la prestation. Ses interventions se transforment souvent en une sorte de spectacle. Son pragmatisme lui dicte d'aller à l'essentiel et il n'accepte pas que ses étudiants n'en fassent pas autant. Ses présentations sont accompagnées de dessins très détaillés et il termine chacune de ses allocutions par une démonstration clinique. Ensuite, il se retire une demi-heure pour boire du brandy ou du champagne, et fumer des cigarettes turques, ce qui le requinque pour la suite de la journée.

Un jour, lors d'un cours, il voit un étudiant dormir. Il cesse de parler et ordonne à un de ses assistants d'aller chercher un journal, une cigarette et un verre de bière. Il place le tout devant l'étudiant et décide de le réveiller. Ouvrant les yeux, le jeune homme ne se souvient plus où il est. Puis, reconnaissant Lexer, confus, il se dresse et se confond en excuses. D'un trait pourtant, il boit son verre de bière et est applaudi par le professeur, et sa classe qui saluent sans réserve sa « descente ».

Toutefois, si Lexer sait s'amuser, il ne fait pas bon être son ennemi. Il peut être autoritaire, rude et sait se dresser s'il défend une cause qu'il estime juste. Par contre, il sait reconnaître ses torts et être affable[197].

De 1923 à 1937, il est élu président de la Société de chirurgie allemande. Ses débats animés avec August Bier (1861-1949), autre chirurgien allemand et pionnier de l'anesthésie spinale, sont entrés dans la légende. Un autre de ses adversaires est Victor Veau (1871-1949) de Paris, un des plus grands spécialistes du bec-de-lièvre de tous les temps, avec lequel il a des échanges fameux à partir de 1931. La discorde cesse lorsque Lexer lui rend visite dans la capitale française, en septembre 1932, et constate le bon fond des techniques chirurgicales prônées par le Français. Le point culminant de la visite est une opération chirurgicale effectuée par Lexer et supervisée par Veau qui suspecte l'Allemand de critiquer sa méthode sans l'avoir jamais utilisée. Le résultat est si ahurissant que Lexer se confond en excuses et décide d'inviter Veau à son tour. Au printemps 1933, il l'accueille à Munich, avec tous les honneurs. Au fur et à mesure de leurs rencontres, les deux hommes deviennent finalement des amis[198].

Lexer est par ailleurs un des commentateurs de la loi de stérilisation nazie et écrit notamment l'essai intitulé *Les interventions pour la stérilisation de l'homme et l'émasculation* paru en 1934, à Munich. Un de ses élèves, Karl Gebhardt, est très impliqué dans des expérimentations médicales sur les détenues de Ravensbrück et sera condamné à mort après la guerre pour crimes de guerre, et crimes contre l'Humanité.

---

[197] Cf. May Hans (a), « Erich Lexer, a biographical sketch », in *Plast. Reconstr. Surg.*, February 1962; 29: 141-152.

[198] Cf. May Hans (a), « Erich Lexer, a biographical sketch », in *Plast. Reconstr. Surg.*, February 1962; 29: 141-152.

Il aime sa clinique de Munich. A 70 ans révolus, il décide d'y poursuivre son exercice. Cette année-là, la ville de Munich lui rend honneur. Il accepte la direction des services chirurgicaux de l'hôpital Schwabing dans la banlieue de Munich. L'université de Munich lui offre une chaire honoraire en chirurgie plastique et reconstructrice. Il est l'hôte du congrès bavarois de chirurgie de Munich où l'élite de la chirurgie allemande est rassemblée. Enfin, toujours en 1937, il préside pour la seconde fois le congrès du Collège des chirurgiens de Berlin à l'occasion de son 60ème anniversaire[199]. Malheureusement, il décède le 4 décembre 1937.

Energie et vitalité sont les maîtres mots de sa vie. Son ego surdimensionné lui joue bien quelquefois de vilains tours, mais personne ne remet en cause son habileté. Son talent artistique est sublimé par sa technique chirurgicale qui atteint un très haut niveau de virtuosité. Sa contribution à la chirurgie plastique et orthopédique est considérable[200]. Très tôt, il s'intéresse à la circulation artérielle dans les os. Son exercice clinique auprès de patients atteints d'ostéomyélite hématogène aiguë permet la bonne compréhension de ces maladies. Mais, c'est dans la transplantation de tissus qu'il devient un pionnier toujours consulté aujourd'hui encore[201]. Il laisse derrière lui plus de 100 publications. Auteur de 3 livres en chacun deux volumes qui sont réédités à plusieurs reprises et traduits dans plusieurs langues, il écrit à de nombreuses reprises des articles en anglais, et en espagnol[202].

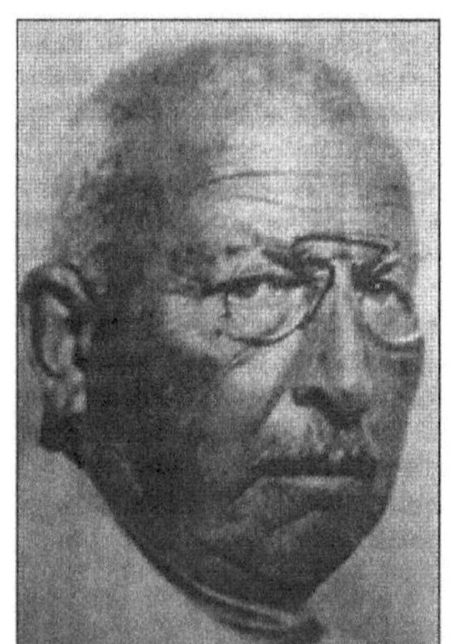

Professeur Erich Lexer (1867-1937).

[199] Cf. May Hans (a), « Erich Lexer, a biographical sketch », in *Plast. Reconstr. Surg.*, February 1962; 29: 141-152.

[200] Cf. Mostofi Berhooz Seyed, *Who's who in Orthopedics*, Londres, 2005, Springer (ed.), pp. 195-196.

[201] Cf. Mostofi Berhooz Seyed, *Who's who in Orthopedics*, Londres, 2005, Springer (ed.), pp. 195-196.

[202] Cf. May Hans (b), « The Bibliography of Erich Lexer's scientific work », in *Plast. Reconstr. Surg.*, December 1962; 29: 670-675.

Hans Pichler (1877-1949)

Fils d'un dentiste, Hans Pichler naît à Vienne, en 1877. Premier dans toutes les activités sportives, aussi bien adolescent qu'adulte, il obtient le respect de ses pairs. Démontrant sa résistance physique en permanence, il excelle dans de nombreux sports, y compris le ski et l'alpinisme. Il conservera ce goût prononcé pour les challenges physiques de toutes sortes, sa vie durant[203].
Après le gymnase, il entame des études médicales à Vienne, Fribourg et Prague. Le 10 août 1900, il participe à la réunion des 9 fondateurs de la Fédération dentaire internationale (FDI). Le lendemain, a lieu dans les locaux de l'Ecole dentaire de Paris, la première réunion du conseil exécutif de la FDI à laquelle il ne peut assister parce qu'il est malade[204].
Cette année-là, il choisit une carrière chirurgicale à la clinique d'Anton Eiselsberg (1860-1939), chirurgien distingué de Vienne.
Atteint d'eczéma suite à l'usage d'un antiseptique pour désinfecter ses mains avant chaque opération, il s'oriente vers la chirurgie dentaire et suit les cours de l'école dentaire de la Northwestern University de Chicago, en 1902. Sous la tutelle de Green Valdimar Black (1836-1915), auteur de la classification des lésions carieuses, père de la non moins célèbre « extension prophylactique » et premier doyen de l'école dentaire de la Northwestern University en 1897, Hans suit au début avec perplexité l'enseignement américain. Puis, gagné par son pragmatisme scientifique, il obtient son diplôme dentaire à la fin de l'année. Ses prises de position et l'expression de ses opinions constituent vite un pôle d'intérêts majeur attendu des meilleurs cliniciens[205]. L'année d'après, Pichler repart à Vienne où il s'installe. Pendant la Grande Guerre, son travail connaît un essor phénoménal et il acquiert vite une dextérité peu commune et reconnue.
Le travail scientifique de Pichler est colossal. Il couvre de nombreux domaines de la dentisterie. Il écrit 125 articles et contribue à plusieurs livres. Focalisant ses recherches sur la chirurgie maxillo-faciale et la dentisterie préventive, il s'enquiert aussi de la prothèse mise en place suite à la résection d'une mâchoire, du traitement des névralgies trigéminales et de la

[203] Cf. Romm Sharon & Luce Edward A., « Hans Pichler: Oral surgeon to Sigmund Freud », in *Oral Surgery, Oral Medicine and Oral Pathology*, January 1984; 47 (1): 31-32.
[204] Cf. Ennis John, *The Story of the Fédération dentaire internationale (1900-1962)*, Londres, 1967, FDI (ed.), pp. 1, 8.
[205] Cf. Romm Sharon & Luce Edward A., « Hans Pichler: Oral surgeon to Sigmund Freud », in *Oral Surgery, Oral Medicine and Oral Pathology*, January 1984; 47 (1): 31-32.

gestion des fentes de la face. Il devient vite un grand ami de Victor Veau (1871-1949), le célèbre chirurgien français[206].
De 1923 à 1938, considéré alors comme l'un des meilleurs chirurgiens européens, Pichler opère Sigmund Freud (1856-1939), qui est un fumeur invétéré - le philosophe consulte le chirurgien pour la première fois en 1919 pour une enflure douloureuse sur le palais droit, au niveau de la tubérosité maxillaire, qui persiste pendant une semaine -, à environ 25 reprises d'un cancer du côté droit du palais mou, du palais dur, de l'arche glosso-palatine, de la muqueuse buccale et de la muqueuse postérieure de la mandibule. Le 4 et 11 octobre 1923, il pratique l'excision d'une partie de la mâchoire supérieure et du palais droit, avec ligature de l'artère carotide droite externe et ablation des ganglions lymphatiques sous-mandibulaires, et cervicaux. Le 12 novembre 1923, il réalise la résection du processus ptérygoïdien et d'une partie du palais mou. Les opérations sont un succès[207]. La convalescence est difficile et Freud ne reprend le travail qu'en janvier 1924. Il réalise aussi son 5ème obturateur palatin en 1928. En 1931, Pichler sollicite Kazanjian, chirurgien-dentiste américain, véritable légende de la stomatologie mondiale, alors en congrès, en août 1931, à Paris, pour qu'il vienne à Vienne et conçoive les nouvelles prothèses du philosophe, ce qu'il fait dans le laboratoire personnel de Pichler. Le dentiste autrichien ausculte par ailleurs 143 fois Freud entre 1923 et 1924, 122 fois entre 1926 et 1928, et l'opère à 5 nouvelles reprises. En 1938, Pichler examine Freud une dernière fois avant son départ d'Autriche, car il craint les nazis[208]. Pichler use de son influence pour protéger et aider la famille de Freud à quitter l'Allemagne. Il l'examine aussi le 7 septembre 1938, à Londres, et constate une récidive de son carcinome. Freud meurt en 1939, des suites de sa maladie. Malgré les diverses recommandations médicales, il ne cessera jamais de fumer[209].

En tant que professeur, il dirige, à partir des années 1930, l'Institut dentaire de l'université de Vienne. Là, il enseigne les principes de l'art dentaire et de la chirurgie orale, et milite pour l'établissement d'un cursus pour les dentistes autrichiens sanctionné à la fin par un diplôme. En 1945, il cesse ses activités universitaires et prend sa retraite l'année suivante.

---

[206] Cf. Romm Sharon & Luce Edward A., « Hans Pichler: Oral surgeon to Sigmund Freud », in *Oral Surgery, Oral Medicine and Oral Pathology*, January 1984; 47 (1): 31-32.

[207] Cf. Krémer René, « Le martyre de Sigmund Freud (1920-1939) », in *http://www.md.ucl.ac.be*, sans date, pp. 1-3.

[208] Cf. Hardt Nicolas, « Sigmund Freud, his oral neoplastic disease and oral, maxillary, and facial surgery », in *A. O. Dialogue*, n° 1, 2007, pp. 6-9.

[209] Cf. Deranian Martin, *Miracle Man of the Western Front*, Worcester, 2007, Chandler House Press, pp. 165-170.

En 1936, Hans Pichler préside le IXème congrès de la Fédération dentaire internationale à Vienne. Alors professeur, il affirme avec force conviction : *« Nous, Autrichiens, voulons rester en contact avec la médecine, mais nous voulons collaborer avec les dentistes du monde entier vers un objectif commun. »* Le congrès connaît un franc succès, ce qui fait la fierté de Pichler, dans un pays où les dentistes sont avant tout des stomatologues. Deux résolutions approuvées par Pichler sont enregistrées à ce meeting : l'abolition de toute rivalité entre les stomatologues et les dentistes qui doivent travailler en parfaite harmonie, et l'obligation pour les dentistes d'avoir suivi une formation médicale appropriée sous contrôle universitaire[210].

Plus tard, Hans traduit en allemand le livre de Black et en 1948, il publie son livre en 3 volumes intitulé *Chirurgie de la bouche et des mâchoires*, recueil de ses expériences professionnelles[211].

Pichler est un homme calme, avec du tempérament. Timide, il apparaît de prime abord réservé et modeste. Méticuleux à l'extrême, il fait attention à tous les détails. Plein de tact, il sait consoler et se montrer attentionné avec ses patients[212].

Hans Pichler meurt le 3 février 1949, à Vienne.

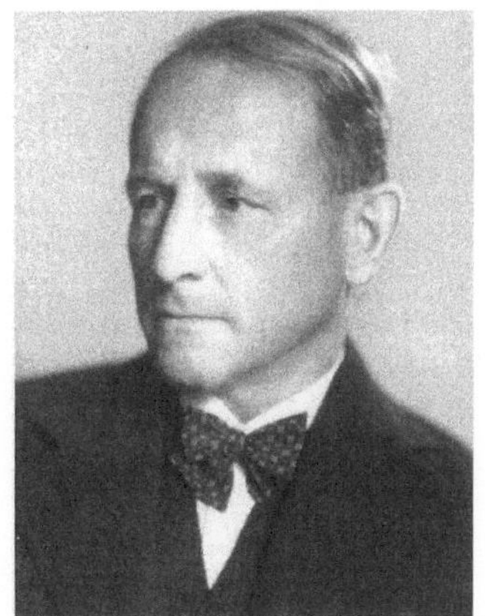

Professeur Hans Pichler (1877-1949)[213].

[210] Cf. Ennis John, *The Story...*, op. cit., 1967, pp. 110-112.
[211] Cf. Deranian Martin, *Miracle Man...*, op. cit., 2007, pp. 165-170.
[212] Cf. Romm Sharon & Luce Edward A., « Hans Pichler: Oral surgeon to Sigmund Freud », in *Oral Surgery, Oral Medicine and Oral Pathology*, January 1984; 47 (1): 31-32.
[213] Cf. Osterreichische Nationalbibliotek, communication personnelle, Picture Archive, 203340-C, Vienne, Autriche, 2009.

Le service sanitaire de la SS

Initialement fondée en 1923, la *Schutzstaffel* est une section de protection chargée d'assurer la sécurité de Hitler. Lors de l'accession de Himmler à sa direction en 1929, elle devient un instrument de répression policière, un outil dirigeant froidement les camps de concentration et orchestrant l'extermination des Juifs, mais aussi une armée d'élite.
En 1929 donc, il y a des médecins, voire des dentistes, dans tous les services de la SS. Avec l'extension à 13 services généraux à partir des 3 d'origine, et avec la création du service général sanitaire de la SS sous la direction du *Reichsarzt SS -und Polizei* [214], ce service endosse la responsabilité directe pour tout le service médical de la SS devant le *Reichsführer SS*[215], auquel il est directement soumis.
Avec la création du *SS-Führungshauptamt*[216] *(SS-FHA)*, le service sanitaire est séparé du *SS-Hauptamt*[217] *(SS-HA)* et subordonné au SS-FHA. En août 1940, le service médical des camps de concentration n'a pas encore d'autonomie. Elle ne s'obtient que lorsque le service sanitaire des camps de concentration est inclus dans l'*Amtsgruppe D* du *SS-WVHA*[218], créé en 1942. Par la suite, les contacts ne sont plus qu'indirects entre le service sanitaire des camps et le reste du service sanitaire de la SS qui reste, en tant que service de la *Waffen SS*, subordonné au SS-FHA. Le lien entre les deux services sanitaires est assuré par le *Reichsarzt SS -und Polizei.* Il doit coordonner les tâches très différentes des divers services sanitaires SS, mais aussi trouver une unité professionnelle entre les services afin d'en éviter une trop grande indépendance. Pourtant, celle-ci est bien réelle. Pendant que les médecins SS locaux dépendent du groupe de bureaux DIII du *SS-Wirtschafts -und Verwaltungshauptamt*[219] *(SS-WVHA)*, les médecins des services appartenant à la *Waffen-SS* (comme par exemple l'*Hygiene Institut der Waffen-SS*[220]) sont subordonnés au service sanitaire du SS-FHA. Ainsi, quelquefois, parviennent des ordres très différents entre médecins oeuvrant pour un même camp.

---

[214] *Médecin du Reich et de la Police.*
[215] Cf. Schulz Wilhelm, *Zur Organisation*..., op. cit., 1989, pp. 30-31.
[216] *Service principal de la direction SS.*
[217] *Bureau central de la SS.*
[218] *Groupe de bureaux D de l'administration et de l'économie SS.*
[219] *Bureau central de gestion économique de la SS.*
[220] *Institut pour l'Hygiène de la Waffen-SS.*

Le *Reichsarzt SS -und Polizei* se doit d'exécuter les ordres de Himmler. Ainsi, le Dr Grawitz sera-t-il impliqué dans presque toutes les expérimentations médicales effectuées sur des êtres humains[221]. Il donne ses ordres au chef du service sanitaire du SS-FHA, le Dr Karl Genzken, qui les transmet lui-même, soit au responsable du groupe de services D du SS-WVHA, Richard Glücks, soit au directeur du bureau DIII du SS-WVHA, le Dr Enno Lolling, soit directement aux médecins des camps de concentration. A côté de cela, des rapports transversaux existent. En effet, les médecins des camps, qui sont normalement subordonnés au chef du service DIII du SS-WVHA, peuvent effectuer des actes qui n'entrent pas dans le domaine d'action de cet organisme et relèvent ainsi d'autres administrations.

A la tête du service sanitaire dans les camps de concentration, se trouve le médecin SS local. Après la création du SS-WVHA, il est directement subordonné au chef du groupe de bureaux DIII, le médecin en chef des camps, le Dr Lolling[222]. Auparavant, il dépendait du commandant du camp. Dans les premières années, l'appellation *SS-Standortarzt* est synonyme de *SS-Lagerarzt*. Plus tard, il se nomme *1. SS-Lagerarzt*[223]. A Auschwitz, il est toujours appelé ainsi. A ce médecin, sont subordonnés les médecins SS de la troupe, les médecins SS du camp, les dentistes SS et le pharmacien SS du camp. A Auschwitz, les médecins SS sont responsables du suivi médical et des équipements hygiéniques, et sanitaires du camp. Ils examinent les nouveaux arrivants et s'occupent de la surveillance du ravitaillement. Ils doivent prévenir le commandant des anomalies dans le camp et fournir, à intervalles réguliers, des rapports médicaux à leur hiérarchie qui, elle-même, doit en remettre une copie au commandant du camp. Ces rapports périodiques sont rédigés selon un schéma stéréotypé[224]. Un des points traite notamment des soins dentaires. Dans quelques-uns, la signature du commandant du camp apparaît à côté de celle du médecin du camp, montrant ainsi sa prise de connaissance du document en question.
Les médecins du camp commandent aussi aux médecins détenus[225]. Les dentistes SS sont généralement subordonnés au médecin SS local. Cependant, ceux-ci ont une position à part. En effet, ils reçoivent des directives directement du *Leitender Zahnarzt KL*[226] qui est lui-même conseiller du *Leitender Arzt KL*[227].

---

[221] Cf. Schulz Wilhelm, *Zur Organisation....*, op. cit., 1989, pp. 30-31.
[222] Cf. Schulz Wilhelm, *Zur Organisation…*, op. cit., 1989, pp. 31-33.
[223] *Médecin SS local,... Médecin SS du camp,... 1er Médecin SS du camp.*
[224] Voir le document et sa traduction à la page suivante.
[225] Cf. Schulz Wilhelm, *Zur Organisation...*, op. cit., 1989, pp. 31-33.
[226] *Dentiste en chef du camp de concentration.*
[227] *Médecin en chef du camp.*

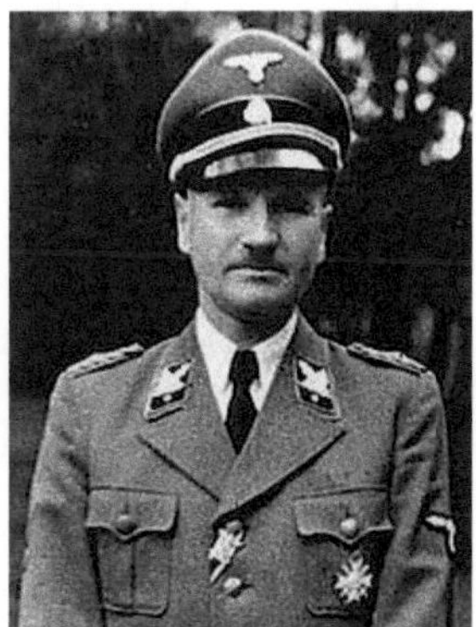

Dr Ernst-Robert Grawitz (1899-1945).
Médecin, directeur adjoint de la Croix-Rouge allemande, recommande l'extermination de masse dans les chambres à gaz (1941), organise et participe aux expérimentations médicales dans les camps de concentration (1943), se suicide à l'arrivée des Russes à Berlin[228].

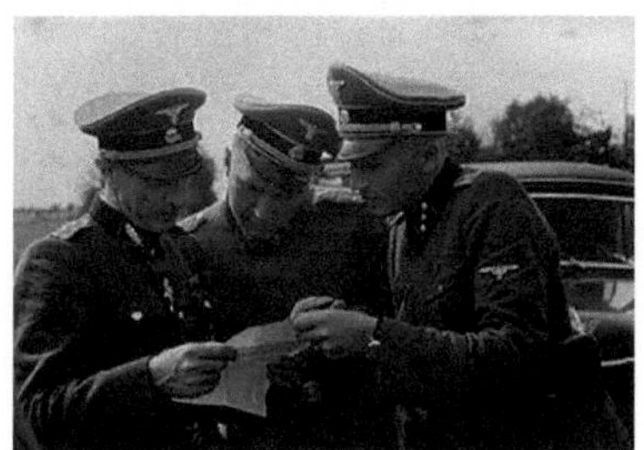

Dr Enno Lolling (1888-1945).
Médecin, responsable de la division médicale ayant en charge tous les camps de concentration, se suicide à l'arrivée des Russes[229].

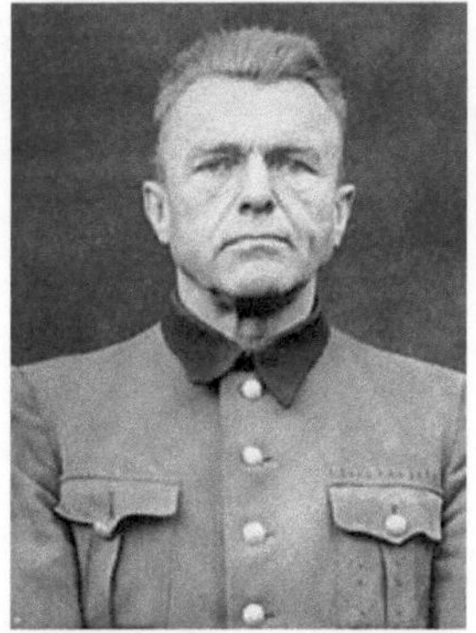

Dr Karl Genzken (1885-1957).
Médecin, participe à des expérimentations médicales dans des camps de concentration, responsable de l'Office médicale de la Waffen-SS. Condamné à la prison à vie dans le procès de Nuremberg des médecins en 1947, sa peine est commuée à 20 ans d'emprisonnement[230].

[228] Cf. Aziz Philippe, *Les médecins...*, tomes 1-4, op. cit., 1975.
[229] Cf. Aziz Philippe, *Les médecins...*, tomes 1-4, op. cit., 1975.
[230] Cf. Aziz Philippe, *Les médecins...*, tomes 1-4, op. cit., 1975.

K.L. Buchenwald, Buchenwald, den 6. Dezember 1937
" Lagerarzt ". Post: Weimar.
S Az.: 14 / Tgb. Nr. 184.

Betrifft: Monatsbericht über das Häftlingsrevier K.L.Buchenwald.
Bezug: Schr.v.4.11.37 "Der Führer der SS.-TV./K.L.", S / Az.: 14/11.37.
Anlagen:
Termin: 1o. Dezember 1937.

An den
leitenden Arzt beim Führer der SS.-TV./K.L.,
Berlin NW 7,
Friedrichstr. 129, Block F.

1. Unter den jetzigen Verhältnissen genügt das Sanitätspersonal im Lager.
2. 4 S.D.G. machen abwechselnd Dienst im Häftlingsrevier. Fachärztliche Untersuchungen werden in dringendsten Fällen in Weimar und in besonderen Fällen in Jena durchgeführt.
3. 12 Häftlingskrankenpfleger, in jedem Krankensaal 2. Die anderen 6 machen den Ambulanzdienst einschl. Diätküche. Beanstandungen über ihren Sanitätsdienst kommen nicht vor.
4. Siehe beiliegende Skizze.
5. Hauptsächlich werden Häftlinge im Krankenhaus Weimar, wo eine abschließbare Zelle mit 2 Betten ist, behandelt. Das Krankenhaus faßt etwa 1oo Betten, hat einen Facharzt für Chirurgie und innere Medizin. Auch werden die ambulanten Röntgenuntersuchungen dort durchgeführt. In besonders schwierigen Fällen von Hals-, Nasen-, Ohren- und Augenerkrankungen die stationär behandelt werden müssen, werden die Kranken in die Klinik nach Jena überführt.
6. Dienstags und Freitags nachmittags werden die Häftlinge vom Zahnarzt im Lager selbst behandelt.

7/8. Siehe unter 4.

9. Das Sanitätsgerät und Instrumentarium genügt nur für die kleinsten Ansprüche. Es ist zur Zeit aber nicht möglich, mehr zu bestellen, da es doch nicht verwendet werden könnte.

- 2 -

Sobald ein größeres Häftlingslazarett, wie geplant, gebaut worden ist, muß natürlich das gesamte Sanitätsgerät bedeutend vergrößert werden.

1o. Für Medikamente und Verbandsstoffe wird eine Verbrauchskartei geführt; außerdem Bestandsnachweis. Nach dieser Kartei werden die monatlichen Bestellungen gemacht. Es kann auch nur gerade das, was für einen Monat erforderlich ist, jeweils bestellt werden, da kein größerer Lagerraum vorhanden ist. Manchmal werden vielleicht deswegen Schwierigkeiten auftreten, wenn Medikamente und Verbandsstoffe nicht ausreichen. Es wird dann in allerdringendsten Fällen in der Apotheke das Erforderliche geholt; sonst Teilbestellungen im H.S.L.

11. a/b. Da sich das Lager im Aufbau befindet, ist hierzu noch nichts zu sagen. Trotzdem es erst eine provisorische Küche gibt, ist das Essen gut.

c. Es liegen zur Zeit sehr viele Anträge auf Unfruchtbarmachung von Häftlingen vor. Auch sind etwa 4o Häftlinge vom Lagerarzt zur näheren Untersuchung vorgemerkt. Zur Zeit können diese Fälle nicht restlos bearbeitet werden, da andere Arbeiten dringender sind.

d. Über den gerichtsärztlichen Dienst kann bis jetzt nichts gemeldet werden, da der Lagerarzt zusammen mit dem zuständigen Amtsarzt alle Todesfälle bearbeitet und davon jeweils eine Meldung an die Sanitätsabteilung eingeschickt wurde.

e. Wie aus der beiliegenden Skizze ersichtlich ist, wurde ein abgeschlossener Raum für die tuberkulös Kranken eingerichtet. Für andere ansteckenden Krankheiten ist kein Raum vorhanden.

12. Siehe beiliegende Kurve.

13. Die gesamte medizinische Literatur wird beim Standortarzt gesammelt.

14. Fehlanzeige.

Der Lagerarzt
K.L."Buchenwald";
[signature]
SS.-Obersturmführer.

Camp de concentration de Buchenwald
Médecin du camp Buchenwald, le 6.12.1937
Weimar Poste :
S Az : 14 / Tgb Nr. 184
Objet : rapport mensuel sur l'infirmerie des détenus du camp de concentration de Buchenwald[231].
Rapport : Schr.v.4.11.37 « Der Führer der SS.-TV./K.L.», S / Az.: 14/11.37.
Annexe:
Terme: 10 décembre1937
Au
médecin en chef auprès du chef de la SS.-TV./camps de concentration
Berlin W 7
Friedrichstraβe 129, Block F.

1. Dans les conditions actuelles, le personnel sanitaire du camp est suffisant.
2. Des assistants sanitaires travaillent à tour de rôle à l'infirmerie des détenus. Des soins dentaires sont, dans les cas les plus urgents, exécutés à Weimar et, dans des cas particuliers, à Iéna.
3. 12 infirmiers détenus, dans chaque infirmerie 2. Les 6 autres s'occupent du service ambulancier et de la cuisine. Il n'y a pas de réclamation pour leur travail sanitaire.
4. Cf. schémas joints.
5. En général, les détenus sont soignés à l'hôpital de Weimar, où se trouve une cellule qui peut être fermée à clé, avec 2 lits[232]. L'hôpital comprend environ 100 lits et a un médecin spécialisé en chirurgie, et en médecine interne. Les radiographies ambulatoires y sont aussi faites. Dans les cas particulièrement difficiles de maladies de la gorge, du nez, des oreilles et des yeux, qui doivent être soignés par hospitalisation, les malades sont emmenés à la clinique de Iéna.
6. Les mardis et vendredis après-midi, les détenus sont soignés par le dentiste au camp.

7/8. Cf.4.

9. L'appareil sanitaire et les instruments suffisent seulement pour le minimum. Il n'est pas, en ce moment, possible de commander plus, car on ne pourrait pas l'utiliser.

Aussitôt qu'une infirmerie des détenus plus grande sera construite comme prévu, l'ensemble de l'appareil sanitaire doit naturellement être étendu significativement.

10. Un fichier est établi pour les médicaments et pansements. Sinon : liste des stocks. D'après ce fichier, sont établies les commandes mensuelles. A chaque fois ne peut être commandé que ce qui est nécessaire pour un mois, parce qu'il n'y a pas de pièce pour le stockage. Parfois, des difficultés peuvent apparaître, si les médicaments et les pansements ne suffisent pas. Dans les cas les plus pressants, on ira chercher le nécessaire à la pharmacie. Sinon commandes partielles au H.S.L.
11. a/b. Comme le camp est en travaux, il n'y a encore rien à dire à ce sujet. Malgré le fait que la cuisine soit provisoire, la nourriture est bonne.

c. Il y a en ce moment beaucoup de demandes pour la stérilisation des détenus. Environ 40 détenus ont été retenus par le médecin du camp. Pour un examen plus précis. En ce moment, ces cas ne peuvent pas être étudiés complètement, parce qu'il y a d'autres priorités.

d. Il ne peut rien être dit sur le service médico-légal, parce que le médecin du camp étudie tous les morts avec le médecin responsable et, à chaque fois, une note est envoyée à la section sanitaire.

e. Comme le montrent les schémas joints, une pièce fermée a été construite pour les tuberculeux. Il n'y a aucune pièce pour les autres maladies contagieuses.

12. Cf . courbe jointe.
13. L'ensemble de la littérature médicale est rassemblé chez le médecin de garnison.

[231] Cf. Bundesarchiv Koblenz, Koblenz, Allemagne, 2003.
[232] Cf. Bundesarchiv Koblenz, 2003.

14. ?

Le médecin du camp
Camp de concentration de Buchenwald
SS-Obersturmführer[233]

L'ancien 1er médecin du camp de Sachsenhausen, le Dr Heinz Baumkötter, explique lors du procès de Sachsenhausen, en 1947, que la station dentaire SS du camp, dirigée par le SS-Sturmbannführer Güssow, ne relevait pas de son autorité[234]. A Auschwitz, le deuxième dentiste SS est subordonné au *Leitender SS- Lagerzahnarzt*[235]. Ceci n'est envisageable que si le camp est assez grand pour que plusieurs dentistes y travaillent[236]. A Auschwitz, il y a 13 stations dentaires de l'aveu même du dentiste en chef, le Dr Willy Frank. D'après lui, il y aurait eu jusqu'à 40 cabinets dentaires dirigés par des détenus. Les dentistes déportés sont répartis auprès des dentistes SS. La célèbre Danielle Casanova, résistante française, est l'une d'entre eux. Elle y décède du typhus un soir de mai 1943. Il y a aussi les mécaniciens dentaires, chargés de la conception des prothèses dentaires. A Auschwitz, le laboratoire de prothèse dentaire se trouve dans la station dentaire du poste de commandement et est subordonné au dentiste en chef.

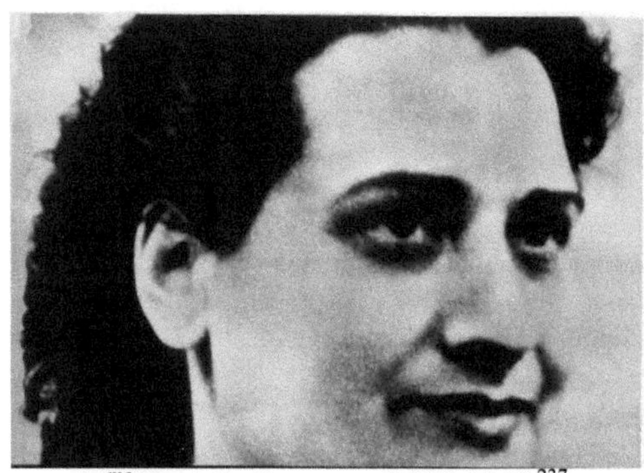

Mme Danielle Casanova (1909-1943)[237].

Conformément à l'objectif posé par la *Solution Finale* décrétée en 1942 lors de la conférence de Wannsee, les camps d'extermination n'exploitent pas la force de travail des détenus. Ces camps relèvent du *SS-*

[233] Cf. Bundesarchiv Koblenz, 2003.

[234] Il s'agit vraisemblablement d'un trou de mémoire de Baumkötter, car il n'y a jamais eu une telle indépendance des dentistes SS dans aucun camp de concentration. Si cela a été le cas, cela ne peut s'expliquer que par le fait que Baumkötter, à l'époque, n'était que SS-Hauptsturmführer alors que Güssow, lui, était SS-Sturmbannführer, donc, un grade plus élevé que Baumkötter. Il n'a pas pu avoir d'ascendant hiérarchique sur Güssow.

[235] *Dentiste SS en chef du camp.*

[236] Cf. Schulz Wilhelm, *Zur Organisation....*, op. cit., 1989, pp. 33-35.

[237] Cf. FNDIRP, communication personnelle, Paris, 2003.

Reichsicherheitshauptamt[238] *(SS-RSHA)*. Malgré tout, deux camps sont chargés de la *Solution Finale* et de l'exploitation économique des détenus. Il s'agit d'Auschwitz et de Lublin. Ce sont des camps hybrides, ce qui peut autant se rapporter à leur qualité de camp de concentration qu'à celle de camp d'extermination.

Dans les véritables camps d'extermination, Belzec, Sobibor, Treblinka et Chelmno, il n'y a pas nécessité de conserver la force de travail des détenus. De ce fait, il n'y a aucun besoin de médecins SS ou déportés. Ces camps ont pour seul but d'exterminer dans les chambres à gaz, le plus rapidement possible, les transports de prisonniers qui arrivent. Plus le nombre de transports est important, plus le travail administratif augmente. Il devient vite nécessaire d'avoir au camp, pour une période plus ou moins longue, des Juifs qui travaillent, comme par exemple, des trieurs, des cordonniers, des cuisiniers, des boulangers, des femmes pour rapiécer... Afin que le fonctionnement de la machine d'extermination se fasse sans heurt, il faut conserver ceux qui sont entraînés à ces tâches. *« Peu après son arrivée à Sobibor en novembre 1942, le témoin Kurt T. est employé comme infirmier*[239]*. Cependant, il ne possède pas de connaissance particulière en ce domaine ; il a obtenu pourtant des conseils médicaux du dentiste juif Dr B. qui travaille pour l'équipe allemande du camp. Les malades peuvent à présent rester quelques jours dans leurs baraques. »* Comme le révèle le plan de Sobibor et cette citation, il s'y trouve un dentiste[240]. Son cabinet se situe dans l'enceinte extérieure du camp, dans le même bâtiment que le bunker de détention pour les aides volontaires ukrainiens. Les prisonniers qui travaillent au camp III sont dès le départ condamnés à mort parce qu'ils sont parfaitement au courant de l'extermination des Juifs. Aucun détenu ne peut quitter ce camp. Si l'un d'entre eux, employé dans une autre partie du camp parvient à comprendre ce qui se passe dans le camp III, il y est transféré aussitôt. Le dentiste juif est une exception. Si son cabinet de travail se situe dans le domaine extérieur du camp, son logement se trouve dans le camp III. Il jouit d'une situation particulière puisqu'il est le seul à pouvoir en sortir.

La situation est différente à Treblinka. Pour le personnel allemand du camp, il y a eu dès le début une infirmerie. Puis, en 1943, les détenus ont une pièce pour leurs malades avec des médecins juifs. Treblinka est cinq fois plus grand que Sobibor et comprend jusqu'à 500 à 1 000 Juifs, pour 100 à 200 à Sobibor.

---

[238] *Bureau central de sécurité du Reich.*

[239] Cf. Schulz Wilhelm, *Zur Organisation....*, op. cit., 1989, pp. 35-36.

[240] Cf. Schulz Wilhelm, *Zur Organisation....*, op. cit., 1989, pp. 35-36.

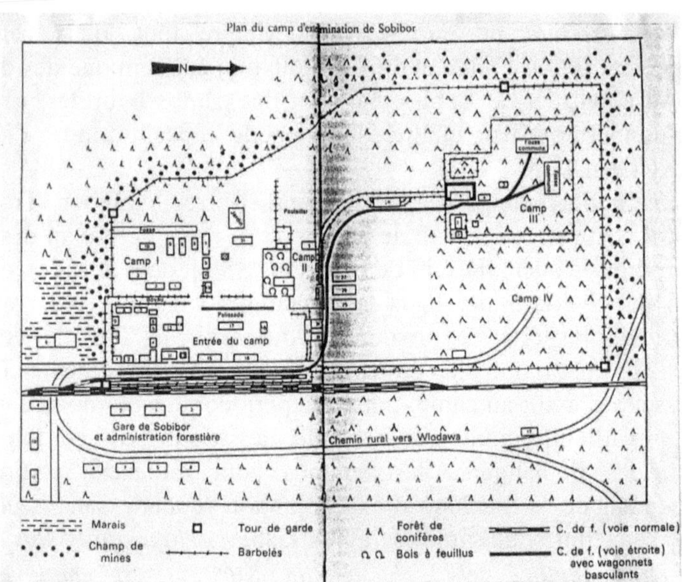

Plan du camp d'extermination de Sobibor[241].

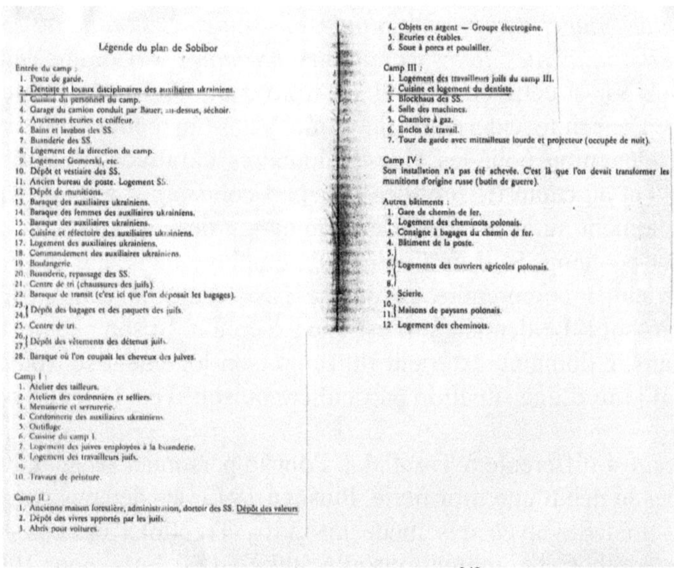

Légende du plan de Sobibor

Entrée du camp :
1. Poste de garde.
2. Dentiste et locaux disciplinaires des auxiliaires ukrainiens.
3. Cuisine du personnel du camp.
4. Garage du camion conduit par Bauer ; au-dessus, séchoir.
5. Anciennes écuries et coiffeur.
6. Bains et lavabos des SS.
7. Buanderie des SS.
8. Logement de la direction du camp.
9. Logement Gomerski, etc.
10. Dépôt et vestiaire des SS.
11. Ancien bureau de poste. Logement SS.
12. Dépôt de munitions.
13. Baraque des auxiliaires ukrainiens.
14. Baraque des femmes des auxiliaires ukrainiens.
15. Baraque des auxiliaires ukrainiens.
16. Cuisine et réfectoire des auxiliaires ukrainiens.
17. Logement des auxiliaires ukrainiens.
18. Commandement des auxiliaires ukrainiens.
19. Boulangerie.
20. Buanderie, repassage des SS.
21. Centre de tri (chaussures des juifs).
22. Baraque de transit (c'est ici que l'on déposait les bagages).
23., 24. Dépôt des bagages et des paquets des juifs.
25. Centre de tri.
26., 27. Dépôt des vêtements des détenus juifs.
28. Baraque où l'on coupait les cheveux des juives.

Camp I :
1. Atelier des tailleurs.
2. Ateliers des cordonniers et selliers.
3. Menuiserie et serrurerie.
4. Cordonnerie des auxiliaires ukrainiens.
5. Outillage.
6. Cuisine du camp I.
7. Logement des juives employées à la buanderie.
8. Logement des travailleurs juifs.
9.
10. Travaux de peinture.

Camp II :
1. Ancienne maison forestière, administration, dortoir des SS. Dépôt des valeurs.
2. Dépôt des vivres apportés par les juifs.
3. Abris pour voitures.
4. Objets en argent — Groupe électrogène.
5. Ecuries et étables.
6. Soue à porcs et poulailler.

Camp III :
1. Logement des travailleurs juifs du camp III.
2. Cuisine et logement du dentiste.
3. Blockhaus des SS.
4. Salle des machines.
5. Chambre à gaz.
6. Enclos de travail.
7. Tour de garde avec mitrailleuse lourde et projecteur (occupée de nuit).

Camp IV :
Son installation n'a pas été achevée. C'est là que l'on devait transformer les munitions d'origine russe (butin de guerre).

Autres bâtiments :
1. Gare de chemin de fer.
2. Logement des cheminots polonais.
3. Consigne à bagages du chemin de fer.
4. Bâtiment de la poste.
5., 6., 7., 8. Logements des ouvriers agricoles polonais.
9. Scierie.
10., 11. Maisons de paysans polonais.
12. Logement des cheminots.

Légende du plan de Sobibor[242].

---

[241] Cf. Kogon Eugen, *Les chambres à gaz : secret d'état*, Paris, 1984, Editions de minuit, (traduit de l'allemand).
[242] Cf. Kogon Eugen, *Les chambres à gaz…*, op. cit., 1984.
Entrée du camp : (…)
2. Dentiste et locaux disciplinaires des auxiliaires ukrainiens. (…)
Camp III : (…)
2. Cuisine et logement du dentiste. (…)

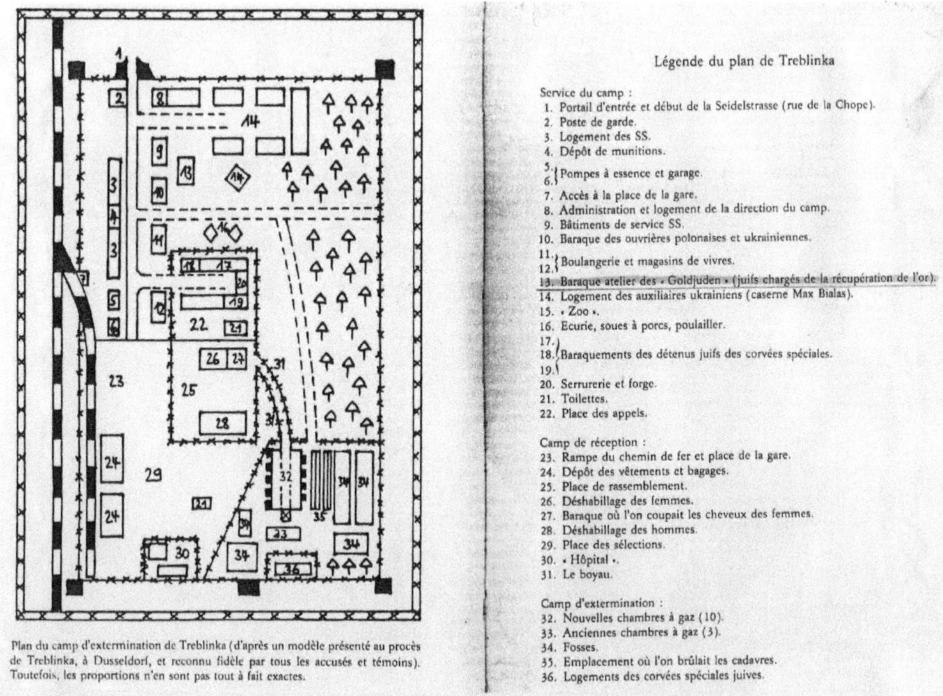

Plan du camp d'extermination de Treblinka (d'après un modèle présenté au procès de Treblinka, à Dusseldorf, et reconnu fidèle par tous les accusés et témoins). Toutefois, les proportions n'en sont pas tout à fait exactes.

Légende du plan de Treblinka

Service du camp :
1. Portail d'entrée et début de la Seidelstrasse (rue de la Chope).
2. Poste de garde.
3. Logement des SS.
4. Dépôt de munitions.
5., 6. Pompes à essence et garage.
7. Accès à la place de la gare.
8. Administration et logement de la direction du camp.
9. Bâtiments de service SS.
10. Baraque des ouvrières polonaises et ukrainiennes.
11., 12. Boulangerie et magasins de vivres.
13. Baraque atelier des « Goldjuden » (juifs chargés de la récupération de l'or).
14. Logement des auxiliaires ukrainiens (caserne Max Bialas).
15. « Zoo ».
16. Ecurie, soues à porcs, poulailler.
17., 18., 19. Baraquements des détenus juifs des corvées spéciales.
20. Serrurerie et forge.
21. Toilettes.
22. Place des appels.

Camp de réception :
23. Rampe du chemin de fer et place de la gare.
24. Dépôt des vêtements et bagages.
25. Place de rassemblement.
26. Déshabillage des femmes.
27. Baraque où l'on coupait les cheveux des femmes.
28. Déshabillage des hommes.
29. Place des sélections.
30. « Hôpital ».
31. Le boyau.

Camp d'extermination :
32. Nouvelles chambres à gaz (10).
33. Anciennes chambres à gaz (3).
34. Fosses.
35. Emplacement où l'on brûlait les cadavres.
36. Logements des corvées spéciales juives.

Plan et légende du camp d'extermination de Treblinka[243].

Les détenus ne reçoivent dès lors des soins que lorsque cela concorde avec l'intérêt de la SS. La présence d'un médecin SS à Treblinka est incertaine. Les membres de la SS sont soignés à Ostrow, dans un hôpital militaire des environs de Treblinka. Les camps d'extermination peuvent fonctionner avec un personnel allemand très réduit. Le personnel de Treblinka n'est composé que de 35 à 40 Allemands, la plupart sous l'uniforme SS et avec au moins le grade de SS-Unterscharführer. Les rangs de la SS sont complétés par des volontaires ukrainiens qui n'ont pas le droit d'avoir de soins médicaux, ceux-ci étant réservés aux SS. Il est surprenant qu'il y ait eu un dentiste à Sobibor, alors que Sobibor est beaucoup plus petit que Treblinka. Il est probable qu'il y a eu au moins un dentiste pour les détenus à Treblinka, mais rien ne l'atteste. Il n'existe aucun récit concernant les soins médicaux dans les autres camps d'extermination.

[243] Cf. Kogon Eugen, *Les chambres à gaz…*, op. cit., 1984.
Service du camp : (…)
13. Baraque atelier des *Goldjuden* (juifs chargés de la récupération de l'or). (…)
Camp de réception : (…)
30. Hôpital . (…)

Les soins dentaires dans la SS

Dans les années précédant la guerre, il n'y a pas de dentiste professionnel dans la SS. Des dentistes extraprofessionnels accomplissent leur service normalement dans les sections supérieures de la SS. Ils sont chargés des soins dentaires pour les SS et leurs familles. Ces dentistes sont tous sous l'autorité de la section V du SS-HA[244].

Dans les unités SS implantées dans des endroits précis, il y a des dentistes professionnels. A côté de Dachau, il y a un grand hôpital militaire SS où sont soignés les membres de la SS. Ils sont soit membres de la *SS-Totenkopfstandarte*[245] *« Oberbayern »*, soit membres de la SS *Verfügungstruppe « SS-Nürnberg »* qui dépend, elle, de la *Wehrmacht.*

L'hôpital militaire SS est en premier lieu à la disposition de la *SS-Totenkopfstandarte*, mais leurs familles, qui bénéficient d'une assistance médicale gratuite, y sont aussi soignées. Dans la station dentaire de l'hôpital, il y a en 1938-1939, deux dentistes, membres de l'*Allgemeine-SS*[246]. Ils y travaillent comme dentistes sous contrat. Le dentiste sous contrat, qui n'est ni plus ni moins qu'un employé, n'est guère différent du dentiste SS professionnel, si ce n'est qu'il ne présente pas de tête de mort sur son uniforme. Avec le début de la guerre, ces dentistes sont inclus dans l'armée SS. En plus de ces deux dentistes, il y a un mécanicien dentaire de formation, membre de la SS, qui a le droit d'exécuter seul des soins de base (plombages). Il n'a pas le droit d'effectuer des opérations chirurgicales. Il est finalement employé en tant qu'assistant dentaire. En dehors du personnel soignant, il y a aussi deux autres mécaniciens dentaires qui ne travaillent qu'au laboratoire dentaire. Une secrétaire tient les fiches de soins à jour. Les dentistes SS professionnels ont la possibilité de soigner des patients extérieurs. Cela n'est possible que pour ceux qui se trouvent employés en un lieu fixe, donc dans les hôpitaux militaires ou dans les camps de concentration.

« ...Lui-même (le chef de la station dentaire SS du camp de concentration de Buchenwald, le SS-Obersturmführer Karl Abraham de Langensalza en

---

244 Cf. Schulz Wilhelm, *Zur Organisation....*, op. cit., 1989, p. 37.

245 *Unités têtes de mort « Bavière supérieure »... troupe de réserve SS « SS-Nürnberg » ».*

246 *SS générale.*

Thuringe) ne dédaigne pas de se faire réaliser au laboratoire de la station dentaire SS du travail de son cabinet privé de Langensalza[247]*. »*
Le dentiste en chef au SS-WVHA, le Dr Hermann Pook, conserve son activité à son cabinet de Berlin-Lichterfelde.
Il n'existe des dentistes que dans trois services principaux : dans celui du médecin SS du Reich, celui du SS-WVHA et celui du SS-FHA[248]. Les dentistes, qui exercent leurs activités dans les sections sanitaires des autres services généraux, sont dans tous les cas dépendants de l'un des trois services précédents. Pendant toute la période où ils sont délégués, ils dépendent toujours du service d'origine.
Le médecin en chef du Reich est le Prof. Dr. méd. Ernst Robert Grawitz, qui est en même temps le directeur adjoint de la Croix-Rouge allemande. Ce service est divisé en 6 sous-services :
I Bureau personnel, SS-Gruppenführer Dr. méd. Helmut Poppendick.
II Chef de clinique suprême, *Chefchirurg beim Reichsarzt SS*[249], SS-Gruppenführer et Generalleutnant de la Waffen-SS Prof. Dr. méd. Karl Gebhardt (médecin personnel de Himmler).
III Hygiéniste en chef auprès du Reichsarzt SS, *Chef des Hygiene-Institutes de la Waffen-SS*[250], SS-Oberführer Prof. Dr. méd. Joachim Mrugowsky.
IV *Chef des Zahnmedizinischen Dienstes beim Reichsarzt SS*[251], SS-Oberführer Prof. Dr. méd. dent. Hugo Blaschke (médecin-dentiste personnel de Hitler).
V *Chef des pharmazeutischen Dienstes*[252], SS-Brigadeführer Blumenreuter.
VI Statistiques.
Par le biais de la sous-division IV, le *Reichsarzt SS*[253] peut exercer une influence directe sur les dentistes actifs dans les autres services de la SS.

Reichsführer SS
↕
Reichsarzt SS
↕
Chef des Zahnmedizinischen Dienstes
↕
Organisation sanitaire du SS-Amt (jusqu'en 1933), Organisation sanitaire V du SS- Hauptamt (30 janvier 1935-15 août 1940), Service sanitaire du SS-FHA (à partir d'août 1940) ou
bureau DIII du SS-WVHA (à partir de mars 1942)

[247] Cf. SchulzWilhelm, *Zur Organisation...*, op. cit., 1989, pp. 38-41.
[248] Cf. SchulzWilhelm, *Zur Organisation...*, op. cit., 1989, pp. 38-41.
[249] *Chirurgien en chef auprès du médecin SS du Reich.*
[250] *Chef de l'Institut d'Hygiène de la Waffen-SS.*
[251] *Chef du service dentaire auprès du médecin SS du Reich.*
[252] *Chef du service pharmaceutique.*
[253] Cf. Schulz Wilhelm, *Zur Organisation....*, op. cit., 1989, pp. 41-44.

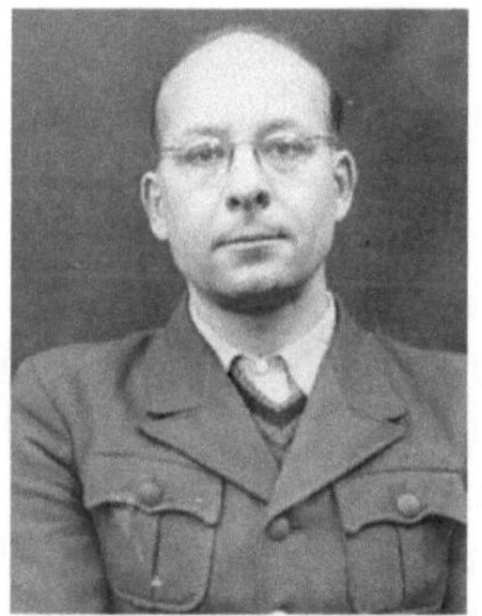

Dr Helmut Poppendick (1902-1994).
Médecin, rejoint et dirige l'équipe personnelle de Grawitz en 1943, impliqué dans les expérimentations médicales de Ravensbrück notamment. Il est condamné à 10 ans d'emprisonnement. Il sort de prison en 1951 et reprend un exercice médical par la suite[254].

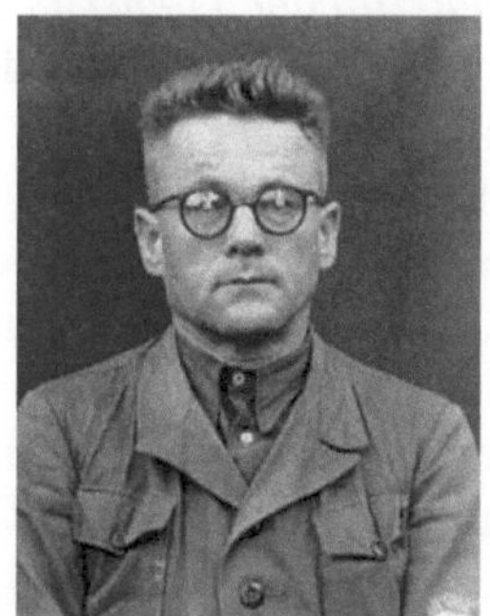

Dr Karl Gebhardt (1897-1948).
Médecin chirurgien, personnel d'Heinrich Himmler à partir de 1938. Il est missionné pour sauver Heydrich grièvement blessé lors d'un attentat en 1942. C'est un échec. Humilié, il réalise des expérimentations horribles avec les sulfamides sur les détenues du camp de Ravensbrück. Condamné à mort après la guerre[255].

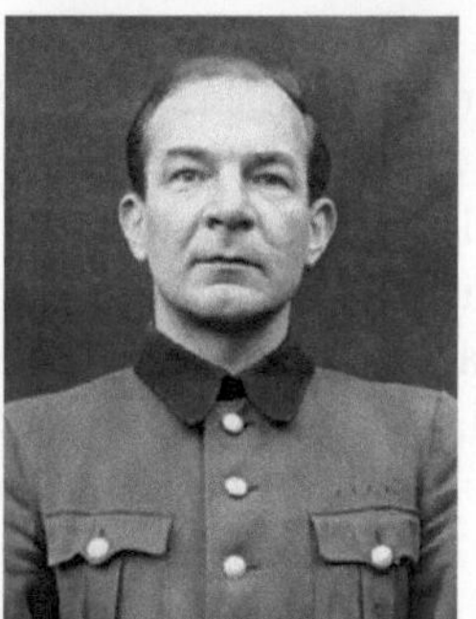

Dr Joachim Mrugowsky (1905-1948).
Médecin, dirige l'Hygiene Institute SS. Participe à des expérimentations médicales. Condamné à mort après la guerre[256].

[254] Cf. Aziz Philippe, *Les médecins*..., tomes 1 à 4, op. cit., 1975.
[255] Cf. Aziz Philippe, *Les médecins*..., tomes 1 à 4, op. cit., 1975.
[256] Cf. Aziz Philippe, *Les médecins*..., tomes 1 à 4, op. cit., 1975.

Le principal rôle du service dentaire auprès du médecin du Reich réside en la transmission des ordres du *Reichsführer SS* et dans la publication de ses travaux. Dans la pratique, les ordres du *Reichsführer SS* vont directement aux services généraux concernés, si bien que la publication de travaux devient très vite l'essentiel de la tâche du service dentaire. Ils prennent aussi en charge le recrutement et les exemptions militaires. Ainsi, beaucoup de candidats français qui souhaitent s'engager dans la LVF (Légion des Volontaires Français), qui sera intégrée en 1944 à la Division SS Charlemagne, ne passent pas la visite médicale d'intégration. Sur 1679 candidats le 28 août 1941, *« 800 sont éliminés, dont 70% pour caries dentaires ou incisives déchaussées*[257] *! »*.

Le responsable du service dentaire auprès du *Reichsarzt SS* est le représentant de toutes les institutions dentaires de la SS. Il a aussi un pouvoir directif sur le *Amt XIV Zahnärztlicher Dienst in der Amtsgruppe D des SS-FHA*[258]. Ce service occupe une position centrale dans le cadre de l'assistance dentaire de la SS. L'équipement des stations dentaires de la SS avec instruments et matériels dentaires, et l'assistance auprès des divisions SS lui incombent. Le chef de ce service est l'ancien médecin du camp de Buchenwald, le SS-Obersturmbannführer Helmut Johannsen. Ce service est toujours informé de tout ce qui concerne un dentiste SS (promotions, déplacements,...). Il doit aussi veiller à ce qu'il y ait suffisamment de dentistes dans les unités combattantes de la *Waffen-SS*. A cette fin, il existe une compagnie de dentistes au nombre de 50 à 60, la *Zahnärztliche Einsatzabteilung der Waffen-SS 500*[259], qui est stationnée en permanence à Prague. En cas de besoin, des dentistes de cette compagnie sont envoyés vers les unités du front.

Le service dentaire du SS-WVHA appartient au groupe de services D, dont le siège est à Oranienburg, à proximité du camp de Sachsenhausen. Le reste du SS-WVHA se trouve à Berlin. Le dentiste en chef des camps de concentration est le Dr Reutter de 1942 à 1943. Puis, c'est le tour du Dr Hermann Pook, qui devient ainsi le conseiller du médecin en chef des camps de concentration, le Dr Lolling. Un contact étroit entre les deux médecins existe. En effet, le bureau DIII se trouve dans l'infirmerie. Au rez-de-chaussée, se trouvent les cabinets médicaux et au premier étage, le cabinet dentaire. En face de celui-ci, se trouve le bureau de dentiste en chef et à côté, la pièce privée du médecin en chef qui y vit avec sa femme. Le bureau de Lolling est aussi au premier étage.

Les soins dentaires ne sont qu'une part de l'activité du dentiste en chef. Dans son bureau, deux SS, un SS-Oberscharführer et un SS-Rottenführer,

---

[257] Cf. Saint-Loup, *Les Volontaires*, Presses de la Cité, Paris, 1963.

[258] *Service XIV du service dentaire dans le groupe de services D du SS-FHA.*

[259] Cf. Schulz Wilhelm, *Zur Organisation....*, op. cit., 1989, pp. 41-44.
La section dentaire d'intervention de la Waffen-SS 500.

accomplissent les travaux de secrétariat. Ce sont les résumés des rapports mensuels des différents camps de concentration qui doivent être soumis au dentiste en chef. Ce dernier se charge ensuite de leur transmission au service sanitaire de la SS-FHA. Mais, il doit aussi accompagner le médecin en chef lors d'inspections de camps de concentration.

Dans sa déclaration du 20 janvier 1947 au tribunal militaire de Nuremberg, le Dr Hermann Pook se rappelle que : « *De temps en temps, j'étais obligé de faire des voyages d'affaires, sur ordre de Lolling. Ainsi, en janvier 1944, je me suis rendu dans le camp de Mauthausen où j'ai visité la station dentaire. J'y ai été en compagnie de Lolling. Une fois en 1944, j'ai été, toujours avec Lolling, inauguré un hôpital militaire SS à Auschwitz. En faisant un détour par Krakau, nous avons visité la station dentaire de Placzow*[260]. »

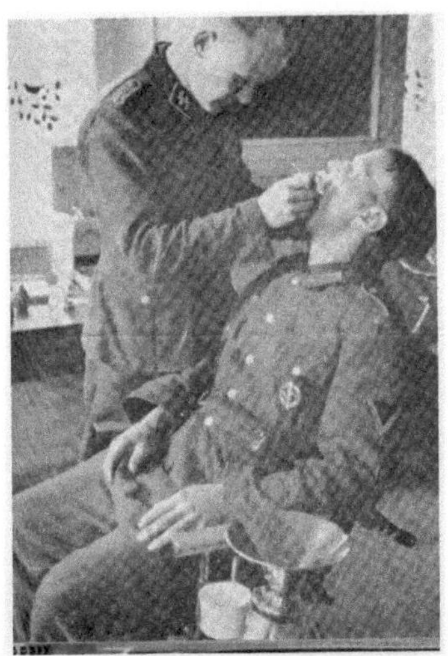

Un dentiste lieutenant SS en cours de réalisation de soins sur un caporal de la *Wehrmacht*.

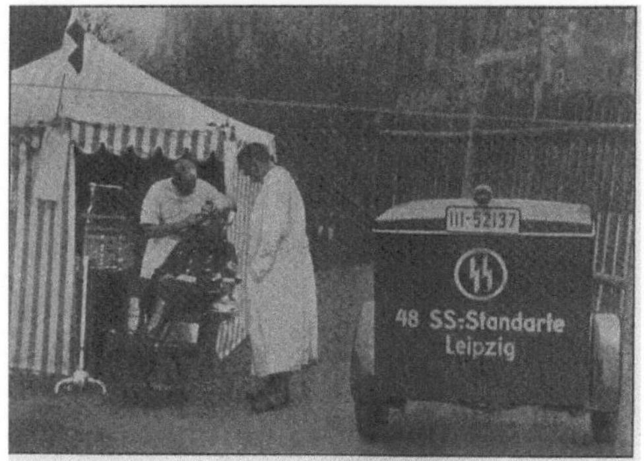

Unité dentaire mobile du 48ème régiment SS de Leipzig[261].

[260] Cf. Centre de Documentation Juive Contemporaine, Paris, document CXXXII-48, p. 4.
[261] Cf. Cagerodcev Guenadij Ivanovic & Thom Achim, *Medizin untern*..., op. cit., 1989.

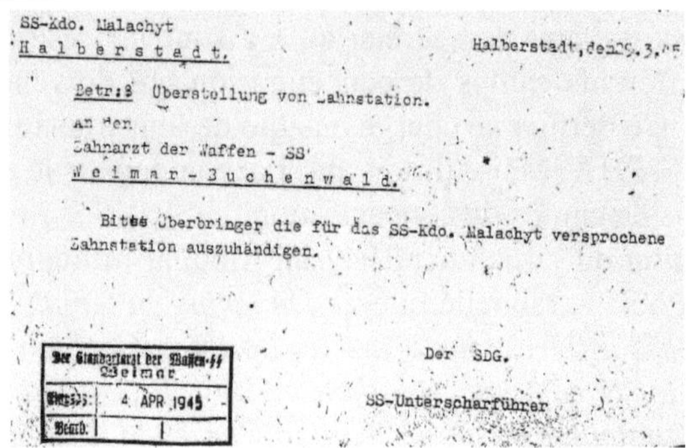

SS-Kdo. Malachyt
H a l b e r s t a d t. Halberstadt, den 29.3.45

Betr.: Überstellung von Zahnstation.

An den
Zahnarzt der Waffen – SS
W e i m a r – B u c h e n w a l d.

Bitte Überbringer die für das SS-Kdo. Malachyt versprochene Zahnstation auszuhändigen.

Der Standortarzt der Waffen-SS Weimar
Eing.: 4. APR 1945
Bearb.:

Der SDG.

SS-Unterscharführer

Kommando SS de Malachyt Halberstadt, le 29.03.1945
Halberstadt[262]
Objet: transfert de la station dentaire
Au dentiste de la Waffen-SS
Weimar-Buchenwald
Merci de donner la station dentaire promise pour le kommando SS de Malachyt au porteur de cette lettre.

L’assistant du service sanitaire
SS-Unterscharführer

262 Cf. Internationaler Suchdienst, ISD-Sachdokumenten-Ordner Buchenwald 60, Bad Arolsen, Allemagne, 1999, seite 73.

Les soins dentaires dans les camps de concentration

Comment justifier de l'existence de cabinets dentaires et de soins dentaires aux détenus dans les camps de concentration ? Le Dr Soubirous, chirurgien-dentiste déporté, apporte un élément de réponse à cette question : *« On peut s'étonner du souci des SS à soigner les dents des détenus alors que le plus grand nombre était exterminé dans des conditions épouvantables. En fait, l'univers concentrationnaire est un univers hiérarchisé avec ses privilégiés. Les « Prominents » jouissent de conditions de vie confortables (nourriture, vêtements,...). Pour eux, couture, bibliothèque, terrain de sports, bordel et cabinet dentaire. Les autres, main-d'œuvre d'esclaves, s'ils ne sont pas en trop mauvais état, peuvent être récupérés pour le travail, à peu de frais, participant ainsi à l'économie de guerre nazie*[263]*. Alors, pourquoi ne pas traiter les dents douloureuses susceptibles de perturber le rendement du travail ? »* En effet, un détenu qui souffre des dents, n'est pas productif. Aussi, dans un souci de maintien de la rentabilité, l'accès aux soins dentaires a pu lui être facilité.

Tous les camps de concentration ne disposent pas de cabinet dentaire dès le début[264]. Ainsi, le camp de concentration de Ravensbrück, qui reçoit ses premiers détenus en mai 1939, n'a une station dentaire que fin 1941. Au camp du Stutthof, la station dentaire n'est construite que début 1942. Au cas où les camps ne disposent pas encore de station dentaire, les soins dentaires de membres de la SS sont réalisés par un dentiste sous contrat.

Le camp de concentration de Buchenwald se construit dans l'année 1937. Il y a un personnel important de surveillance. Le Dr Hunger, dentiste sous contrat, y commence les soins dès le 8 septembre 1937. Ce n'est que le 8 mars 1938, que le Dr Johannsen, dentiste SS-Untersturmführer, y débute son activité. La pièce, où ont lieu les soins, se trouve dans l'infirmerie du commandement. Priorité est donc donnée aux membres de la SS.

A Auschwitz, les dentistes SS doivent soigner les SS et les détenus. Les soins aux prisonniers sont presque entièrement réalisés par des dentistes détenus[265]. Le dentiste en chef dirige la station dentaire du commandement et

[263] Cf. Soubirous G., communication personnelle, Nantes, 1995.

[264] Cf. Schulz Wilhelm, *Zur Organisation...*, op. cit., 1989, pp. 45-50.

[265] A Auschwitz, il s'agit du SS-Hauptsturmführer Dr Karl-Heinz Tauber jusqu'à l'été 1943. Lui succède le SS-Haupsturmführer Dr Willy Frank qui est jusqu'alors second dentiste du camp sous l'autorité de Tauber. Le Dr Willi Schatz prend la fonction de second dentiste du camp.

le laboratoire de prothèse attenant. Y sont soignés les chefs et les équipes SS employés dans le camp de concentration d'Auschwitz ainsi que les familles. Il n'y a pas de mécanicien dentaire SS. Des dentistes déportés occupent cette fonction. Le Dr Frank soigne les SS actifs au camp. Le Dr Schatz, lui, s'occupe de ceux qui travaillent à l'extérieur, c'est-à-dire les équipes de surveillance SS et les civils allemands[266].

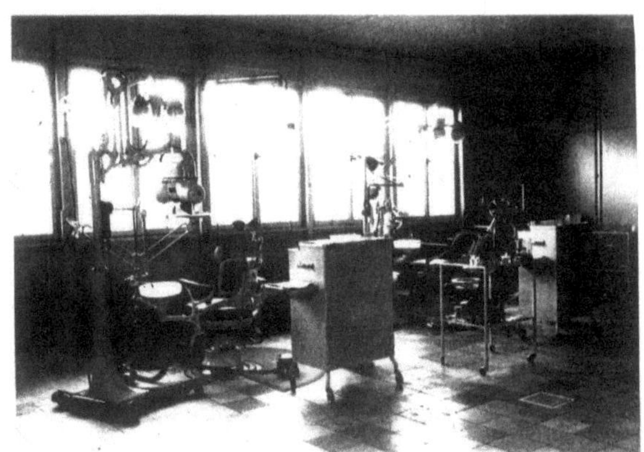

Photo du cabinet dentaire de Dachau[267], prise le 20 janvier 1941.

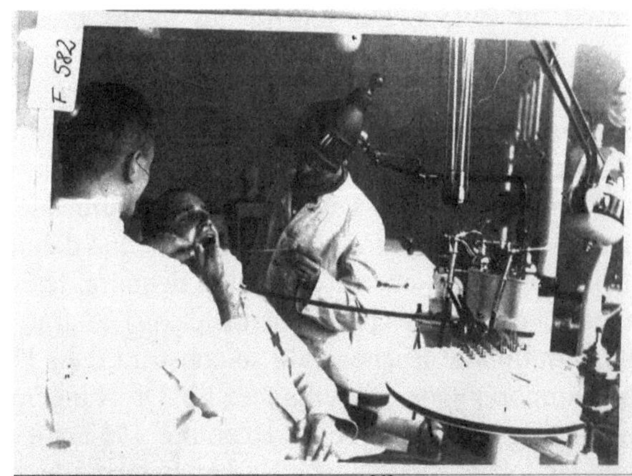

Photo du cabinet dentaire de Dachau[268] prise le 20 janvier 1941.

[266] Cf. Riaud Xavier, *La pratique dentaire…*, op. cit., 2002.
Cet ouvrage décrit avec précision les soins dentaires délivrés aux détenus dans les camps de concentration.
[267] Cf. KZ Gedenkstätte Dachau, photo F 581, 2002, public domain.
Les 3 photos du cabinet dentaire de Dachau sont tirées d'un album de photos de l'installation médicale de Dachau, appartenant à Anton Mussert, responsable du parti nazi hollandais. Le 20 janvier 1941, il est en visite d'inspection au camp de concentration de Dachau avec le Reichsführer SS Heinrich Himmler. Les photos sont prises durant cette visite.
[268] Cf. KZ Gedenkstätte Dachau, photo F 582, 2002, public domain.

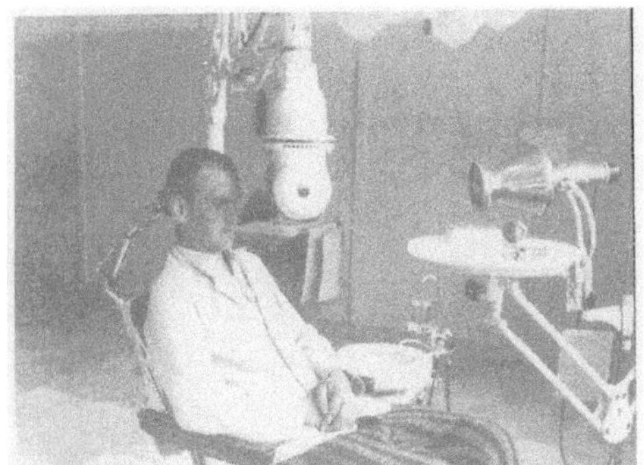

Photo du cabinet dentaire de Dachau[269] prise le 20 janvier 1941.

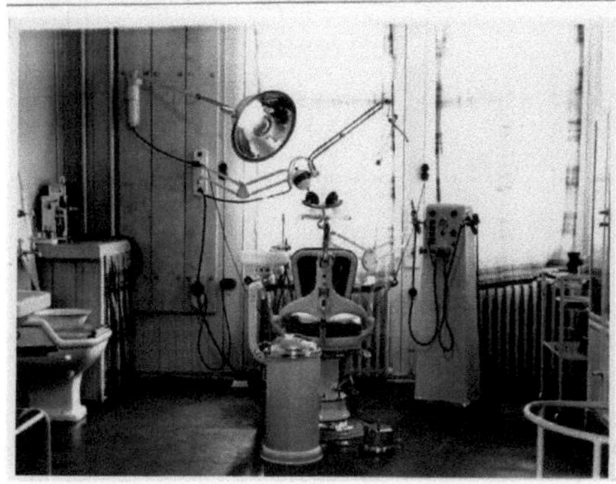

Photo du cabinet dentaire de l'infirmerie des détenues de Ravensbrück[270].

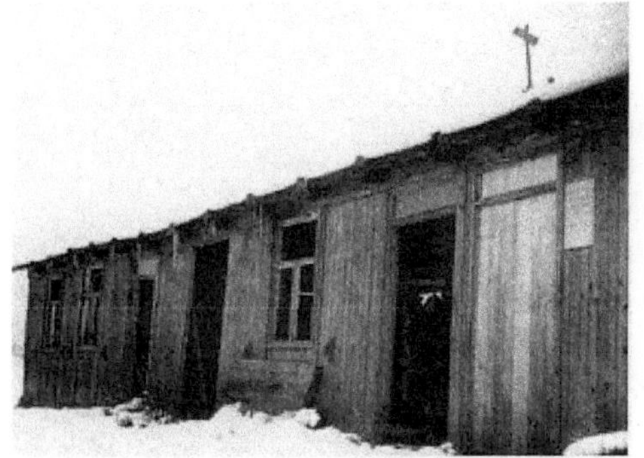

Cabinet dentaire d'Auschwitz-Birkenau[271].

[269] Cf. KZ Gedenkstätte Dachau, USHMM photo archives 16.3553, 2002.
Photo prise par Friedrich Franz Bauer, le 20 janvier 1941, du détenu Otto Kohlofer, au cabinet dentaire de Dachau. Une radio dentaire est prise chez ce détenu.

[270] Cf. Gedenkstätte Ravensbrück, 2002.
Photo tirée de l'album de propagande SS du camp de femmes de Ravensbrück réalisé en 1940/1941.

[271] Cf. http://www.curagiu.com & Panstwowe Muzeum Auschwitz-Birkenau, 2009.

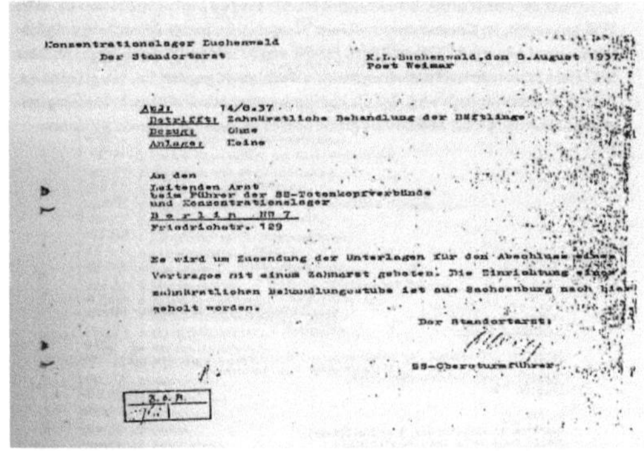

Konzentrationslager Buchenwald
Der Standortarzt

K.L. Buchenwald, den 8. August 1937
Post Weimar

Az.: 14/8.37
Betrifft: Zahnärztliche Behandlung der Häftlinge
Bezug: Ohne
Anlagen: Keine

An den
Leitenden Arzt
beim Führer der SS-Totenkopfverbände
und Konzentrationslager
Berlin NW 7
Friedrichstr. 129

Es wird um Zusendung der Unterlagen für den Abschluss eines Vertrages mit einem Zahnarzt gebeten. Die Einrichtung einer zahnärztlichen Behandlungsstube ist aus Sachsenhausen nach hier geholt worden.

Der Standortarzt:
SS-Obersturmführer

Camp de concentration de Buchenwald[272]
Le médecin de garnison

Buchenwald, 8 août 1937
Poste Weimar

14/8.37
<u>Objet</u> : soins dentaires des détenus
<u>En référence à</u> :
<u>Annexe</u> :
Au médecin en chef
Auprès du chef des unités SS tête de mort et du camp de concentration
<u>Berlin</u>
Friedrichstraβe 129
On demande l'envoi de formulaires pour la signature d'un contrat avec un dentiste.
L'équipement d'un lieu / d'une pièce de soins dentaires doit être amené de Sachsenhausen à ici.

Le médecin de garnison
SS-Obersturmführer

SS Zahnstation Kommandantur
K.L. Dachau
Behandlungszeiten:
Truppe: Neuaufnahmen tägl. von 8-9 Uhr
Familienangeh.: Dienstag u. Freitag von 15-17 Uhr
Behandlungsraum: Zimmer Nr. 5
Warteraum: Zimmer Nr. 6
Leiter der Zahnstation:
SDG i.d. Zahnstation:

[272] Cf. Bundesarchiv Koblenz, Koblenz, Allemagne, 2003 et 2004.

Plaque de la station dentaire du camp de concentration de Dachau[273]

Station dentaire SS du poste de commandement
Camp de concentration de Dachau
Horaires de soins :
Troupe : premières consultations, tous les jours de 8 à 9 heures
Membres des familles : mardi et vendredi de 15 à 17 heures
Salles de soins : salle n° 5
Salle d'attente : salle n° 6
Directeur de la station dentaire :
Assistant à la station dentaire :

Waffen-SS, Truppenzahnstationen des Konzentratioslagers Groß-Rosen
(Beantragende Dienststelle)

Formblatt 4.
Zu Teil 6 A (Heer) Anl. 2

Reichenau/Gablonz, den 11.4.45. 19__

Einnahme- / Ausgabe- Bescheinigung

Beleg Nr.____

Verbrauch im letzten halben Jahr	Vorhandene Menge	Angeforderte Menge	Gegenstand*) (Alphabetisch geordnet)	Abgegebene Menge	Vereinnahmt bezw. verausgabt unter Nr.
	0,0	1000,0	Verbandwatte		
	0,0	1000,0	Zellstoff		

Waffen-SS, Stations dentaires des troupes du camp de concentration de Gross-Rosen[274]

Reichenau/Gablonz, le 11/04/1945

Certificat de délivrance et de perception

Quantité disponible	quantité demandée	objets
0,0	1000,0	ouate pour bandages
0,0	1000,0	cellulose

Waffen-SS, Truppenzahnstationen des Konzentrationslagers Groß-Rosen
(Beantragende Dienststelle)

Formblatt 4.
Zu Teil 6 A (Heer) Anl. 2

Reichenau/Gablonz, den 11.4.45. 19__

Einnahme- / Ausgabe- Bescheinigung

Beleg Nr.____

Verbrauch im letzten halben Jahr	Vorhandene Menge	Angeforderte Menge	Gegenstand*) (Alphabetisch geordnet)	Abgegebene Menge	Vereinnahmt bezw. verausgabt unter Nr.
	~~50,0~~	~~1000,0~~	~~Alkohol, vergällt, 96 Proz.~~		
	0,0	5 000,0	Brennspiritus		

Waffen-SS, Stations dentaires des troupes du camp de concentration de Gross-Rosen

Reichenau/Gablonz, le 11/04/1945

Certificat de délivrance et de perception

Quantité disponible	quantité demandée	objets
50,0	1000	alcool dénaturé à 96 %
0,0	5000	alcool à brûler

273 Cf. Panstwowe Muzeum Auschwitz-Birkenau, 2003.
274 Cf. Pamatnik Terezin, Terezin, République Tchèque, 2003.

Der Leiter der Zahnstationen
Konz-Lager Groß-Rosen/Schles.
z.Zt.Reichenau bei Gablonz

(Beantragende Dienststelle)

Formblatt 4.
Zu Teil 6 A (Heer) Anl. 2

Reichenau, den XX.15.3.45 19

5.)

Einnahme-/Ausgabe- Bescheinigung

Beleg Nr.

Verbrauch im letzten halben Jahr	Vorhandene Menge	Angeforderte Menge	Gegenstand*) (Alphabetisch geordnet)	Abgegebene Menge	Vereinnahmt bezw. verausgabt unter Nr.
	--	--	Medikamente u.Materialien	--	----
	--	--	für 34 Außenlager.	--	----
	--	~~36 St.~~	~~Bohrer f.Wi.FIS. 2,3,4~~	Bestellg. 61507	
	--	~~48 St.~~	~~Bohrer f.Wi,rund,5,6,7,8~~	62598 u. 62599.	
	--	~~500 St~~	~~Carpulen Nov-Corb.,2 Proz.~~		
	--	500 St.	Carpulen Nov-Corb.,4 Proz.	300 Stück	
	--	2 Pckg	Paladon	2 Pckg.	
	--	1 Pckg	Palapont	1 Pckg.	
	--	~~2 Dtz.~~	~~Steinchen,montiert,sort.~~		

Nach Wiederaufnahme des Dienstbetriebes in Reichenau bei Gablonz werden wegen der Transportschwierigkeiten verschiedene Medikamente vom hiesigen Armee-Sanitäts-Park bezogen.Lediglich die oben aufgeführten Gegenstände können vom ASP nicht geliefert werden und wird deshalb um Zuteilung von dort gebeten.Es wird weiterhin um Mitteilung gebeten,wann die oben angeführten Gegenstände durch Kurier dort abgeholt werden können.

Reichenau,den 15.3.45

Der Leiter der Zahnstationen
Konz-Lager Gr-Rosen

Dr. F. Weigel

SS-Hauptsturmführer.

Le chef des stations dentaires du camp de concentration de Gross-Rosen/Silésie, en ce moment à Reichenau, près de Gablonz[275]

Reichenau, le 15/03/1945

Certificat de délivrance et de perception

Quantité demandée	objets	quantité livrée
	Médicaments pour 34 camps extérieurs	
36	fraises f.Wi, , 2, 3, 4	(Commandes 61507,
48	fraises f.Wi, rondes, 5, 6,7 ,8	62598 et 62599)
500	capsules novocaïne-corbasil 2%	
300	capsules novocaïne-corbasil 4%	300
2 paquets	paladon	2 paquets
1 paquet	palapont	1 paquet
2 douzaines	petites pierres, montées et triées	

Après reprise des services à Reichenau, près de Gablonz, différents médicaments vont être prélevés du parc sanitaire de l'armée, à cause des difficultés de transport. Seuls les objets ci-dessus ne peuvent être livrés par le parc sanitaire de l'armée et c'est pourquoi on demande leur attribution. De plus, on prie de bien vouloir nous prévenir de la date à laquelle les objets ci-dessus pourront être récupérés par un courrier.

Reichenau, le 15.03.1945

Le chef des stations dentaires
Camp de concentration de Gross-Rosen
Weigel

[275] Cf. Pamatnik Terezin, 2003.

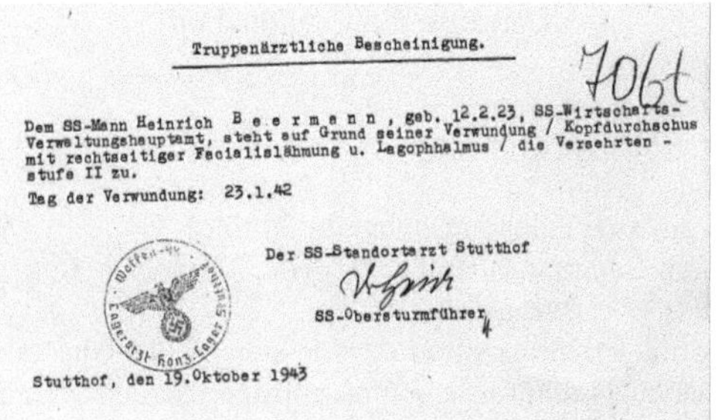
Truppenärztliche Bescheinigung.

7061

Dem SS-Mann Heinrich B e e r m a n n , geb. 12.2.23, SS-Wirtschafts-Verwaltungshauptamt, steht auf Grund seiner Verwundung / Kopfdurchschus mit rechtseitiger Facialislähmung u. Lagophhalmus / die Versehrten - stufe II zu.

Tag der Verwundung: 23.1.42

Der SS-Standortarzt Stutthof

SS-Obersturmführer

Stutthof, den 19.Oktober 1943

Attestation médicale (pour les troupes)

Le degré II d'invalidité est accordé au SS Heinrich Beermann, né le 12.02.1923, SS-WVHA, en raison de sa blessure à la tête avec paralysie faciale droite et lagophalme[276].

Jour de sa blessure : 23.01.1942

Le médecin de garnison SS du Stutthof

SS-Obersturmführer

Stutthof, le 19.10.1943.

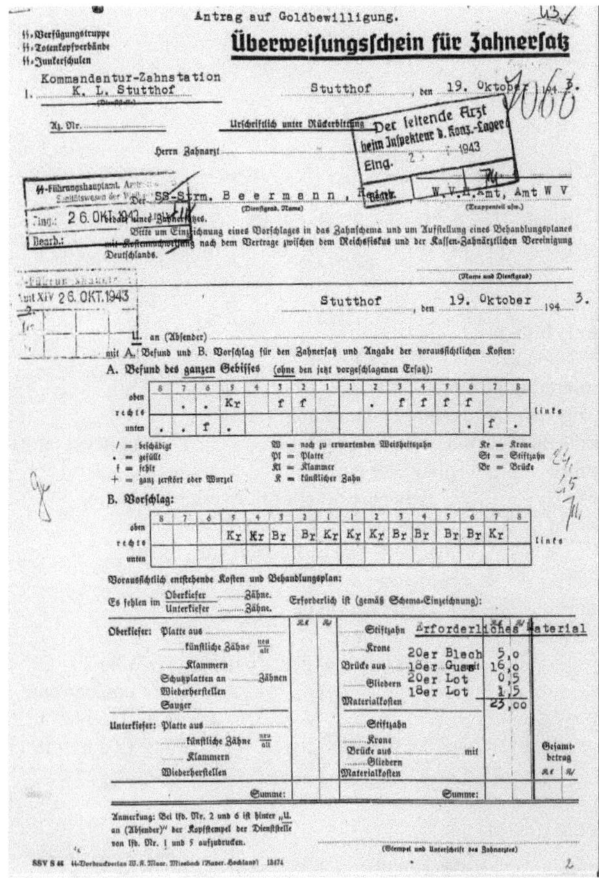
Antrag auf Goldbewilligung.

SS-Verfügungstruppe
SS-Totenkopfverbände
SS-Junkerschulen

Überweisungsschein für Zahnersatz

1. Kommandentur-Zahnstation K. L. Stutthof (Dienststelle) — Stutthof, den 19. Oktober 1943.

Tgb. Nr. .... Urschriftlich unter Rückerbittung

Der leitende Arzt beim Inspekteur d. Konz.-Lager — Eing. 2 [illegible] 1943

Herrn Zahnarzt ....

SS-Führungshauptamt, Amt [illegible] Sanitätswesen der W[illegible] — Eing.: 26. OKT. 1943 — Bearb.:

Der SS-Strm. B e e r m a n n , Heinr. (Dienstgrad, Name) — W.V.H.Amt, Amt W V (Truppenteil usw.)

bedarf eines Zahnersatzes.

Bitte um Einzeichnung eines Vorschlages in das Zahnschema und um Aufstellung eines Behandlungsplanes mit Kostenanweisung nach dem Vertrage zwischen dem Reichsfiskus und der Kassen-Zahnärztlichen Vereinigung Deutschlands.

.... (Name und Dienstgrad)

Amt XIV 26. OKT. 1943

Stutthof, den 19. Oktober 1943.

II. an (Absender) ....

mit A. Befund und B. Vorschlag für den Zahnersatz und Angabe der voraussichtlichen Kosten:

A. Befund des ganzen Gebisses (ohne den jetzt vorgeschlagenen Ersatz):

	8	7	6	5	4	3	2	1	1	2	3	4	5	6	7	8	
oben rechts		.	.	Kr		f	f			.	f	f	f	f			links
unten	.	.	f	.										.	f	.	

/ = beschädigt
. = gefüllt
f = fehlt
+ = ganz zerstört oder Wurzel
W = noch zu erwartenden Weisheitszahn
Pl = Platte
Kl = Klammer
K = künstlicher Zahn
Kr = Krone
St = Stiftzahn
Br = Brücke

B. Vorschlag:

	8	7	6	5	4	3	2	1	1	2	3	4	5	6	7	8	
oben rechts				Kr	Kr	Br	Br	Kr	Kr	Kr	Br	Br	Br	Br	Kr		links
unten																	

Voraussichtlich entstehende Kosten und Behandlungsplan:

Es fehlen im Oberkiefer .... Zähne. / Unterkiefer .... Zähne. Erforderlich ist (gemäß Schema-Einzeichnung):

Oberkiefer: Platte aus .... / künstliche Zähne neu/alt / Klammern / Schutzplatten an .... Zähnen / Wiederherstellen / Sauger — RM | Rpf

Stiftzahn / Krone / Brücke aus .... mit .... Gliedern / Materialkosten

Erforderliches Material — RM | Rpf
20er Blech 5,0
18er Gussmit 16,0
20er Lot 0,5
18er Lot 1,5
23,00

Unterkiefer: Platte aus .... / künstliche Zähne neu/alt / Klammern / Wiederherstellen

Stiftzahn / Krone / Brücke aus .... mit .... Gliedern / Materialkosten

Summe: — Summe: — Gesamtbetrag RM | Rpf

Anmerkung: Bei lfd. Nr. 2 und 6 ist hinter „II. an (Absender)" der Kopfstempel der Dienststelle von lfd. Nr. 1 und 5 aufzudrucken.

.... (Stempel und Unterschrift des Zahnarztes)

SSV S 46 SS-Vordruckverlag W. F. Mayr, Miesbach (Bayer. Hochland) 13474

[276] Cf. Panstwowe Muzeum Stutthof, Sztutowie, Pologne, 2003.

Demande d'allocation d'or[277]

Troupes SS de réserve
Bataillons tête de mort SS
<u>Bon de virement pour prothèses dentaires</u>
Ecoles SS de Junker
1. Station dentaire du poste de commandement du Stutthof Stutthof, le 19.10.1943

Le SS-Sturmbannführer Beermann, Heinz, WVHA, service WV, a besoin d'une prothèse dentaire.

Demande d'élaboration d'une proposition dans le schéma dentaire et de mise au point d'un planning de soins, avec coûts d'après le contrat entre le fisc du Reich et l'union des dentistes affiliés d'Allemagne.

Stutthof, le 19.10.1943
A …

Avec A. rapport médical et B. proposition pour les prothèses dentaires et indication des coûts prévus.

A. Rapport médical de l'état de toute la mâchoire (sans les prothèses proposées).

	8	7	6	5	4	3	2	1	1	2	3	4	5	6	7	8	
haut		.	.	Kr		f	f			.	f	f	f	f			
droite																	gauche
bas	.	.	f	.										.	f	.	

f : manque
. : plombé
Kr : couronne
B. Proposition

8	7	6	5	4	3	2	1	1	2	3	4	5	6	7	8
			c	c	br	br	c	c	c	br	br	br	br	c	

c: couronne
br: intermédiaire de bridge

Coûts prévus et planning de soins[278]
Il manque: … dents dans la mâchoire supérieure
… dents dans la mâchoire inférieure Sont nécessaires :

Mâchoire supérieure	plaquette en…		
	…dents artificielles nouvelles/anciennes		
	… pinces		
	plaquettes de protection sur…dents		
	remettre		
Matériel nécessaire	…dents sur pivot		
	… couronnes		
	bridge en … avec … parties	tôle 20	5
		coulée/fonte 18	16
		fil à plomb 20	0,5
		fil à plomb 18	1,5
Coût	23		

Mâchoire inférieure (idem)

[277] Cf. Panstwowe Muzeum Stutthof, 2003.
[278] Cf. Panstwowe Muzeum Stutthof, 2003.

Ce document a été visé par le médecin en chef, inspecteur des camps de concentration, le 23.10.1943. Enfin, il est réceptionné par le SS-FHA, le 26.10.1943.

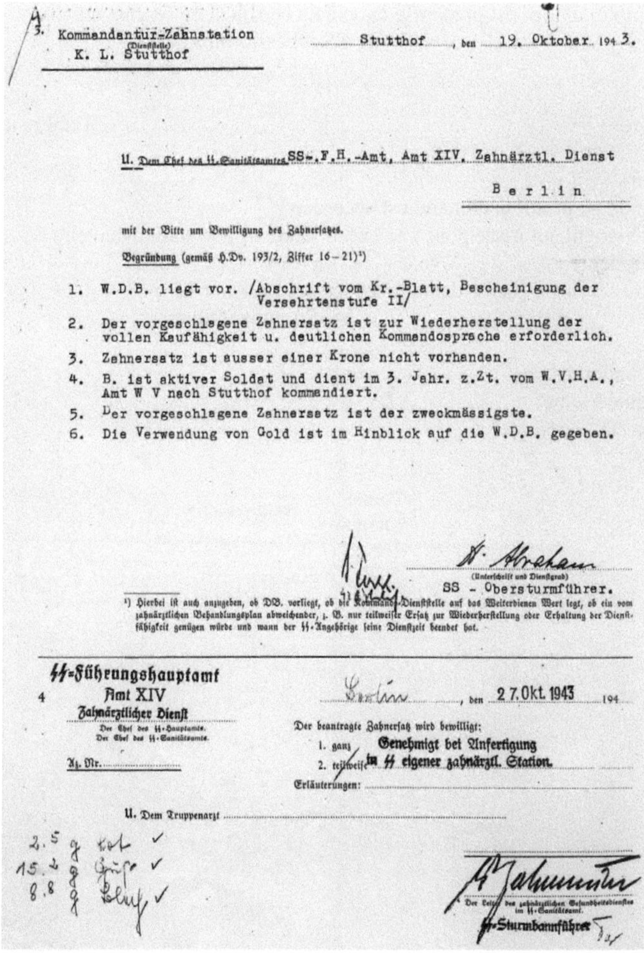

Kommandantur-Zahnstation
(Dienststelle)
K. L. Stutthof

Stutthof, den 19. Oktober 1943.

U. Dem Chef des SS-Sanitätsamtes SS-F.H.-Amt, Amt XIV, Zahnärztl. Dienst
Berlin

mit der Bitte um Bewilligung des Zahnersatzes.

Begründung (gemäß H.Dv. 193/2, Ziffer 16–21)[1])

1. W.D.B. liegt vor. /Abschrift vom Kr.-Blatt, Bescheinigung der Versehrtenstufe II/
2. Der vorgeschlagene Zahnersatz ist zur Wiederherstellung der vollen Kaufähigkeit u. deutlichen Kommandosprache erforderlich.
3. Zahnersatz ist ausser einer Krone nicht vorhanden.
4. B. ist aktiver Soldat und dient im 3. Jahr. z.Zt. vom W.V.H.A., Amt W V nach Stutthof kommandiert.
5. Der vorgeschlagene Zahnersatz ist der zweckmässigste.
6. Die Verwendung von Gold ist im Hinblick auf die W.D.B. gegeben.

(Unterschrift und Dienstgrad)
SS - Obersturmführer.

[1]) Hierbei ist auch anzugeben, ob DB. vorliegt, ob die Kommando-Dienststelle auf das Weiterdienen Wert legt, ob ein vom zahnärztlichen Behandlungsplan abweichender, z. B. nur teilweiser Ersatz zur Wiederherstellung oder Erhaltung der Dienstfähigkeit genügen würde und wann der SS-Angehörige seine Dienstzeit beendet hat.

SS-Führungshauptamt
Amt XIV
Zahnärztlicher Dienst
Der Chef des SS-Hauptamts.
Der Chef des SS-Sanitätsamts.

4

Az. Nr.

, den 27.Okt.1943 194

Der beantragte Zahnersatz wird bewilligt:
1. ganz Genehmigt bei Anfertigung
2. teilweise in SS eigener zahnärztl. Station.
Erläuterungen:

U. Dem Truppenarzt

Der Leiter des zahnärztlichen Gesundheitsdienstes im SS-Sanitätsamt.
SS-Sturmbannführer

Station dentaire[279]
Stutthof, le 19.10.1943
Poste de commandement
Camp Stutthof
Au chef SS du service sanitaire SS-FHA, service XIV, service dentaire, Berlin.
Avec la demande de prothèse dentaire
Justification (selon § 193/2, 16-21)

1. Présentation du certificat de service militaire (?) / Copie et attestation d'un degré d'invalidité II.
2. La prothèse dentaire proposée est nécessaire au rétablissement de l'entière capacité à mâcher et à articuler clairement des ordres.
3. En dehors d'une couronne, aucune présence de prothèse dentaire.

[279] Cf. Panstwowe Muzeum Stutthof, 2003.

4. B. est un soldat actif en service depuis 3 ans. A été transféré au Stutthof par le service WV du WVHA.
5. La prothèse dentaire proposée est la plus appropriée.
6. L'emploi de l'or est préconisé en vue du certificat de service militaire.

SS-Obersturmführer

SS-FHA

Lublin, le 27.10.1943

Service XIV
Service dentaire[280]

La demande de prothèse dentaire est accordée

1. entièrement autorisée pour une exécution dans une station dentaire SS
2. partiellement

Le chef du service de santé dentaire au service sanitaire SS

SS-Sturmbannführer

2,5 g fil à plomb
15,2 g coulée/fonte
8,8 g tôle 20

Einnahme- / Ausgabe- Bescheinigung — KL. Danzig-Stutthof, Kdtr.-Zahnstation
Berlin, den 27.Oktober 1943

Vorhandene Menge	Angeforderte Menge	Gegenstand (alphabetisch geordnet)	Abgegebene Menge	Vereinnahmt bzw. verausgabt unter Nr.
		Gold für SS-Strm. B e e r m a n n , Heinz		
		SS-W.V.-Hauptamt Amt W V		
	2,5 g	Lot		
	15,2 g	18er Guß		
	8,8 g	20er Blech		

Genehmigt: SS-Sturmbannführer — Verausgabt: SS-Unterscharführer — Erhalten:

Attestation de revenu/dépense
Camp de Danzig-Stutthof[281]
Berlin, le 27.10.1943 Station dentaire du poste de commandement

Masse disponible	Masse nécessaire	Objet	Masse donnée	réuni sous n°
		Or pour le SS-Strm Beermann Heinz, SS-WVHA, service WV		
	2,5 g	fil à plomb		
	15,2 g	coulée/fonte 18		
	8,8 g	tôle 20		

autorisé : SS-Sturmbannführer — épuisé : SS-Unterscharführer — conservé : Dr Abraham (dentiste SS)

[280] Cf. Panstwowe Muzeum Stutthof, 2003.
[281] Cf. Panstwowe Muzeum Stutthof, 2003.

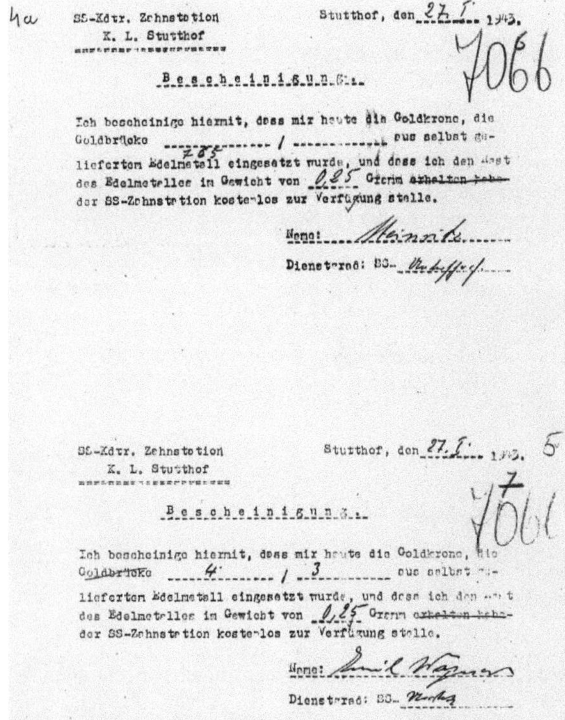

4a SS-Kdtr. Zahnstation Stutthof, den 27.I. 1943.
K. L. Stutthof

7066

B e s c h e i n i g u n g .

Ich bescheinige hiermit, dass mir heute die Goldkrone, die Goldbrücke ---765--- / --- aus selbst gelieferten Edelmetall eingesetzt wurde, und dass ich den Rest des Edelmetalles im Gewicht von 0,25 Gramm ~~erhalten habe~~ der SS-Zahnstation kostenlos zur Verfügung stelle.

Name: Heinritz

Dienstgrad: SS-[illegible]

SS-Kdtr. Zahnstation Stutthof, den 27.I. 1943. 5
K. L. Stutthof

7066

B e s c h e i n i g u n g .

Ich bescheinige hiermit, dass mir heute die Goldkrone, die Goldbrücke ---4--- / ---3--- aus selbst gelieferten Edelmetall eingesetzt wurde, und dass ich den Rest des Edelmetalles im Gewicht von 0,25 Gramm ~~erhalten habe~~ der SS-Zahnstation kostenlos zur Verfügung stelle.

Name: Emil Wagner

Dienstgrad: SS-[illegible]

Station dentaire du poste de commandement SS
Stutthof, le 27.01.1943
Camp du Stutthof

Attestation[282]

Je confirme que m'a été posé(e) aujourd'hui la couronne en or, le bridge en or 765, avec de l'or apporté par moi-même. J'atteste que le reste du métal précieux, d'un poids de 0,25 g, est mis gratuitement à la disposition de la station dentaire SS

Nom : Heinritz
Grade : ?

Station dentaire du poste de commandement SS
Stutthof, le 27.01.1943
Camp du Stutthof

Attestation

Je confirme que m'a été posé(e) la couronne en or, le bridge en or 4 /3, avec de l'or apporté par moi-même. J'atteste que le reste du métal précieux, d'un poids de 0,25 g, est mis gratuitement à la disposition de la station dentaire.

Nom : Wagner
Grade :?

---

[282] Cf. Panstwowe Muzeum Stutthof, 2003.
Il est surprenant de constater que des SS ont en leur possession d'aussi grandes quantités d'or pour faire leurs prothèses dentaires. Cet or provient directement de la bouche des détenus morts des camps de concentration. Il est utile de préciser que, la plupart du temps, les gradés seulement sont autorisés à recevoir des prothèses dentaires, l'or étant trop rare et trop précieux. Le simple soldat et les sous-officiers n'ont le droit qu'aux soins.

50

Kdtr.Zahnstation des KL.Stutthof

Die vom SS-Obersturmführer Dr. A b r a h a m in Gegenwart des SS-Standortarztes SS-Obersturmführers Dr. H e i d l vorgenommene Ueberprüfung des Goldbestandes der Kdtr.Zahnstation hatte folgendes Ergebnis :

	Lot	18er	20er
1. Originalpackung v.San.-Amt / SS-Ostuf. M ü l l e r	1,o	5,1	4,9
2. Originalpackung v.San.-Amt / Strm. B e e r m a n n	2,5	15,2	8,8
3. Sonstiger Bestand	0,85	11,7	0,5
Gesamtbestand	4,35	32,o	14,2

als Zeuge:

SS-Obersturmführer

Der Leiter der Kdtr.Zahnstation des K.L.Stutthof

SS-Obersturmführer

Stutthof, den 17.Nov.1943

Station dentaire du poste de commandement du camp de concentration du Stutthof[283]

Le contrôle du stock d'or de la station dentaire du poste de commandement mené par le Dr Abraham, SS-Obersturmführer, en présence du Dr Heidl, médecin de garnison SS et SS-Obersturmführer, a pour résultat :

	Lot	18	20
1. boîte originale du service sanitaire/ SS-Ostuf. Müller	1,0	5,1	4,9
2. boîte originale du service sanitaire/ SS-Strm Beermann	2,5	5,2	8,8
3. autre	0,85	11,7	0,5
Stock total	4,35	32,0	14,2

Témoin :
SS-Obersturmführer
Le chef de la station dentaire du poste de commandement du camp du Stutthof
Stutthof, le 17.11.1943
SS-Obersturmführer Dr Abraham.

[283] Cf. Panstwowe Muzeum Stutthof, 2003.
Pour une présentation du Dr Abraham, voir le chapitre sur les dentistes SS dans les camps de concentration.

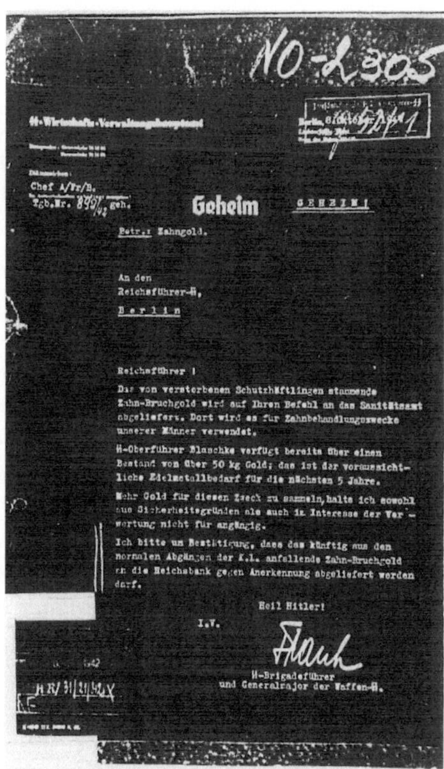

NO-2305

SS-Wirtschafts-Verwaltungshauptamt

Chef A/Fr/B.
Tgb.Nr. 892/42 geh.

Geheim

GEHEIM!

Betr.: Zahngold.

An den
Reichsführer-SS,
Berlin

Reichsführer!

Das von verstorbenen Schutzhäftlingen stammende Zahn-Bruchgold wird auf Ihren Befehl an das Sanitätsamt abgeliefert. Dort wird es für Zahnbehandlungszwecke unserer Männer verwendet.

SS-Oberführer Blaschke verfügt bereits über einen Bestand von über 50 kg Gold; das ist der voraussichtliche Edelmetallbedarf für die nächsten 5 Jahre.

Mehr Gold für diesen Zweck zu sammeln, halte ich sowohl aus Sicherheitsgründen als auch im Interesse der Verwertung nicht für angängig.

Ich bitte um Bestätigung, dass das künftig aus den normalen Abgängen der K.L. anfallende Zahn-Bruchgold an die Reichsbank gegen Anerkennung abgeliefert werden darf.

Heil Hitler!

I.V.

Frank

SS-Brigadeführer
und Generalmajor der Waffen-SS.

Répertorié par le tribunal de Nuremberg sous le n°2035
Référence nazie: SS Wirtschafts-Verwaltungshauptampt (SS-WVHA)
Référence d'envoi: Chef A/Fr/B.
Tgb.Nr.892/42geh. (secret)

SECRET

Objet : Or dentaire[284]
Adressé au Reichsführer SS
Berlin

Reichsführer !
L'or dentaire en morceaux provenant des prisonniers morts dans les camps de concentration est, conformément à votre ordre, livré au Service sanitaire. Ce service l'utilise pour les soins dentaires de nos hommes.
Le SS-Oberführer Blaschke dispose déjà d'un stock supérieur à 50 kgs. Ceci représente les besoins prévisionnels en métal précieux pour les 5 prochaines années.
Je considère qu'il n'est pas admissible d'accumuler davantage d'or à cette fin, aussi bien pour des raisons de sécurité, que pour la mise à profit de ce bien.
Je demande confirmation de l'autorisation de livrer désormais l'or dentaire en morceaux résultant des pertes normales des camps de concentration, à la Reichsbank, contre reçu.
Heil Hitler !
I.V.
Commandant de Brigade SS et général de Brigade SS
Frank

---

[284] Cf. Staatsarchiv Nürnberg, Nürnberg, Allemagne, 1999.

Rudi Glass, déporté à Buchenwald, a travaillé à l'infirmerie du camp[285]. Il témoigne d'une utilisation de l'or dentaire récupéré dans la bouche des détenus morts. Il se souvient également de la corruption qui en a découlé au sein des membres de la SS et de leurs proches : *« Le SS-Unterscharführer Roman Scholz de Ulm soigne le SS-Oberscharführer Schmitz qui dirige la cantine des détenus. Ce dernier a fait réaliser trois prothèses précieuses à la suite, jusqu'à ce que la dernière lui plaise enfin. Pour cela, il donne du tabac au personnel SS, qu'il prend sur les stocks de la cantine des détenus. Schmitz a permis aussi que les prisonniers qui se présentent avec des cigarettes, de la viande, de la graisse, de la charcuterie ou de l'eau de vie, jouissent de soins meilleurs. Bien que les femmes SS ne soient plus admises depuis un certain temps, que pour être soulagées de leurs douleurs, elles se font préparer toutes les prothèses dentaires cosmétiques possibles et inimaginables. Des fiancées se présentent comme des membres de familles SS afin de se faire soigner les dents gratuitement. Des personnes étrangères, qui ont fait par hasard connaissance avec le personnel SS de la station dentaire, reçoivent elles aussi, gratuitement des soins très coûteux. Scholz a même été conduit en dehors du camp afin d'y soigner des patients privés avec du matériel de la station dentaire SS. En échange, il obtient de la nourriture ou du tabac.»*

[285] Cf. Gedenkstätte Buchenwald, Weimar, Allemagne, 2002.

Les dirigeants dentistes SS

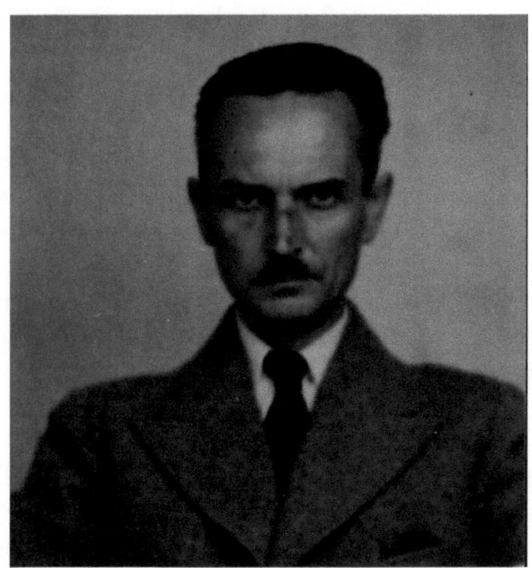

Pr Hugo Blaschke.

Hugo Blaschke[286] naît le 14 novembre 1881, à Neustadt, en Prusse[287]. Il passe avec succès son examen pour être dentiste aux U.S.A., en 1911. De 1914 à 1918, il participe à la Première Guerre mondiale en tant que médecin de campagne. Il y reçoit la croix du mérite militaire de 2ème classe avec épées, la croix du mérite militaire de 1ère classe et la croix d'honneur pour les combattants.

En 1931, Blaschke entre à la NSDAP où il prend le numéro 452 082. Le 1er mars 1931, il entre dans la S.A[288]. Le 2 mai 1935, il entre dans la SS en tant que SS-Sturmbannführer. Il y a le n°256 882. Le 1er juillet 1935, il se marie. Le 20 avril 1937, il est promu au grade de SS-Obersturmbannführer à l'état-major de Himmler. Le 20 avril 1939, il devient SS-Standartenführer au SS-HA. Le 1er janvier 1941, il entre dans la *Waffen-SS* au rang de SS-Standartenführer et en tant que chef de section sanitaire. Le 20 avril 1941, il reçoit une promotion au grade de SS-Oberführer dans l'*Allgemeine-SS* à l'état-major du service général du personnel. Le 30 janvier 1942, il est

[286] Les dentistes sont classés par ordre d'importance dans leur hiérarchie et non pas par ordre alphabétique.
[287] Cf. Bundesarchiv Berlin, Berlin, Allemagne, 2004.
[288] Cf. Schulz Wilhelm, *Zur Organisation...*, op. cit., 1989, p. 82.

nommé SS-Oberführer dans la *Waffen-SS* au service sanitaire de la SS. Le 25 juin 1943, Hitler lui confère le titre de professeur honoraire. Le 1er octobre 1944, il passe Brigadeführer dans l'*Allgemeine-SS*. Le 9 novembre 1944, il accède au grade de Generalmajor de la *Waffen-SS* auprès du médecin du Reich SS et de la Police.
Blaschke est l'organisateur et le responsable de tout le service dentaire de la SS et le dentiste personnel de Hitler, de Himmler, de Goering, d'Eva Braun, Goebbels, de Bormann, du professeur Karl Brandt, du Dr Grawitz, d'Oswald Pohl, d'Albert Speer, de leurs familles et d'autres.
Les Américains capturent Blaschke à Berchtesgaden, le 20 mai 1945, le dentiste ayant quitté Berlin, le 19 avril, sur ordre du Führer lui-même. Un rapport d'interrogatoire existe dans les archives militaires de Washington en date de novembre/décembre 1945. Avant de partir, Hugo Blaschke prépare un bridge pour Eva Braun qui ne doit pas être scellé avant le 19 avril 1945. Les Russes retrouvent cette prothèse lorsqu'ils fouillent la clinique des urgences dentaires située dans le sous-sol de la Chancellerie du Reich, où Blaschke travaille[289]. Peu après, lorsqu'ils arrivent au cabinet dentaire de ce dernier au Kurfürstendamm 213 à Berlin, ils capturent son prothésiste et son assistante dentaire qui partent en captivité, et y demeurent pendant près de neuf années.
Ce sont des éléments de prothèse dentaire réalisés par Blaschke qui ont attesté de l'identification formelle des corps calcinés de Hitler, - dans le cas du Führer, ces éléments ont été comparés à trois radios du crâne prises le 19 septembre 1944, et deux autres effectuées à la demande du dentiste, le 21 octobre de la même année -, et d'Eva Braun, respectivement en 1973, pour le despote et en 1981, pour sa compagne[290].
Après la guerre, Blaschke est interné en tant que détenu à Nuremberg[291]. Il est condamné à 10 ans d'emprisonnement pour crimes de guerre et crimes contre l'Humanité. Ses lieux de séjour ultérieurs demeurent inconnus.
Tous les auteurs s'accordent pour dire qu'Hugo Blaschke est mort à Nuremberg, mais la date de son décès demeure inconnue[292]. Certains avancent la date du 8 décembre 1958, d'autres, celle du 6 décembre 1959 ou encore celle du 15 septembre 1960.

[289] Cf. Keiser-Nielsen Søren, *Teeth that told*, Odense, 1992, University Press, pp. 77-82.
[290] Voir chapitres concernés.
[291] Cf. Schulz Wilhelm, *Zur Organisation...*, op. cit., 1989, pp. 82-83.
Ce bridge est aujourd'hui exposé avec d'autres restes de la mâchoire de Hitler, dans un musée en Ukraine.
[292] Cf. Deprem-Hennen Menevse, *Hitlers Leibzahnarzt : Hugo Johannes Blaschke Leben Zwischen Politik und Zahnheilkunde – eine Studie nach bekannten und bisher unveröffentlichten Dokumenten*, Düsseldorf, 2007, Dissertation.

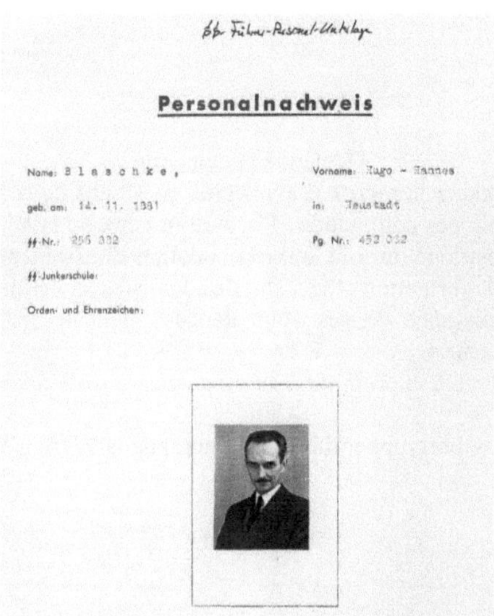

Personalnachweis

Name: Blaschke, Vorname: Hugo – Hannes

geb. am: 14. 11. 1881 in: Neustadt

SS-Nr.: 256 882 Pg. Nr.: 452 032

SS-Junkerschule:

Orden- und Ehrenzeichen:

Certificat d'identité de la SS[293].

Nom : Blaschke Prénom : Hugo, Hannes
Né le 14 novembre 1881 à Neustadt
Numéro dans la SS : 256 892 Numéro Pg. : 452 032
Ecole SS des Junker :
Décorations et médailles :

Reichsarzt-SS und Polizei Berlin, den .. August 1944

A. d. D. über ...
an das SS-Personalhauptamt
Berlin-Charlottenburg

SS-Personalhauptamt Eingang 31. Aug. 1944

Personal-Antrag

Allgemeine-SS hauptamtlich – nebenamtlich Waffen-SS aktiv – Reserve

Prof. Blaschke — Hugo-Johannes — 256 882
SS-Oberführer — Oberster Zahnarzt beim Reichsarzt-SS u. Polizei — 1.1.1941
Rangdienstalter (letzte Beförderung) 30. Januar 1942

Es wird Antrag gestellt auf
Beförderung zum SS-Brigadeführer d. Allg. SS m.W.v. ~~9.11.1944~~ 1.10.44
Ernennung zum ... m.W.v.
Versetzung ... m.W.v.
Enthebung ... m.W.v.
Beauftragung mit ... m.W.v.
... m.W.v.

Begründung — Beurteilung

SS-Oberführer Blaschke hat das Verdienst, aus dem Nichts heraus, entgegen allen Widerständen, die sich insbesondere aus der bis heute ungeklärten Situation der Ausbildung und des Standes der Zahnärzte und Dentisten ergeben, in mehrjähriger Arbeit eine hervorragende zahnärztliche Versorgung der gesamten SS, vor allem der Waffen-SS, während des Krieges geschaffen zu haben.
Blaschke wurde inzwischen in Anerkennung seiner persönlichen ärztlichen Leistungen vom Führer zum Professor ernannt.
Ich befürworte seine Beförderung zum Brigadeführer der allgemeinen-SS auf das wärmste.

SS-Obergruppenführer und General der Waffen-SS

---

[293] Cf. Bundesarchiv Berlin, 2004.

Médecin en chef du Reich[294]
Berlin-Charlotenburg

Berlin, le 22 août 1944
bureau du personnel SS
Entrée le 31 août 1944

Demande personnelle

Le SS-Oberführer Blaschke a le mérite d'avoir créé en 10 ans de travail, à partir de rien, un suivi dentaire remarquable des commandos SS, surtout ceux de la Waffen-SS, et ceci, envers et contre toutes les oppositions qui ont suivi la situation d'affrontement, encore aujourd'hui inexpliquée, concernant la formation et le statut des dentistes, et dentistes non diplômés.
Entre-temps, en reconnaissance de ses compétences médicales personnelles, le Führer a nommé Blaschke, professeur.
J'appuie de toutes mes forces, sa promotion au rang de chef de Brigade de la SS générale.

SS-Obergruppenführer et général de la Waffen-SS

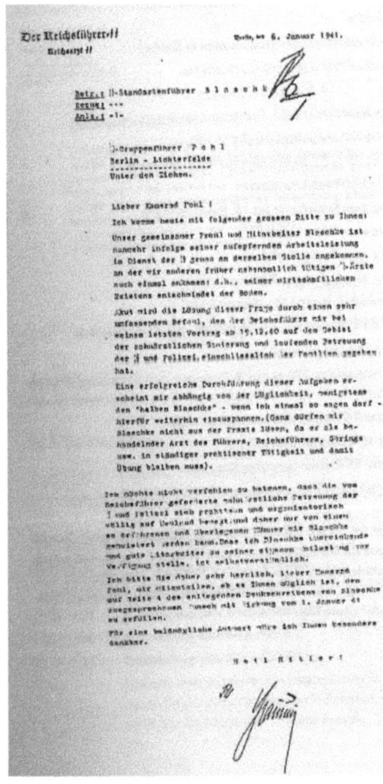

Der Reichsführer-SS
Reichsarzt SS

Berlin, am 6. Januar 1941.

Betr.: SS-Standartenführer B l a s c h k e
Bezug: ---
Anl.: -1-

SS-Gruppenführer P o h l
Berlin - Lichterfelde
Unter den Eichen.

Lieber Kamerad Pohl !
Ich komme heute mit folgender grossen Bitte zu Ihnen:
Unser gemeinsamer Freund und Mitarbeiter Blaschke ist nunmehr infolge seiner aufopfernden Arbeitsleistung im Dienst der SS genau an derselben Stelle angekommen, an der wir anderen früher nebenamtlich tätigen SS-Ärzte auch einmal ankamen: d.h., seiner wirtschaftlichen Existenz entschwindet der Boden.
Akut wird die Lösung dieser Frage durch einen sehr umfassenden Befehl, den der Reichsführer mir bei meinem letzten Vortrag am 19.12.40 auf dem Gebiet der zahnärztlichen Sanierung und laufenden Betreuung der SS und Polizei einschliesslich der Familien gegeben hat.
Eine erfolgreiche Durchführung dieser Aufgaben erscheint mir abhängig von der Möglichkeit, wenigstens den "halben Blaschke" - wenn ich einmal so sagen darf - hierfür weiterhin einzuspannen. (Ganz dürfen wir Blaschke nicht aus der Praxis lösen, da er als behandelnder Arzt des Führers, Reichsführers, Görings usw. in ständiger praktischer Tätigkeit und damit Übung bleiben muss).
Ich möchte nicht verfehlen zu betonen, dass die vom Reichsführer geforderte zahnärztliche Betreuung der SS und Polizei sich praktisch und organisatorisch völlig auf Neuland bewegt und daher nur von einem so erfahrenen und überlegenen Männer wie Blaschke gemeistert werden kann. Dass ich Blaschke ausreichende und gute Mitarbeiter zu seiner eigenen Entlastung zur Verfügung stelle, ist selbstverständlich.
Ich bitte Sie daher sehr herzlich, lieber Kamerad Pohl, mir mitzuteilen, ob es Ihnen möglich ist, den auf Seite 4 des anliegenden Denkschreibens von Blaschke ausgesprochenen Wunsch mit Wirkung vom 1. Januar 41 zu erfüllen.
Für eine baldmögliche Antwort wäre ich Ihnen besonders dankbar.

Heil Hitler!

Le Reichsführer SS
Le médecin du Reich SS

Berlin, le 6 janvier 1941

Objet : SS-Standartenführer Blaschke
Référence :
Annexe : -1-
SS-Gruppenführer Pohl
Berlin Lichterfelde

Cher camarade Pohl !
Je vous écris aujourd'hui avec la demande suivante :
Notre ami et collègue commun Blaschke est aujourd'hui arrivé, en raison de son travail dévoué au service de la SS, exactement à la même situation que nous autres, alors médecins SS extraprofessionnels, avions aussi connu : il n'a plus de quoi vivre. La solution à cette

[294] Cf. Schulz Wilhelm, *Zur Organisation...*, op. cit., 1989, p. 83.

question est imminente grâce à une directive très globale, que le Reichsführer m'a donnée lors de mon dernier exposé du 19.12.1940 concernant le traitement dentaire et le suivi permanent de la SS et de la Police, y compris les familles. Une exécution réussie de cette entreprise me semble dépendante de la possibilité d'y impliquer au moins « un demi Blaschke », si vous me passez l'expression. Nous ne pouvons pas totalement détacher Blaschke de son exercice, car, en tant que médecin traitant du Führer, du Reichsführer et de Göring ..., il doit exercer une activité pratique permanente et rester entraîné. Je ne voudrais pas manquer de souligner que le suivi dentaire de la SS et de la Police demandé par le Reichsführer repose complètement sur Blaschke, en ce qui concerne la pratique et l'organisation ; c'est pourquoi seul un connaisseur aussi expérimenté et réfléchi que Blaschke peut se montrer à la hauteur. Il est évident que je mets à la disposition de Blaschke, des collègues compétents et en nombre suffisant afin de le décharger[295]. C'est pourquoi je vous prie, cher camarade Pohl, d'exaucer les vœux de Blaschke exprimés dans le mémoire joint p. 4 en annexe, à valoir au 1er janvier 1941, si cela vous est possible. Je vous serais très reconnaissant de me répondre rapidement.

Dr Grawitz

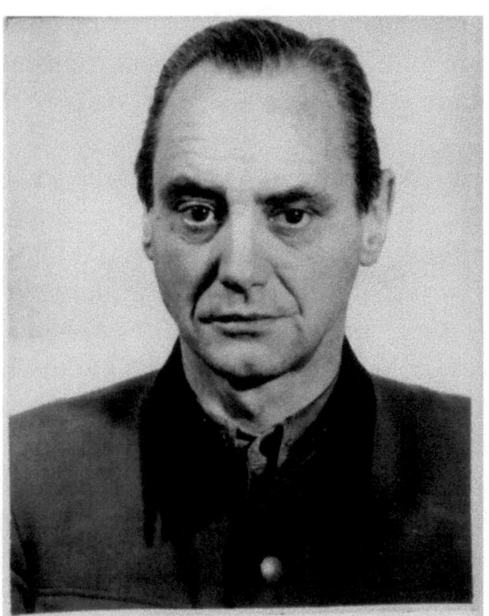

Dr Hermann Pook.

Hermann Pook naît le 1er mai 1901. Son père est dentiste[296]. Il obtient son baccalauréat en 1921, à Berlin. Il fait ses études pour devenir dentiste, à Berlin, de 1922 à 1925. Il les termine avec succès en mai 1925. Le 1er octobre 1925, il ouvre un cabinet dentaire[297] à Berlin-Lichterfelde. Il obtient son doctorat en 1927. En juin 1927, il se marie. Le 1er mai 1933, il entre à la NSDAP et reçoit le n° 2 645 140. En juin, il entre dans la SS. Le 30 octobre 1934, il prend le grade de SS-Unterscharführer. Le 30 janvier 1936, il est promu au rang de Scharführer. Le 26 avril 1934, il devient Oberscharführer et passe Hauptscharführer, le 9 novembre 1936. Il reçoit le grade de SS-

[295] Cf. Schulz Wilhelm, *Zur Organisation...*, op. cit., 1989, p. 84.
[296] Cf. Gedenkstätte Oranienburg-Sachsenhausen, Oranienburg, Allemagne, 2003.
[297] Cf. Schulz Wilhelm, *Zur Organisation…*, op. cit., 1989, p. 85.

Untersturmführer, le 9 novembre 1937. Le 15 août 1938, il est muté dans l'équipe sanitaire du SD-HA. Le 30 janvier 1941, il rejoint le service sanitaire, en tant que chef de réserve de la *Waffen-SS*. Il est nommé SS-Hauptsturmführer, le 1er juin 1941. Le 1er juillet 1941, il devient chef actif et Sturmbannführer au service sanitaire de la SS. Le 15 avril 1942, il exerce au commandement de la garnison SS de Berlin. Le 20 avril 1942, il accède au grade de SS-Oberturmbannführer. Le 1er février 1943, il travaille à la division SS *Panzer-Grenadier*. Le 3 septembre 1943, il arrive au SS-WVHA[298], dans le groupe de service DIII.

Dans sa déclaration du 20 janvier 1947, à Nuremberg, Pook affirme avoir eu la responsabilité des dentistes SS et de leurs activités dans les camps[299]. Il a été chargé également des soins délivrés aux détenus.

Après la guerre, lors du procès du SS-WVHA, Pook est condamné à 10 ans de prison pour crimes contre l'Humanité, crimes de guerre et appartenance à une organisation criminelle[300]. Il fait seulement 5 ans et 9 mois. Il travaille dans un cabinet dentaire et vit jusqu'à sa mort dans le nord de l'Allemagne, en 1983.

Dans sa déclaration du 21 février 1947, à Dachau, le Dr Werner Gruenuss, médecin SS, né le 20 février 1908 à Strasbourg, se souvient du comportement du Dr Pook, à son arrivée au camp d'Ohrdruf.

« Je me souviens d'une visite du Dr Pook, le dentiste en chef de tous les camps de concentration, qui est venu de Berlin pour inspecter les installations dentaires au SIII. Il a déclaré que les soins étaient effectués ici de manière beaucoup trop humaine, qu'il fallait se débrouiller sans anesthésie et que les soins dentaires devaient être réalisés sans pitié[301]*. De plus, on ne devait selon lui, effectuer sur ces détenus que les soins absolument indispensables. La livraison de matériel, qui dépendait du Dr Pook, responsable en tant qu'instance suprême, était déficiente au camp d'Ohrdruf et je ne pouvais recevoir le matériel qu'avec les plus grandes difficultés de Buchenwald, en passant par les voies administratives. Le Dr Pook, à qui je transmettais des dossiers minutieux, s'est moqué de ces méthodes dignes de la bureaucratie civile et m'a dit qu'un traitement aussi pointu pour ces gens-là était exclu. Tous les efforts que je tentais afin de faire bénéficier les détenus d'une assistance dentaire ont été qualifiés par lui, de ridicules, et il a ordonné qu'il ne soit fait que ce qui relevait de l'extrême urgence, ce qui signifiait qu'il fallait seulement extraire les dents et ne faire aucun autre soin. Ces extractions devaient être faites sans anesthésie locale. Beaucoup de ces détenus n'avaient plus de dents et le Dr Pook m'a interdit de leur faire des dentiers. Suite à cet ordre, de nombreux*

---

298 Cf. Schulz Wilhelm, *Zur Organisation...*, op. cit., 1989, p. 85.

299 Cf. Centre de documentation juive contemporaine, doc. CXXXII-48, 20.01.1947, pp. 1-7.

300 Cf. Riaud Xavier, *La pratique dentaire…*, op. cit., 2002.

301 Cf. CDJC, Doc. CXXXIII-92, 21.02.1947, pp. 4-5.

détenus n'ont plus pu mâcher correctement leur nourriture, ce qui a eu pour conséquence de graves problèmes d'estomac et d'intestins. Ces maladies se sont terminées dans la plupart des cas, par la mort de la personne[302]. »

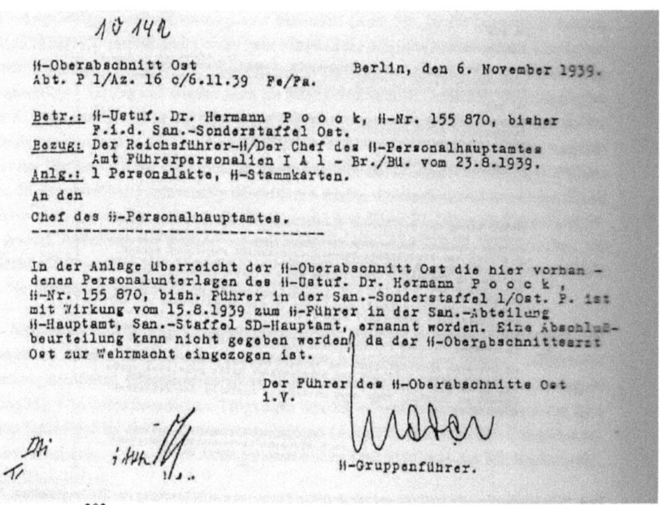

10 142

SS-Oberabschnitt Ost Berlin, den 6. November 1939.
Abt. P 1/Az. 16 c/6.11.39 Fe/Fa.

Betr.: SS-Ustuf. Dr. Hermann P o o c k, SS-Nr. 155 870, bisher F.i.d. San.-Sonderstaffel Ost.
Bezug: Der Reichsführer-SS/Der Chef des SS-Personalhauptamtes Amt Führerpersonalien I A 1 - Br./Bü. vom 23.8.1939.
Anlg.: 1 Personalakte, SS-Stammkarten.

An den

Chef des SS-Personalhauptamtes.

In der Anlage überreicht der SS-Oberabschnitt Ost die hier vorhandenen Personalunterlagen des SS-Ustuf. Dr. Hermann P o o c k, SS-Nr. 155 870, bish. Führer in der San.-Sonderstaffel 1/Ost. P. ist mit Wirkung vom 15.8.1939 zum SS-Führer in der San.-Abteilung SS-Hauptamt, San.-Staffel SD-Hauptamt, ernannt worden. Eine Abschlußbeurteilung kann nicht gegeben werden, da der SS-Oberabschnittsarzt Ost zur Wehrmacht eingezogen ist.

Der Führer des SS-Oberabschnitts Ost
i.V.

SS-Gruppenführer.

SS-Oberabschnitt Est[303] Berlin, le 6 novembre 1939
Section P 1/Az. 16c/6.11.39 Fe/Fa
Objet: SS-Untersturmführer Dr Hermann Pook, SS n° 155 870
jusqu'à maintenant F.i.d. Sonderstaffel sanitaire Est
En référence à : le Reichsführer SS/le chef du service général du personnel SS
Service identité du Führer IA1-Br./Bü. du 23 août 1939
Document joint : 1 dossier individuel, cartes SS

Au chef du personnel du service général SS

Dans le document annexe, le SS-Oberabschnitt Est joint les dossiers personnels disponibles, ici, du Dr Hermann Pook, SS-Untersturmführer, SS n° 155 870, jusqu'à maintenant chef à la Sonderstaffel sanitaire 1/Est.
Pook a été nommé chef SS de la section sanitaire du service général SS, Staffel (=équipe) sanitaire du service général SD à partir du 15 août 1939.
Une appréciation finale ne peut pas être donnée, car le médecin du SS-Oberabschnitt Est a été intégré dans la Wehrmacht.

Pour le chef du SS-Oberabschnitt Est
SS-Gruppenführer

302 Cf. CDJC, Doc. CXXXIII-92, 21.02.1947, pp. 4-5.
303 Cf. Schulz Wilhelm, *Zur Organisation...*, op. cit., 1989, p. 39.

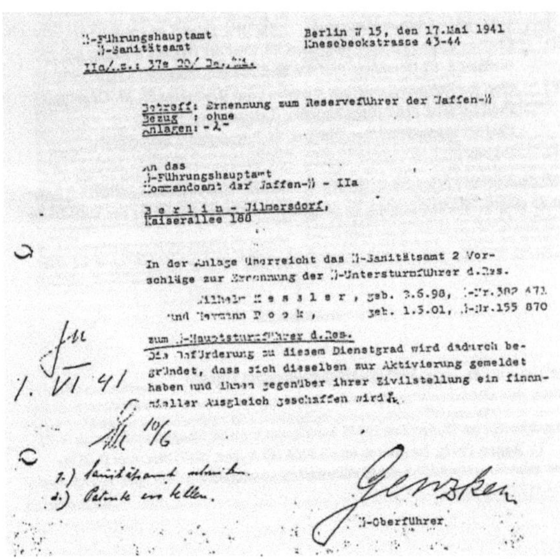

SS-Führungshauptamt
SS-Sanitätsamt
IIa/Az.: 37e 20/ [illegible]

Berlin W 15, den 17.Mai 1941
Knesebeckstrasse 43-44

Betreff: Ernennung zum Reserveführer der Waffen-SS
Bezug : ohne
Anlagen: -2-

An das
SS-Führungshauptamt
Kommandoamt der Waffen-SS - IIa

Berlin - Wilmersdorf,
Kaiserallee 188

In der Anlage überreicht das SS-Sanitätsamt 2 Vorschläge zur Ernennung der SS-Untersturmführer d.Res.

Wilhelm Kessler, geb. 8.6.98, SS-Nr.382 471
und Hermann Pook, geb. 1.3.01, SS-Nr.155 870

zum SS-Hauptsturmführer d.Res.

Die Beförderung zu diesem Dienstgrad wird dadurch begründet, dass sich dieselben zur Aktivierung gemeldet haben und ihnen gegenüber ihrer Zivilstellung ein finanzieller Ausgleich geschaffen wird.

1. VI 41

10/6

1.) Sanitätsamt [illegible]
2.) Patente [illegible]

Genzken
SS-Oberführer

Service général de direction SS Berlin W15, le 17 mai 1941
Service sanitaire SS
Objet : nomination au poste de chef de réserve des Waffen-SS
En référence à :
Documents joints : 2
Au service général de direction SS
Bureau de commandement des Waffen-SS II a
Berlin-Wilmersdorf
Kaiserallee 188

Dans l'annexe, le service sanitaire SS joint deux propositions pour la nomination des SS-Untersturmführer de réserve :
Wilhelm Kessler, né le 8.6.1898, SS n° 382 471, et Hermann Pook[304], né le 1.3.1901, SS n° 155 870, au poste de SS-Hauptsturmführer de réserve.
La promotion à ce grade est justifiée par le fait que les personnes citées se sont inscrites pour une reprise d'activité et qu'une compensation financière leur sera versée par rapport à leur position de civils.

SS-Oberführer Genzken

[304] Cf. Schulz Wilhelm, *Zur Organisation*..., op. cit., 1989, p. 40.

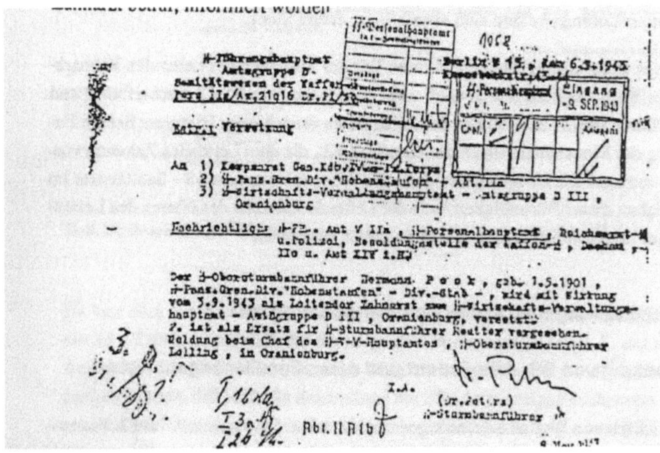

An 1) Korpsarzt Geb.Kdo./V.SS-Pz.Korps
2) SS-Pz.Gren.Div."Hohenstaufen" - Abt.IIa
3) SS-Wirtschafts-Verwaltungshauptamt - Amtsgruppe D III, Oranienburg

Nachrichtlich: SS-FHA. Amt V IIa, SS-Personalhauptamt, Reichsarzt-SS u.Polizei, Besoldungsstelle der Waffen-SS, Dezernat IIc u. Amt XIV i.H.

Der SS-Obersturmbannführer Hermann P o o k, geb. 1.5.1901, SS-Pz.Gren.Div."Hohenstaufen" - Div.-Stab -, wird mit Wirkung vom 3.9.1943 als Leitender Zahnarzt zum SS-Wirtschafts-Verwaltungshauptamt - Amtsgruppe D III, Oranienburg, versetzt.
P. ist als Ersatz für SS-Sturmbannführer Reutter vorgesehen.
Meldung beim Chef des SS-W-V-Hauptamtes, SS-Obersturmbannführer Lolling, in Oranienburg.

I.A.
(Dr.Peters)
SS-Sturmbannführer

Berlin, le 6 mai 1943
Le SS-Obersturmbannführer Hermann Pook[305], né le 1er mai 1901,(…), est muté à partir du 3 septembre 1943 au groupe de services DIII du SS-WVHA, Oranienburg, en tant que dentiste en chef.
Pook est prévu en remplacement du SS-Sturmbannführer Reutter.
Rapport auprès du chef du service général SS …, le SS-Obersturmbannführer Lolling, à Oranienburg.

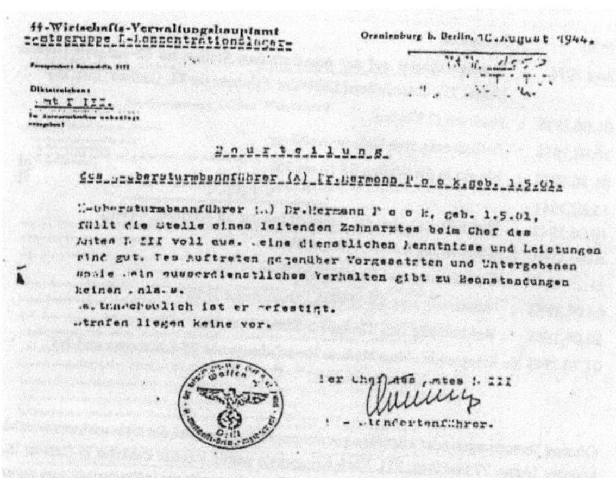

SS-Wirtschafts-Verwaltungshauptamt
Amtsgruppe D-Konzentrationslager

Oranienburg b. Berlin, 10.August 1944.

B e u r t e i l u n g

des SS-Obersturmbannführer (d) Dr.Hermann P o o k, geb. 1.5.01.

SS-Obersturmbannführer (d) Dr.Hermann P o o k, geb. 1.5.01, füllt die Stelle eines leitenden Zahnarztes beim Chef des Amtes D III voll aus. Seine dienstlichen Kenntnisse und Leistungen sind gut. Sein Auftreten gegenüber Vorgesetzten und Untergebenen sowie sein ausserdienstliches Verhalten gibt zu Beanstandungen keinen Anlass.
Weltanschaulich ist er gefestigt.
Strafen liegen keine vor.

Der Chef des Amtes D III
SS-Standartenführer.

SS-WVHA Oranienburg b. Berlin, le 10 août 1944
Groupe de services camps de concentration
<u>EVALUATION</u> du SS-Oberturmbannführer Dr Hermann Pook[306], né le 1.05.1901
Le SS-Obersturmbannführer Dr Hermann Pook, né le 1er mai 1901, remplit la fonction de dentiste directeur auprès du service DIII. Ses connaissances et ses travaux professionnels sont bons.
Son comportement avec ses supérieurs et ses subordonnés de même qu'en dehors du travail ne donne pas lieu à la critique.
… Il n'a eu aucune condamnation
Le chef du service DIII, SS-Standartenführer

[305] Cf. Schulz Wilhelm, *Zur Organisation*…, op. cit., 1989, p. 44.
[306] Cf. Schulz Wilhelm, *Zur Organisation*..., op. cit., 1989, p. 86.

Dans sa déclaration du 20 janvier 1947, Hermann Pook admet avoir été responsable de la récupération de l'or dentaire dans la bouche des détenus morts et plus particulièrement, de la réception, et de la comptabilisation au sein de l'économie SS, des envois d'or des différents camps[307].

Une liste de dentistes qui auraient été particulièrement impliqués dans la récupération de l'or dentaire à leur profit, a été réalisée par deux rescapés du camp de Mauthausen[308]. Elle concerne principalement ceux qui ont exercé à Mauthausen ou ceux qui en ont visité, un jour, les infrastructures (Jost, Pook). Ces dentistes ou d'autres ont pu d'ailleurs avoir des agissements identiques dans d'autres camps.

Verzeichnis der betreffenden SS-Zahnärzte, welche an dem Goldraub beteiligt waren.

Leitenden Zahnärzte für die Konzentrationslager in ganz Deutschland mit dem Sitz in Oranienburg/Berlin beim Chef des Amtes D III im SS-Wirtschafts-Verwaltungshauptamt.

SS-Sturmbannführer Dr. J o s t bis zum Jahre 1942

SS-Obersturmbannführer Dr. P o o k vom Jahre 1942 bis zuletzt

Leiter der SS-Zahnstation K.L.Mauthausen

SS-Hauptsturmführer Dr. Wilhelm H e n k e l , geboren 1909
seine Privat adresse war Offenbach/Main, Dreieichring 16.
in Mauthausen bis 1.9.943.

SS-Hauptsturmführer Dr. Walter L ü c k e r t aus Kassel

SS-Hauptsturmführer Dr. Kurt aus dem B r u c h, geboren 1911
Privatadresse Eisleben, Provinz Sachsen
in Mauthausen bis 30.4.1944

SS-Hauptsturmführer Dr. Walter H ö h l e r , geb.11.4.1907
Privatadresse Alsfeld/Oberhessen
derselbe dürfte in Ebensee oder Bad Ischl versteckt sein.

weitere SS-Zahnärzte vor dem Jahre 1941

SS-Hauptsturmführer Dr. Alfred M ü c k e ca 45 Jahre alt
aus Breslau

SS-Obersturmführer Dr. K a p p e
aus Seelow bei Berlin, wo auch seine Frau als Zahnärztin tätig ist.

SS-Hauptscharführer (Oberjunker) Dr. J ä g e r aus Augsburg

SS-Untersturmführer Dr. S e i f e r t aus Frankfurt/Main

SS-Sturmbannführer Dr. H e l b l i n g
zuletzt als leitender Zahnarzt in Rowno.

Hilfsdienste leistete diesen SS-Ärzten der SS-Oberscharführer Olf Brandt, geb.28.5.1893, Zahntechniker von Beruf im Zivil in Konstanz. Derselbe muß sich noch hier in der Umgebung aufhalten, wo er bei den Bauern eine größere Praxis ausübte.

In die Goldschiebungen war auch der SS-Hauptscharführer R o t h Martin Leiter des Krematorium K.L.Mauthausen verwickelt.

Sämtliche obige SS-Ärzte zeichneten sich als Säufer. teilweise Rauschgiftsüchtige, Sadisten, Schläger und Misshandler von Häftlingen ganz besonders aus.

Martin

---

[307] Cf. CDJC, doc. CXXXII-48, 20.01.1947, pp. 1-7.

[308] Cf. ISD-Sachdokumenten-Ordner Mauthausen 6, seite 43 (1999), © Internationaler Suchdienst, Bad Arolsen, Allemagne.

Liste des dentistes SS impliqués dans le vol de l'or

Dentistes en chef pour les camps de concentration dans toute l'Allemagne avec siège à Oranienburg / Berlin auprès du chef du service D III au SSWVHA

SS-Sturmbannführer Dr. Jost jusqu'en 1942
SS-Obersturmbannführer Dr. Pook de 1942 jusqu'à la fin

Chefs de la station dentaire SS du camp de concentration de Mauthausen
* SS-Hauptsturmführer Dr. Wilhelm Henkel, né en 1909.
Son adresse privée était Offenbach / Main, Dreieichring 16.
A Mauthausen jusqu'au 1. 9. 1943

* SS-Hauptsturmführer Dr. Walter Lückert de Kassel

* SS-Hauptsturmführer Dr. Kurt du Bruck, né en 1911
adresse privée: Eisleben, Saxe
à Mauthausen jusqu'au 30. 4. 1944

* SS-Hauptsturmführer Dr. Walter Höhler, né le 11. 4. 1907
adresse privée: Alsfeld / Hesse supérieure
il doit se cacher à l'Ebensee ou à Bad Ischl

Autres dentistes SS avant 1941

- SS-Hauptsturmführer Dr. Alfred Mücke, environ 45 ans, de Breslau
- SS-Obersturmführer Dr. Kappe, de Seelow près de Berlin, sa femme y est aussi dentiste
- SS-Hauptscharführer (Oberjunker), Dr. Jäger de Augsburg
- SS-Untersturmführer Dr. Seifert de Francfort sur le Main
- SS-Sturmbannführer Dr. Helbling, dans les derniers temps dentiste en chef à Rowno

Le SS-Oberscharführer Olf Brandt rendait des services à ces médecins SS, né le 28. 5. 1893, mécanicien dentaire de métier dans le civil à Constance. Il doit se trouver dans les environs, où il avait une plus grande clientèle chez les paysans.
Le SS-Hauptscharführer Roth Martin, chef du crématoire du camp de Mauthausen a aussi participé au trafic d'or.
De nombreux officiers supérieurs SS étaient des ivrognes, pour certains des drogués, sadiques, aimant particulièrement donner des coups et maltraiter les détenus.

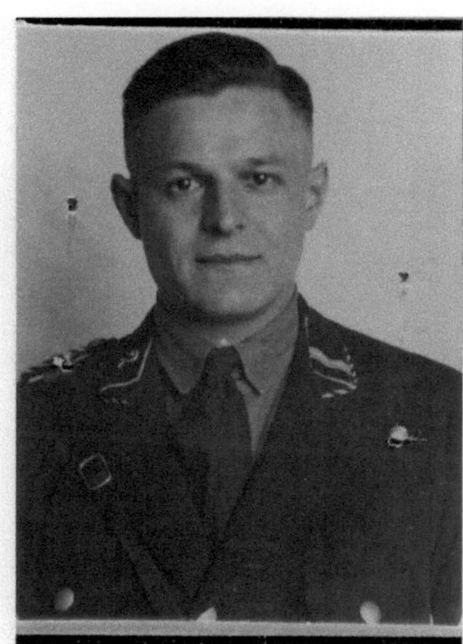

Dr Paul Reutter.

Paul Reutter naît à Bad Homburg, le 14 octobre 1911. Dès le 8 mai 1933, il entre dans l'*Allgemeine-SS* où il prend le n°55 447. Il adhère à la NSDAP et en devient le membre n°1 795 672. Le 9 novembre 1934, il prend le grade de

SS-Sturmann[309]. Le 15 février 1935, Reutter est chef de troupe[310]. Le 15 mai 1935, il reçoit le grade de SS-Unterscharführer. Le 27 mai 1936, il est nommé Scharführer et le 9 novembre 1936, il passe Oberscharführer. En 1937, il fait ses études et passe son examen dentaire d'Etat à Francfort, puis il travaille dans un institut dentaire de la même ville, en tant qu'assistant. Il effectue un certain nombre de remplacements. En 1938, il passe son doctorat. En juin 1938, il signe un contrat de dentiste à la station dentaire de l'hôpital militaire SS de Dachau. Très vite, il devient le dentiste en chef du camp de concentration. Le 4 juin 1938, il se marie et le 20 septembre 1938, il est promu au rang de Untersturmführer. Le 1er octobre 1939, il entre dans la *Waffen-SS*. Du 15 février 1941 au 10 juin 1942, il est dentiste en chef dans la division SS *Wiking*. Le 20 avril 1941, il est nommé Obersturmführer, puis le 1er octobre 1941, Hauptsturmführer. Il est muté au SS-WVHA, au groupe de services DIII, le 4 août 1942. Le 20 avril 1943, il accède au rang de Sturmbannführer. Du 1er octobre 1943 jusqu'à la fin de la guerre, il travaille dans plusieurs hôpitaux militaires SS et dans plusieurs unités du front.
A la fin de la guerre, Reutter est interné à Dachau[311]. Puis, il se retrouve dans un autre camp, à Darmstadt. Il est emmené à Nuremberg où il est cité à comparaître en tant que témoin de la défense au procès de Pook. De retour à Darmstadt, il est libéré par une commission d'arrêt alliée. Pour finir, il travaille dans son propre cabinet dentaire en Hesse.

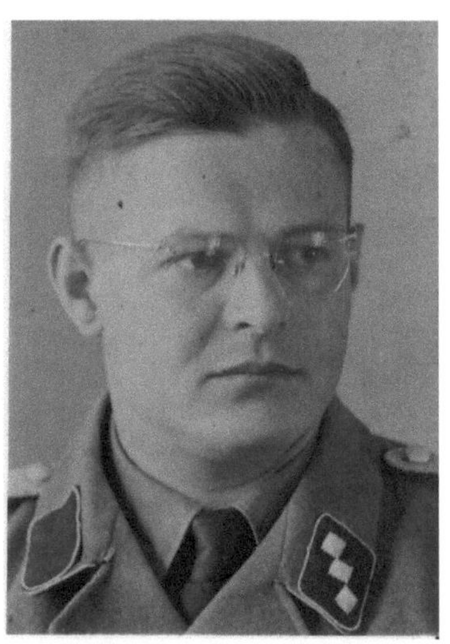

---

[309] Cf. Bundesarchiv Berlin, 2004.
La photo en bas a été prise en 1941. Reutter est alors SS-Obersturmführer.
[310] Cf. Schulz Wilhelm, *Zur Organisation*..., op. cit., 1989, pp. 56-57.
[311] Cf. Schulz Wilhelm, *Zur Organisation*..., op. cit., 1989, pp. 56-57.

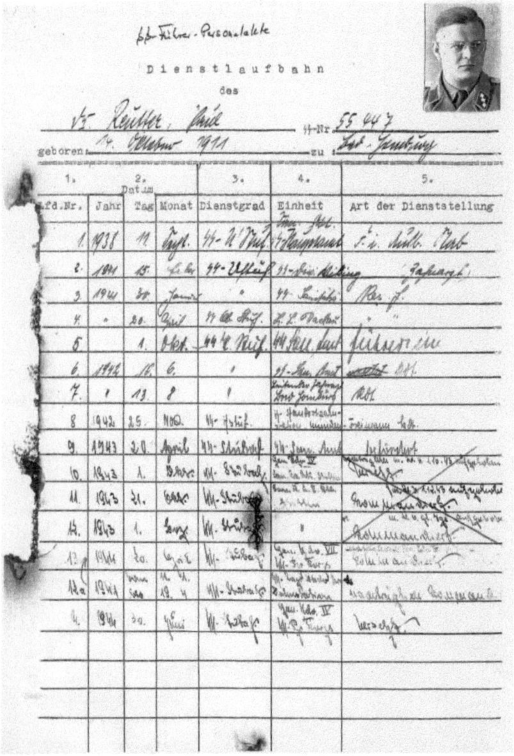

SS-Führer-Personalakte

Dienstlaufbahn

des

geboren: zu: SS-Nr.

1. Lfd.Nr.	2. Datum Jahr	Tag	Monat	3. Dienstgrad	4. Einheit	5. Art der Dienststellung

Dossier personnel de SS.

Carrière du SS Paul Reutter[312] Numéro de SS : 55 447

Né le 14 octobre 1911 à Bad Homburg

	Année	jour	mois	grade	unité	nature des services
1	1938	11	08	SS-Untersturmf	SS-Hauptamt	
2	1941	15	02	"	SS-Division Wiking	dentiste
3	1941	30	01	"	SS-service sanitaire	chef de la réserve
4	1941	20	04	SS-Obersturmf	camp de concentration	"
				"	de Dachau	
5	1941	1	10	SS-Hauptsturmf	service sanitaire SS	chef dans ?
6	1942	10	06	"	"	muté (rayé), commando
7	"	13	08	"	dentiste en chef	commando Bad Homburg
8	"	25	11	"	station dentaire	Freimann commando garnison SS Minden
9	1943	20	04	SS-Sturmbannf	SS-service sanitaire	promu
10	1943	1	10	"		
11	1943	21	10	"		
12	1943	1	12	"		
13	1944	20	04	"	commando de district	muté
12a	1944	du 11/01 au 19/04		"		muté après coup
14	1944	30	06	"		station dentaire SS, commando du district IV, muté

312 Cf. Bundesarchiv Berlin, 2004.

SS-Wirtschafts-Verwaltungshauptamt Oranienburg b. Berlin, 16.Februar 1943.
-Amtsgruppe D-Konzentrationslager-

Diktatzeichen:
Amt D III/Az.21/2.43-K-

Bevorzugt.

Beurteilung

des SS-Hauptsturmführer (A) Paul Reutter,

geb. 14.10.11.

SS-Hauptsturmführer (A) Paul Reutter, geb. 14.10.11, ist mit einigen Unterbrechungen (Osteinsatz, Tätigkeit im SS-Lazarett Dachau und Waffenausbildung) bereits seit August 1939 im Bereiche der Konz.-Lager, seit Anfang August 1942 als leitender Zahnarzt beim Chef des Amtes D III und seit 1.Januar 1943 auch gleichzeitig als leitender Zahnarzt der Standortzahnstation Oranienburg, tätig. Während dieser Zeit hat es R. verstanden, die ihm übertragenen zahnärztlichen Aufgaben in einwandfreiester Weise zu erledigen. Sein zahnärztliches und Allgemeinwissen ist vollkommen.
Aber nicht nur seine hervorragenden zahnärztlichen Kenntnisse, sondern auch sein tadelloses kameradschaftliches Verhalten und sein stets hilfsbereites Wesen haben das Vertrauen zwischen ihm und Truppe und der zahnärztlich zu betreuenden SS-Familien im Standort Oranienburg ausserordentlich gefestigt.
SS-Hauptsturmführer Reutter füllt seine Stelle sehr gut aus.
Eine Beförderung zum SS-Sturmbannführer wird diesseits befürwortet.

Der Chef des Amtes D III
SS - Obersturmbannführer.

SS-WVHA[313] Oranienburg b. Berlin, 16 février 1943
Groupe de services D - camps de concentration
Prioritaire

Evaluation du SS-Hauptsturmführer Paul Reutter, né le 14.10.1911

Le SS-Hauptsturmführer Paul Reutter, né le 14 octobre 1911, travaille, avec quelques interruptions (mobilisation à l'Est, travail à l'hôpital militaire SS de Dachau, à la formation aux armes), depuis août 1939 dans le domaine des camps de concentration, depuis début août 1942 comme dentiste en chef auprès du chef du service DIII et depuis le 1er janvier 1943, également comme dentiste en chef de la station dentaire de la garnison d'Oranienburg. Pendant cette période, Reutter a su accomplir les tâches qui étaient les siennes dans le domaine dentaire d'une façon impeccable. Son savoir général et son savoir dentaire sont parfaits.
Non seulement ses excellentes connaissances dentaires, mais aussi son comportement de camarade sans reproche et son caractère toujours serviable, ont consolidé d'une manière remarquable, la confiance entre lui et la troupe ainsi que les familles SS dont il assure le suivi dentaire à la garnison d'Oranienburg.
Le Hauptsturmführer Reutter remplit très bien son rôle. Une promotion au rang de SS-Sturmbannführer est appuyée de ce côté.

Le chef du service DIII, SS-Obersturmbannführer

[313] Cf. Schulz Wilhelm, *Zur Organisation...*, op. cit., 1989, p. 89.

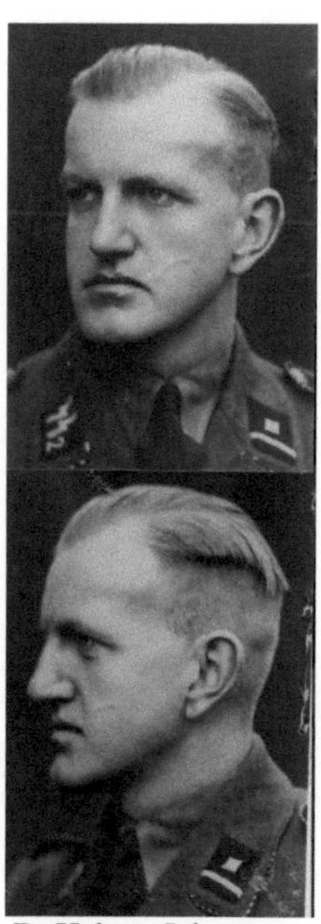

Dr Helmut Johannsen.

Helmut Johannsen naît à Neumünster, le 28 janvier 1908. De 1926 à 1932, il travaille dans le commerce[314]. Le 1er décembre 1931, il devient membre de la NSDAP où il prend le n° 756 620. Du 1er août 1932 au 15 février 1933, il est commandant de la NSDAP de Neumünster. Le 15 février 1933, il entre dans la SS où il reçoit le n° 69 470. Le 15 décembre 1936, il passe son examen dentaire d'Etat à Hambourg, après avoir fait ses études à Kiel et à Hambourg. Le 15 mars 1937, il est muté à la station dentaire du régiment SS *Deutschland*, à Munich[315]. Il est aussi promu au grade de Untersturmführer. Le 30 avril 1937, il se marie. Le 31 mars 1938, il rejoint le camp de concentration de Buchenwald. Le 1er juillet 1939, il devient Obersturmführer. Du 1er octobre 1939 au 7 février 1943, il est délégué vers différents postes. Le 20 avril 1941, il reçoit le grade de Hauptsturmführer et le 20 avril 1942, celui de Sturmbannführer. Le 8 février 1943, il est nommé chef de la section principale et chef de service suppléant du service XIV. Le 20 avril 1944, il est promu au rang de Obersturmbannführer.

Vers la fin de la guerre, une grande partie du SS-FHA est transféré vers la région encore non menacée des Sudètes. Le Dr Johannsen a pour tâche d'établir des formulaires de démobilisation pour les membres de la SS. Après la guerre, il n'obtient pas l'autorisation d'exercer. Après quelques

314 Cf. Bundesarchiv Berlin, 2004.

315 Cf. Schulz Wilhelm, *Zur Organisation...*, op. cit., 1989, p. 91.

années d'attente, il finit par la recevoir. En 2004, il vivait encore, retiré, à Hambourg.

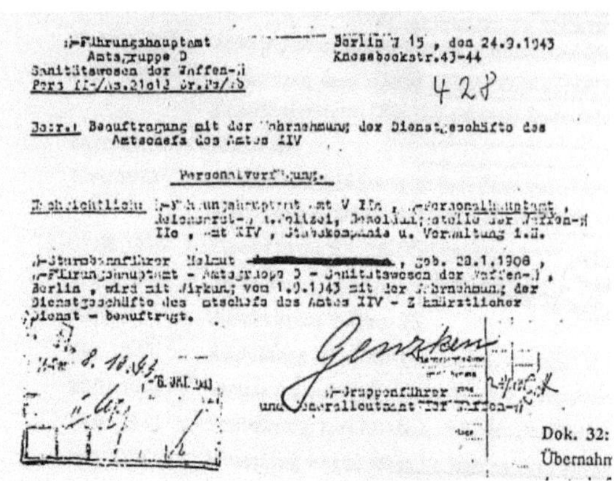

SS-Führungshauptamt
Amtsgruppe D
Sanitätswesen der Waffen-SS
[illegible]

Berlin W 15, den 24.9.1943
Knesebeckstr.43-44

428

Betr.: Beauftragung mit der Wahrnehmung der Dienstgeschäfte des Amtschefs des Amtes XIV

Personalverfügung.

Nachrichtlich: [illegible] Amt V IIa, [illegible], Reichsarzt-SS u. Polizei, Besoldungsstelle der Waffen-SS IIc, Amt XIV, Stabskompanie u. Verwaltung i.H.

SS-Sturmbannführer Helmut [illegible], geb. 28.1.1908, SS-Führungshauptamt - Amtsgruppe D - Sanitätswesen der Waffen-SS, Berlin, wird mit Wirkung vom 1.9.1943 mit der Wahrnehmung der Dienstgeschäfte des Amtschefs des Amtes XIV - Zahnärztlicher Dienst - beauftragt.

Genzken

SS-Gruppenführer und Generalleutnant der Waffen-SS

Dok. 32:
Übernahn

SS-FHA[316]
Groupe de services D
Service sanitaire de la Waffen-SS

Berlin W15, le 24.09.1943
Knesebeckstaβe 43/44

Objet : délégation afin de remplir les fonctions professionnelles de chef de service du service XIV

Mutation de personnel

_____: Médecin du Reich, ….. Service XIV…..

Le SS-Sturmbannführer Helmut Johannsen, né le 28.01.1908, service général de direction SS – groupe de services D – service sanitaire de la Waffen-SS, Berlin, est chargé, à compter du 1er. 09. 1943, des fonctions de chef de service XIV – service dentaire.

SS-Gruppenführer et lieutenant général Genzken

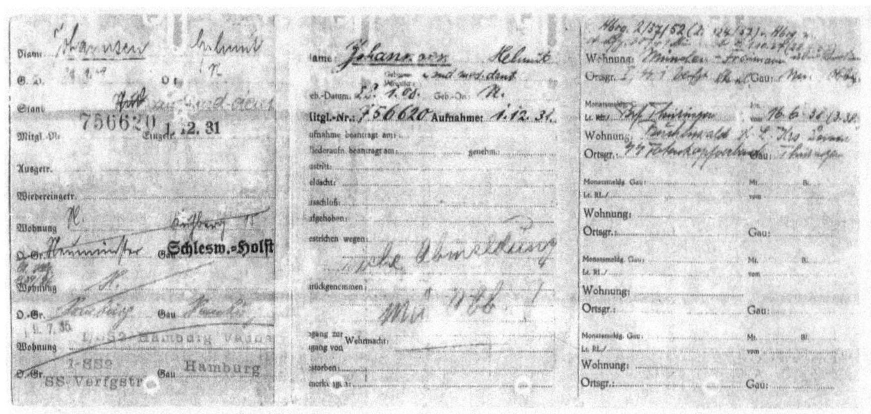

Mitgl.-Nr. 756620 Aufnahme: 1.12.31

Schlesw.-Holst

Hamburg

Carte de membre de la NSDAP de Helmut Johannsen[317].

[316] Cf. Schulz Wilhelm, *Zur Organisation*..., op. cit., 1989, p. 92.
[317] Cf. Bundesarchiv Berlin, 2004, © Bundesarchiv Berlin.

Berlin, den 1. März 1944

Beförderung in der Waffen-SS

An den
Chef des SS-Personalhauptamtes

Der SS-Sturmbannführer Helmut J[...] Dr. SS-Nr. 69 470
wird vorgeschlagen zur Beförderung
zum SS-Obersturmbannführer der Waffen-SS

Geburtsdatum: 28.1.08 Alter: 36 Jahre Dienststellung: Amtschef des zahnärztl. Amtes Amtsgruppe D, San.-Wesen d. W-SS seit 24.9.43

Letzte Beförderung: 20.4.42. R.d.A. 1.4.42

Nach Ernennung zum SS-Führer der Waffen-SS versehene Dienststellungen:
1.10.39 - 31.12.40 als Zahnarzt in der SS-V-Div. ("DasReich")
1.1.41 - 27.6.41 " Leiter d. Zahnstat. z. SS-Germania, Hamburg
28.6.41 - 7.2.43 " Leiter d. Standortzahnst. Hamburg d. W-SS
8.2.43 - 24.9.43 " Hauptabteilungsleiter u. stellv. Amtschef XIV
24.9.43 - heute " Amtschef XIV (m.d.W.d.G.b.)

Lehrgänge: v. 30.1.42 - 28.3.42 Kief.Chir.Lehrgang b. Prof. Pflüger, Hamburg

Die Eignung zum vorgeschlagenen Dienstgrad ist nachgewiesen durch: seine jetzige Dienststellung als Amtschef XIV (m.d.W.d.G.b.) im San.-Wesen d. Waffen-SS

17. JULI 1944

Beurteilung der charakterlichen Eignung und dienstlichen Leistungen (Innen- und Außendienst, Lehrfähigkeit):
SS-Stubaf. Dr. [...] ist politisch und weltanschaulich gefestigt, charakterlich einwandfrei und genügt in jeder Weise allen Anforderungen die an einen SS-Führer in dienstlicher, führungsmäßiger und soldatischer Einsicht gestellt werden. Wegen seiner kameradschaftlichen Umgangsformen ist er bei seinen Mitarbeitern beliebt, von seinen Vorgesetzten und Untergebenen wegen seiner dienstlich korrekten Haltung geachtet.
In seiner jetzigen Dienststellung leitet er den gesamten zahnärztlichen Dienst im Sanitätswesen der Waffen-SS. Er hat es in dem halben Jahr seiner Amtsführung verstanden, den zahnärztlichen Dienst unter den bestehenden schwierigen Verhältnissen organisatorisch so auszubauen, daß die zahnärztliche Versorgung der Truppe sowohl in der Heimat als auch an der Front als sehr gut bezeichnet werden muß.
Seine Stellung als geschäftsführender Amtschef macht seine Beförderung, abgesehen von seinen persönlichen Verdiensten, im dienstlichen Interesse erforderlich.

Teilnahme an Kampfhandlungen: Westfeldzug (SS-V-Div.)

Auszeichnungen: KVK II. Kl.

Zur weiteren Förderung wird weiterhin Verwendung wie bisher vorgeschlagen.

Der Chef des Sanitätswesens der Waffen-SS
SS-Gruppenführer und Generalleutnant der Waffen-SS

Stellungnahme der vorgesetzten Dienststellen:

Einverstanden!
Berlin, den 21. März 1944
Reichsarzt-SS und Polizei

SS-FHA[318] Berlin, 1.03.1944

Promotion dans la Waffen-SS

Au chef du service général du personnel SS

Le SS-Sturmbannführer Dr. Helmut Johannsen, ..., est proposé pour être promu au grade de Obersturmbannführer de la Waffen-SS.
Né le 28.01.1908
36 ans
Chef du service des dentistes, Groupe de services D, 24.09.1943
Parcours professionnel :
1.10.1939 – 31.12.1940 dentiste à la division SS V (Das Reich)
1.01.1941 – 27.06.1941 chef de la station dentaire SS-Germania, Hamburg
28.06.1941 – 7.02.1943 chef de la station dentaire de la garnison Hamburg de la Waffen-SS
8.02.1943 – 24.09.1943 chef de la section générale et chef suppléant du service XIV
24.09.1943 – aujourd'hui chef du service XIV
Formations : du 30.01.42 – 28.03.43 stage de formation de chirurgie dentaire auprès du Prof. Pflüger, Hamburg
Son activité en tant que chef du service XIV au service sanitaire de la Waffen-SS

Justifications pour la proposition de promotion[319]

Le SS-Sturmbannführer Dr. Johannsen est stable dans ses opinions politiques et sa vision du monde. Il n'y a aucun reproche à faire en ce qui concerne son caractère. Il remplit toutes les exigences qui peuvent être attendues d'un chef SS, du point de vue professionnel, directionnel et militaire.
Il est aimé, par ses collègues, pour sa camaraderie et apprécié par ses supérieurs, et ses subordonnés pour son attitude professionnelle correcte.
Dans le cadre de ses fonctions actuelles, il dirige tout le service dentaire de l'organisation sanitaire de la Waffen-SS. En 6 mois, il a su organiser le service dentaire de telle sorte que, malgré les difficultés, le suivi dentaire des troupes aussi bien à l'intérieur du pays qu'au front, doit être qualifié de très bon.
Sa position en tant que chef de service rend sa promotion nécessaire pour des intérêts professionnels, en plus de son mérite personnel.

318 Cf. Schulz Wilhelm, *Zur Organisation...*, op. cit., 1989, p. 92.
319 Cf. Schulz Wilhelm, *Zur Organisation...*, op. cit., 1989, p. 93.

Principaux dentistes SS dans les camps de concentration

Sur 90 000 médecins en activité en Allemagne sous le IIIe Reich, environ 350 ont commis des crimes médicaux. En tenant compte des licenciements et des mutations, et en incluant ceux de l'administration, il n'y a pas eu plus de 100 dentistes diplômés sur 16 300 en 1939, qui ont exercé dans les camps de concentration[320]. Comme la plupart des SS ayant évolué dans l'univers concentrationnaire, ils ont été responsables de réels méfaits sur les prisonniers. Pour les plus connus, en voici le détail.

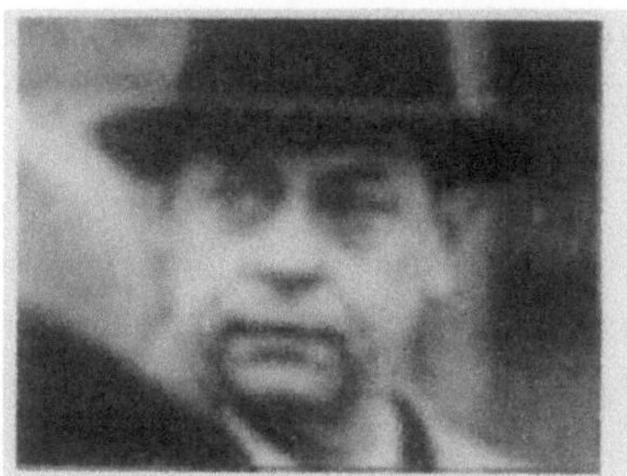

Dr Willy Frank (1903- ?).

Willy Frank naît à Ratisbonne, le 9 février 1903. En 1916, il entre dans le corps des cadets bavarois de Munich[321]. En mars 1920, il est volontaire dans le corps franc de Ritter von Epp (régiment de tirailleurs bavarois 21). En 1922, il est membre fondateur du groupe de la NSDAP de Ratisbonne. En 1923, il obtient son baccalauréat. De 1923 à 1931, il fait des études d'ingénieur mécanicien à l'Ecole supérieure technique de Munich. Il obtient son diplôme d'ingénieur. De 1932 à 1934, il fait ses études dentaires à Munich. Le 1er mai 1933, il adhère de nouveau à la NSDAP. Il reçoit le numéro 2 942 877, le formulaire de sa première adhésion à Ratisbonne ayant été égaré. En décembre 1934, il passe son examen dentaire d'Etat à Munich. Il a alors une fonction d'assistant. En février 1935, il entre dans l'unité des pilotes de planeurs de Ulm. En septembre 1935, il obtient son doctorat. Le 5 août 1936, il entre dans la SS avec le numéro 289 643. Le 10 septembre 1939, il est promu Untersturmführer. En 1940, il devient membre de la *Waffen-SS*. En octobre 1940, il suit une instruction dans la SS *Germania* à

[320] Cf. Riaud Xavier, *La pratique dentaire…*, op. cit., 2002, p. 54.
[321] Cf. Schulz Wilhelm, *Zur Organisation...*, op. cit., 1989, pp. 93, 94.

Hambourg[322]. Le 30 janvier 1941, il rejoint la division SS *Wiking*. Il participe à la campagne de Russie. Il est aussi promu au grade de Untersturmführer de la *Waffen-SS*. Le 25 décembre 1941, il est muté pour cause de blessure au bataillon de remplacement sanitaire SS *Bad Cannstadt*. Le 23 avril 1942, il est envoyé à la station dentaire de l'hôpital militaire SS de Dachau. Le 28 juillet 1942, il exerce à l'hôpital militaire SS de Minsk. Le 10 novembre 1942, il arrive au SS-WVHA et est délégué à la station dentaire SS de Wewelsburg. Le 30 janvier 1943, il prend le grade de Obersturmführer. Le 28 février 1943, il se retrouve au camp d'Auschwitz. Pour son travail dans ce camp, il est décoré de la croix du mérite de guerre, 2ème classe avec épées. Le 21 juin 1944, il devient Hauptsturmführer. A partir du 15 août 1944, il est le dentiste en chef du camp de concentration de Dachau. Le 15 novembre 1944, il travaille à la 3ème Panzer-Division *Totenkopf*.

A la fin de la guerre, Frank est fait prisonnier par les Américains. Ils le libèrent en janvier 1947. Jusqu'au 5 octobre 1964, Frank travaille à son cabinet dentaire de Stuttgart-Bad Cannstadt[323]. Il est condamné à sept ans de prison par le tribunal de Francfort lors du procès des principaux responsables SS du camp d'Auschwitz, pour sa participation active dans les sélections des détenus à l'arrivée des trains et pour sa présence sur la rampe menant aux chambres à gaz[324]. Ces sélections décidaient des personnes rejoignant le camp pour travailler ou de celles se rendant directement aux chambres à gaz. Le jugement est sans appel : *« Il a été reconnu coupable d'un meurtre de masse dans au moins 6 cas pour mille. »* De plus, chargé de la surveillance de la récupération de l'or dentaire dans la bouche des détenus à la sortie des chambres à gaz, sa présence dans les crématoires à cet effet est avérée par plusieurs témoignages.

Emprisonné, il purge sa peine à la prison de Butzbach. C'est là qu'il renonce à l'exercice de la dentisterie.

---

322 Cf. Schulz Wilhelm, *Zur Organisation...*, op. cit., 1989, pp. 94, 95.

323 Cf. Schulz Wilhelm, *Zur Organisation...*, op. cit., 1989, pp. 94, 95.

324 Cf. Kirchhoff Wolfgang (Hrsg), *Zahnmedizin und Faschismus*, Marburg, 1987, Verlag Arbeiterbewegung und Gesellschaftswissenschaft, pp. 93, 94.

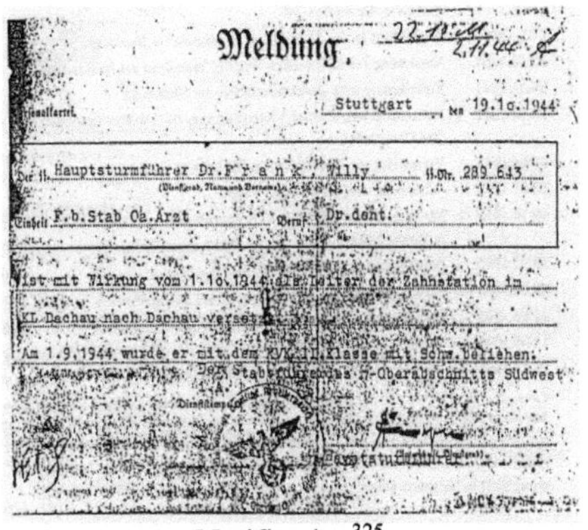

Meldung.

Stuttgart, den 19.10.1944

Der SS-Hauptsturmführer Dr. F r a n k, Willy SS-Nr. 289 643

Einheit: F.b.Stab Oa.Arzt Beruf: Dr.dent.

ist mit Wirkung vom 1.10.1944 als Leiter der Zahnstation im KL Dachau nach Dachau versetzt.

Am 1.9.1944 wurde er mit dem KVK II.Klasse mit Schw. beliehen.

Der Stabsführer des SS-Oberabschnitts Südwest

SS-Hauptsturmführer

<u>Notification</u>[325]

Stuttgart, le 19.10.1944

Le SS-Hauptsturmführer Dr Willy Frank, SS n° 289643
<u>Unité</u>: F.b. Stab Oa. Arzt <u>Métier</u> : Dr. Dent.,
Est muté à compter du 01.10.1944 en tant que chef de la station dentaire du camp de concentration de Dachau.
Il lui a été remis, le 01.09.1944, la croix du mérite de guerre, 2ème classe avec épées.

SS-Oberabschnitts Sud-Ouest
SS-Hauptsturmführer

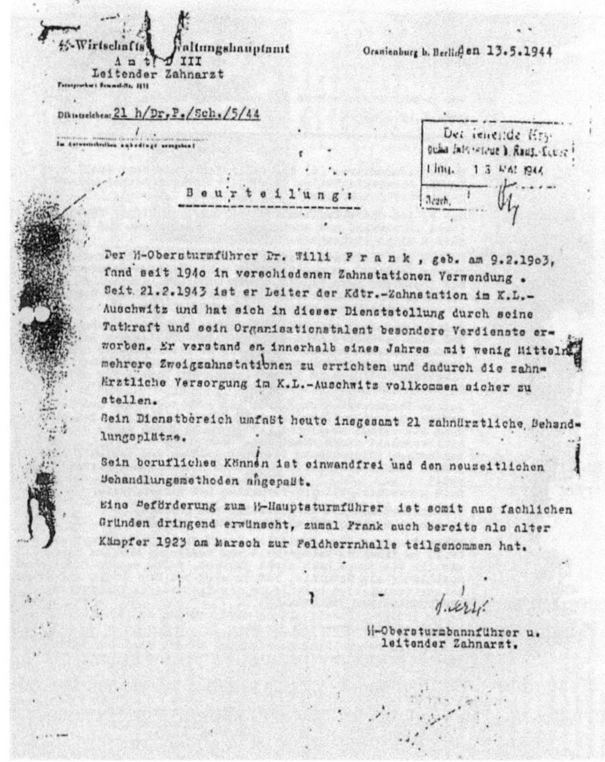

SS-Wirtschafts-Verwaltungshauptamt
Amt D III
Leitender Zahnarzt

Oranienburg b. Berlin, den 13.5.1944

Diktatzeichen: 21 h/Dr.P./Sch./5/44

Der leitende Kriegs...
Eing. 13 MAI 1944

Beurteilung:

Der SS-Oberaturmführer Dr. Willi F r a n k, geb. am 9.2.1903, fand seit 1940 in verschiedenen Zahnstationen Verwendung. Seit 21.2.1943 ist er Leiter der Kdtr.-Zahnstation im K.L.-Auschwitz und hat sich in dieser Dienststellung durch seine Tatkraft und sein Organisationstalent besondere Verdienste erworben. Er verstand es innerhalb eines Jahres mit wenig Mitteln mehrere Zweigzahnstationen zu errichten und dadurch die zahnärztliche Versorgung im K.L.-Auschwitz vollkommen sicher zu stellen.
Sein Dienstbereich umfaßt heute insgesamt 21 zahnärztliche Behandlungsplätze.

Sein berufliches Können ist einwandfrei und den neuzeitlichen Behandlungsmethoden angepaßt.

Eine Beförderung zum SS-Hauptsturmführer ist somit aus fachlichen Gründen dringend erwünscht, zumal Frank auch bereits als alter Kämpfer 1923 am Marsch zur Feldherrnhalle teilgenommen hat.

SS-Obersturmbannführer u.
leitender Zahnarzt.

[325] Cf. Schulz Wilhelm, *Zur Organisation...*, op. cit., 1989, p. 95.

SS-WVHA
Service DIII
Dentiste en chef

Oranienburg, Berlin, le 13.05.1944

Appréciation[326]

Le SS-Oberturmführer Dr Willy Frank, né le 9.02.1903, travaille depuis 1940 dans différentes stations dentaires. Depuis le 21.02.1943, il est chef de la station dentaire de l'état-major de la place au camp de concentration de Auschwitz et a acquis de nombreux mérites à ce poste grâce à son énergie et son talent d'organisation.

En l'espace d'un an, il a su, avec peu de moyens, mettre sur pied plusieurs stations dentaires filiales et assurer parfaitement le suivi dentaire au camp de concentration de Auschwitz.

Son domaine d'activité s'étend aujourd'hui à 21 lieux prodiguant des soins dentaires.

Ses capacités professionnelles sont irréprochables et il a su s'adapter aux méthodes de soins modernes.

Pour des raisons professionnelles, une promotion au grade de SS-Hauptsturmführer est instamment souhaitée, d'autant plus que Frank a déjà participé en 1923, à la marche à la Feldherrnhalle en tant que vieux combattant.

SS-Obersturmführer et dentiste en chef

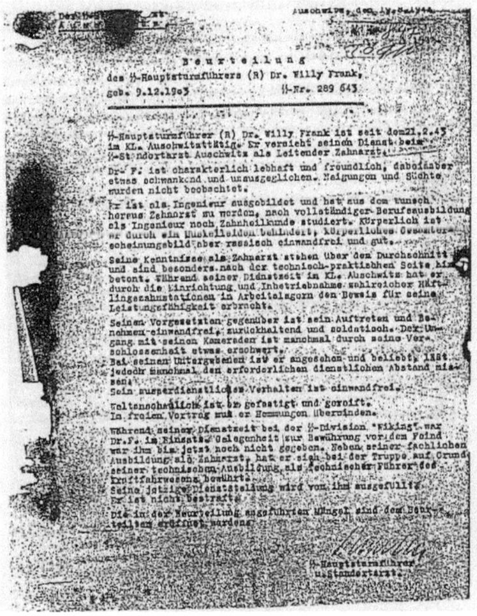

Auschwitz, den 19.8.1944

Beurteilung
des SS-Hauptsturmführers (R) Dr. Willy Frank,
geb. 9.12.1903 SS-Nr. 289 643

SS-Hauptsturmführer (R) Dr. Willy Frank ist seit dem 21.2.43 im KL. Auschwitz tätig. Er versieht seinen Dienst beim SS-Standortarzt Auschwitz als Leitender Zahnarzt.

Dr. F. ist charakterlich lebhaft und freundlich, dabei aber etwas schwankend und unausgeglichen. Neigungen und Süchte wurden nicht beobachtet.

Er ist als Ingenieur ausgebildet und hat aus dem Wunsch heraus Zahnarzt zu werden, nach vollständiger Berufsausbildung als Ingenieur noch Zahnheilkunde studiert. Körperlich ist er durch ein Muskelleiden behindert, körperliches Gesamterscheinungsbild aber rassisch einwandfrei und gut.

Seine Kenntnisse als Zahnarzt stehen über dem Durchschnitt und sind besonders nach der technisch-praktischen Seite hin betont. Während seiner Dienstzeit im KL. Auschwitz hat er durch die Einrichtung und Inbetriebnahme zahlreicher Häftlingszahnstationen in Arbeitslagern den Beweis für seine Leistungsfähigkeit erbracht.

Seinen Vorgesetzten gegenüber ist sein Auftreten und Benehmen einwandfrei, zurückhaltend und soldatisch. Der Umgang mit seinen Kameraden ist manchmal durch seine Verschlossenheit etwas erschwert.
Bei seinen Untergebenen ist er angesehen und beliebt, läßt jedoch manchmal den erforderlichen dienstlichen Abstand missen.
Sein ausserdienstliches Verhalten ist einwandfrei.

Weltanschaulich ist er gefestigt und gereift.
Im freien Vortrag muß er Hemmungen überwinden.

Während seiner Dienstzeit bei der SS-Division "Wiking" war Dr. F. im Einsatz. Gelegenheit zur Bewährung vor dem Feind war ihm bis jetzt noch nicht gegeben. Neben seiner fachlichen Ausbildung als Zahnarzt, hat er sich bei der Truppe auf Grund seiner technischen Ausbildung als technischer Führer des Kraftfahrwesens bewährt.
Seine jetzige Dienststellung wird von ihm ausgefüllt.
Er ist nicht bestraft.

Die in der Beurteilung ausgeführten Mängel sind dem Beurteilten eröffnet worden.

SS-Hauptsturmführer
u. Standortarzt.

Médecin de la garnison
Auschwitz, le 19.08.1944

Appréciation[327]

Du SS-Hauptsturmführer Dr Willy Frank
Né le 9.12.1903 SS n° 289 643

Le SS-Hauptsturmführer Dr Willy Frank travaille depuis le 21.2.1943 au camp de concentration d'Auschwitz. Il assure son service auprès du médecin de garnison d'Auschwitz en tant que dentiste en chef. Le Dr Frank a un caractère vivant et amical, cependant quelque peu indécis et déséquilibré. Des penchants et des manies n'ont pas été observés. Il a une formation d'ingénieur et, par désir de devenir dentiste, a étudié la dentisterie après avoir

326 Cf. Schulz Wilhelm, *Zur Organisation...*, op. cit., 1989, p. 96.
327 Cf. Schulz Wilhelm, *Zur Organisation...*, op. cit., 1989, p. 97.

terminé sa formation d'ingénieur. Il est physiquement handicapé par des douleurs musculaires, mais son apparence raciale physique est bonne et sans reproche. Ses connaissances dentaires sont au-dessus de la moyenne et ce, particulièrement dans leurs aspects pratiques et techniques. Pendant ses activités au camp de concentration d'Auschwitz, il a apporté la preuve de ses capacités, en mettant en place et en marche de nombreuses stations dentaires de détenus. Ses rapports et son comportement envers ses supérieurs sont sans reproche, retenus et soldatesques. Les rapports avec ses camarades sont parfois rendus difficiles du fait de sa réserve. Il est aimé et estimé de ses subordonnés, mais oublie parfois la nécessaire distance professionnelle. Il n'y a rien à dire sur son comportement en dehors du travail. Il est idéologiquement mûr et solide. Il lui faut surmonter des difficultés pour parler en public. Pendant son service dans la division SS Wiking, le Dr Frank était en intervention. Il n'a pas encore eu l'occasion de se confronter à l'ennemi. En plus de sa formation spécialisée de dentiste, sa formation technique lui a permis d'être le chef technique des moyens automobiles auprès de la troupe. Il accomplit son travail actuel de manière satisfaisante. Il n'a pas été condamné. Celui qui est concerné par cette appréciation a été mis au courant des remarques qui y sont faites[328].

SS-Hauptsturmführer
Médecin de garnison

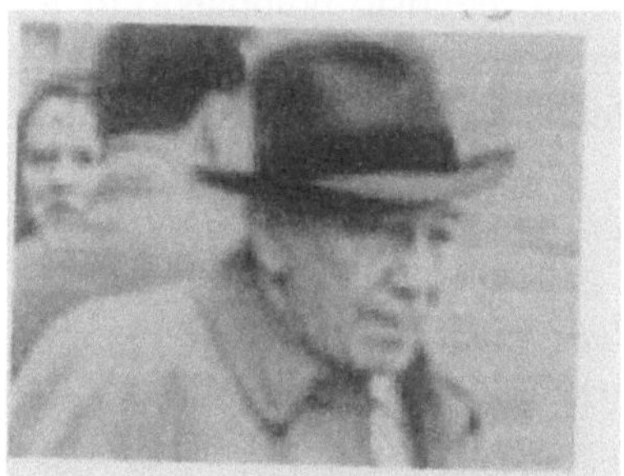

Dr Willi Schatz.

Le Dr Willi Schatz naît le 1er février 1905, à Hanovre[329]. Il est dentiste et exerce en 1944, à Auschwitz. En 1944-1945, il officie à Neuengamme. Il est mis à la porte de la NSDAP en 1937. Il n'appartiendra jamais à la Waffen-SS. Il est acquitté au 2ème procès d'Auschwitz, tenu à Francfort. Contrairement au Dr Frank, son supérieur, il ne participe à aucune sélection de détenus à l'arrivée des trains au camp d'Auschwitz. C'est ce qui lui évite la prison.

A Francfort, Schatz est accusé d'avoir sélectionné sur la rampe et d'avoir surveillé le gazage d'êtres humains. Le second dentiste du camp d'Auschwitz subordonné au Dr Frank, l'ancien Oberscharführer Dr Schatz de Hanovre, nie avoir « sélectionné » sur la rampe d'Auschwitz, c'est-à-dire avoir décidé qui, parmi des milliers de femmes, enfants et hommes juifs arrivant dans le camp d'extermination, dans des trains de marchandises,

---

[328] Cf. Schulz Wilhelm, *Zur Organisation...*, op. cit., 1989, p. 97.

[329] Cf. Mac Lean French, *The Camp Men, the SS Officers who ran the Nazi concentration system*, Atglen, 1999, Schiffer Miltary History (ed.), p. 198.

devaient être envoyés de suite dans les chambres à gaz ou travailler[330]. Il dit n'avoir jamais été dans les crématoires et dit n'avoir entendu parler de tout ça que par ouïe dire. A l'en croire, il n'était, tout comme le Dr Frank, qu'un « remplaçant » sur la rampe[331]. Il devait prélever le matériel dentaire apporté par les dentistes juifs déportés pour la station dentaire des détenus.
Le directeur du Tribunal de Grande Instance Hofmeyer accuse Schatz d'avoir admis dans l'enquête préliminaire avoir accompagné les victimes sur le chemin vers les chambres à gaz. Il aurait aussi expliqué à un juge chargé de l'enquête que ses *« fonctions d'accompagnement »* auraient ensuite été prises en charge par des SS. Schatz affirme aujourd'hui que c'était un malentendu.
« Que pensiez-vous à l'époque des gazages ? »
« C'est une chose entendue de par mon passé et par mon comportement envers les détenus.»
Au bout de son interrogatoire, Schatz a raconté qu'il a eu *« une relation presque amicale »* avec un dentiste polonais, qui lui a été adjoint comme assistant détenu, qu'il a recherché des poules auprès de la population civile polonaise pour des détenus affamés, et qu'il les a passées en fraude dans le camp. Une fois aussi, il aurait rendu visite à la famille de cet assistant dentiste polonais, *« bien que ceci soit passible de peine de mort pour nous deux. »*
Procureur Kügler : *« Vous mentez ! »*
Puis, il rappelle à Schatz, un entretien au cours duquel il l'avait interrogé sur le contenu de l'ordre qui avait envoyé Schatz au service de la rampe. *« Si je vous le dis, vous allez tout de suite m'emprisonner ! »*, lui aurait répondu Schatz.
« Non, non, ce n'est pas vrai. » répond Schatz, *« J'ai seulement dit, si vous ne me croyez pas, vous allez m'emprisonner. »*
« Qu'est-ce que ne voulait pas croire l'avocat ? » demande le président du tribunal. Schatz ne parvient pas à se souvenir.
Dr Willi Schatz, ancien membre de la station dentaire :
« J'étais sur la rampe à Auschwitz, mais je n'ai jamais sélectionné. J'ai réussi à ne pas me rendre coupable. J'ai eu la chance de pouvoir me dispenser de toute activité. En ce qui concerne le reste, je rejoins les déclarations de mon défenseur. »
En définitive, les accusés Schoberth, Breitweiser et Dr Schatz seront acquittés.
Le Dr Schatz, qui ne nie pas avoir été sur la rampe, s'oppose cependant à l'affirmation selon laquelle il aurait sélectionné et serait allé aux chambres à gaz. Il a su se soustraire au service de sélection et s'est à chaque fois occupé seulement du matériel dentaire en provenance des transports arrivant au

---

330 Cf. Kirchhoff Wolfgang (Hrsg.), *Zahnmedizin und…*, op. cit., 1987, p. 95.
331 Cf. Kirchhoff Wolfgang (Hrsg.), *Zahnmedizin und…*, op. cit., 1987, pp. 95-96.

camp. *« Il n'y a pas de témoin qui aurait pu nous décrire de façon crédible son activité sur la rampe. »* L'argumentation de l'accusé n'a pas été contredite avec certitude. *« Bien entendu, comme avant, Schatz reste soupçonné d'avoir pris part au service sur la rampe ainsi que dans les chambres à gaz. »* Mais, il n'a pas pu en être convaincu. *« C'est pourquoi il a été décidé de l'acquitter faute de preuves suffisantes*[332]. *»*

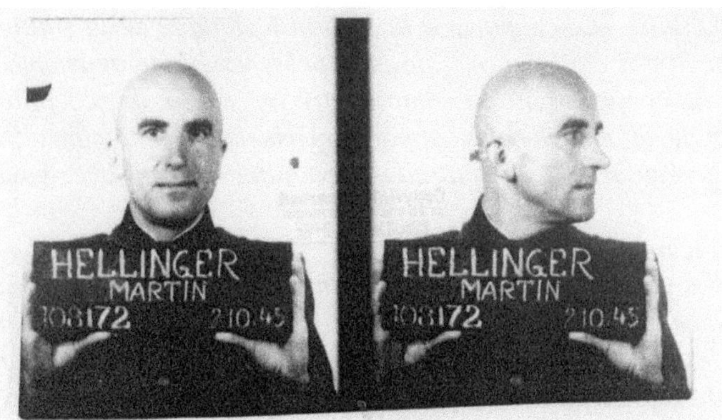

Dr Martin Hellinger.

Martin Hellinger naît le 17 juillet 1904, à Pirna[333]. A son entrée dans la NSDAP, il prend le numéro 2 969 503. Pour son arrivée dans la SS, il reçoit le numéro 134 328. Il devient dentiste et est nommé SS-Hauptsturmführer. C'est son plus haut grade. Il reçoit aussi la croix de guerre de deuxième classe. Il travaille à Sachsenhausen jusqu'en 1941. De 1941 à 1942, il exerce à Flossenbürg, puis à Ravensbrück, de 1942 à 1944.

Lors du procès des responsables SS de Ravensbrück, le Dr Martin Hellinger est interrogé[334] :

« Q(uestion) : Nous voulons nous pencher sur une autre affaire. Il s'agit de l'enlèvement de l'or dentaire sur les cadavres. Comment avez-vous eu l'idée d'enlever l'or dentaire sur des cadavres ?

R(éponse) : Ce n'était pas mon idée. C'était un ordre du dentiste qui était responsable pour Oranienburg.

Q : Nous voulons suivre très brièvement le chemin de cet or dentaire, ainsi que l'arrachage des dents. D'où avez-vous reçu l'information qu'il vous fallait examiner les cadavres ?

R : L'information selon laquelle il fallait enlever l'or dentaire sur les cadavres a été donnée en première instance, à la station dentaire des prisonniers.

---

[332] Cf. Kirchhoff Wolfgang (Hrsg.), *Zahnmedizin und…*, op. cit., 1987, p. 96.

[333] Cf. Mac Lean French, *The Camp Men ...*, op. cit., 1999, p. 138.

[334] Cf. Dokumentationsarchiv (D) des Österreichischen (Ö) Widerstandes (W), DÖW-Akten 50243, English Act 235/307, Procès des SS du KZ Ravensbrück. Déclaration du Dr Martin Hellinger, Wien, Autriche, 2003, pp. 1-36.

Q : Que s'est-il passé ensuite ?
R : Les gens qui ont reçu cet ordre ont examiné les cadavres et enlevé l'or dentaire.
Q : Et vous l'avez fait aussi, n'est-ce pas ?
R : On m'a demandé de le faire, quand ceux, normalement préposés à cette tâche, n'étaient pas joignables.
Q : Et que se passait-il ensuite avec les dents ?
R : L'or dentaire était apporté à la station technique de la station dentaire des détenus, où il était nettoyé, pesé en présence d'une deuxième personne, puis livré au commandant du camp contre un accusé de réception. En plus de cela, on devait envoyer des rapports mensuels à Oranienburg[335].
Q : Des irrégularités se sont-elles produites ou en avez-vous entendu parler ?
R : Pas du temps où j'étais actif.
Q : Quand il y avait des exécutions, quelle était la procédure officielle ?
R : Une demande venait du bureau du médecin de garnison ou alors le médecin de garnison donnait lui-même l'ordre d'examiner les cadavres en recherchant l'or dentaire.
Q : Et où se passaient ces examens ?
R : Le soir, j'ai reçu un appel du bureau du médecin de garnison qui m'a dit d'aller au crématoire afin de chercher de l'or dentaire sur les cadavres.
Q : Deviez-vous vous y rendre au cours de la soirée ou vous donna-t-on une heure précise, ou vous demanda-t-on de venir immédiatement ?
R : On m'a demandé de venir à une heure précise. Je suis allé au crématoire. Il faisait nuit. A l'extérieur, j'ai aperçu un groupe de SS à qui j'ai demandé où se trouvait le Dr Trommer[336].
Q : Je voulais juste savoir si vous aviez entrepris quelque chose afin de vous assurer que les gens, sur lesquels vous deviez rechercher de l'or, étaient vraiment morts et au cas où vous ne le saviez pas, si vous l'aviez demandé au Dr Treite?
R : Je n'ai pas examiné les cadavres en recherchant de l'or sans que la mort n'ait été auparavant confirmée par les médecins présents.
Q : Comment cela était-il fait ?
R : Le médecin en question examinait les corps et regardait les yeux.
Q : Bon, mais quand 50 cadavres arrivent dans une pièce, l'un après l'autre, est-ce que, en tant que médecin, ou plutôt en tant qu'être humain, mais aussi en tant que dentiste, vous n'avez pas trouvé ça bizarre, et est-ce que vous ne vous êtes pas senti au mauvais endroit ?
R : Bien entendu, ce travail n'a jamais été facile pour moi.
Q : Oui, mais la chose la plus naturelle est de ne pas garder ses sentiments pour soi. En avez-vous discuté avec le Dr Treite ?

---

[335] Cf. DÖW-Akten 50243, op. cit., 2003, pp. 1-36.
[336] Cf. DÖW-Akten 50243, op. cit., 2003, pp. 1-36.

R : Il n'y a eu, ce soir-là, aucune possibilité pour une discussion.
Q : Pourquoi pas ? Avez-vous mis votre chapeau et êtes-vous rentré à la maison ?
R : Le Dr Treite a décrit les événements. Je suis resté parce que j'ai supposé qu'il s'agissait d'exécutions légales[337].
Q : Vous ne m'avez pas vraiment compris ou peut-être me suis-je mal exprimé ? Je voulais dire, après avoir terminé votre travail.
R : On n'est pas parvenu pas à trouver le Dr Trommer, ce jour-là. Mais, le lendemain, je lui ai dit que, dans de telles conditions, je ne serai pas capable d'enlever l'or dentaire des morts.
Q : Je voudrais poser une ou deux questions encore. Vous appartenez à un métier respectable, n'est-ce pas ? Vous êtes dentiste ?
R : Oui.
Q : Et le Dr Treite est aussi un professionnel, appartenant lui aussi à un métier honorable. Et vous étiez tous les deux au milieu de la nuit ou tôt le matin, dans un crématoire, et vous avez vu des femmes qui ont été amenées comme du bétail, qui ont toutes été tuées d'une balle dans la nuque et qui saignaient. Et, pendant une heure et demie, vous, deux professionnels respectables, vous êtes restés là. Est-ce vrai ?
R : Ma présence s'explique par...
Q : Répondez à la question. Est-ce vrai que vous y êtes restés, vous et votre collègue, pendant une heure et demie ? Pouvez-vous expliquer au tribunal pourquoi vous et Treite, ne vous êtes-vous pas dit : « Nous ne voulons rien avoir à faire avec cette affaire bestiale » ? Et pourquoi n'êtes-vous pas partis du crématoire tout simplement ?
R : J'avais pour ordre de retirer l'or de la bouche des corps et je pensais qu'il s'agissait d'une exécution légale.
Q : Et vous, un professionnel, vous êtes disposé à examiner ces crânes détruits afin de racler ne serait-ce qu'un peu d'or de leur bouche.
R : J'ai examiné ces corps pour trouver de l'or dentaire.
Q : Est-ce que cela fait partie du métier de dentiste ?
R : L'exécution de cet ordre était très difficile pour moi et je suis allé voir le médecin de garnison pour lui dire que je voulais démissionner.
Q : N'est-il pas évident, Dr Hellinger, que vous deux, vous et le Dr Treite, avez abandonné des valeurs professionnelles de votre métier et adopté les méthodes des SS[338] *?*
R : Je dois m'expliquer en ce qui concerne la récupération de l'or dentaire...
Q : Taisez-vous. N'est-il pas évident que la seule explication de votre présence pour travailler une heure et demie est que vous étiez complètement imprégné des méthodes concentrationnaires ?

[337] Cf. DÖW-Akten 50243, op. cit., 2003, pp. 1-36.
[338] Cf. DÖW-Akten 50243, op. cit., 2003, pp. 1-36.

R : Non.
Q : Je vous donne une dernière chance et je vous prie de ne pas me raconter ce que vous avez fait le jour suivant. Je voudrais que vous disiez au tribunal pourquoi vous êtes resté là-bas une heure et demie, après avoir reconnu qu'il s'agissait d'un horrible massacre qui avait été fait de ces femmes (50). Je veux savoir pourquoi vous êtes resté jusqu'à ce que tout soit terminé.
R : (pas de réponse).
Q : Pourquoi restez-vous une heure et demie, pendant que, cinq par cinq, ces femmes sont abattues d'une balle dans la nuque ? Et, chaque fois, vous avez attendu et examiné les corps ? Pourquoi avez-vous attendu ?
R : Je n'avais pas vraiment le temps de réfléchir[339]*. J'avais mes ordres et je devais y obéir, et le jour suivant, j'ai refusé de continuer.*
Q : C'était la réponse attendue. Vous n'avez pas eu le temps de penser ? Est-ce que c'est ce que vous voulez dire ?
R : Tout s'est passé si vite, un incident en entraînant un autre.
Q : Je ne voudrais pas perdre mon temps, mais comment pouvez-vous dire que vous n'avez pas eu le temps, un incident en entraînant un autre, quand vous êtes pendant une heure et demie, au milieu de la nuit, dans un crématoire ?
R : Je devais obéir aux ordres : chercher de l'or sur les cadavres...
(...)
Q : Bon, alors dites-moi, dans votre station dentaire, il y avait une chaise pour les SS et les détenus, n'est-ce pas ?
R : Oui.
Q : Il y avait une grosse différence entre les deux, n'est-ce pas ?
R : Non.
Q : Elles étaient pareilles ?
R : Pas tout à fait.
Q : Vous nous racontez qu'il y en avait une là-bas et quatre chez les détenus. Comment était-ce dans la section SS ?
R : Il y avait une chaise pour les soins.
Q : Et les patients étaient soignés de la même façon, indifféremment, s'ils étaient SS ou détenus, c'est ce que vous voulez dire ?
R : Oui, ils étaient soignés en fonction d'un jugement raisonné du dentiste[340]*.*
Q : Quand un SS voulait un plombage, est-ce qu'il en recevait un ?
R : Oui.
Q : Et les détenus ?
R : Quand on pouvait sauver la dent, on leur faisait un plombage.
Q : Vous souvenez-vous du témoin Mme Sanson qui a déclaré devant le tribunal que, lorsqu'elle s'est présentée chez vous, vous n'avez fait que lui

339 Cf. DÖW-Akten 50243, op. cit., 2003, pp. 1-36.
340 Cf. DÖW-Akten 50243, op. cit., 2003, pp. 1-36.

mettre du coton, et que, lorsqu'elle vous a demandé un plombage, vous avez demandé soit de l'argent, soit de l'or ?
R : Le coton est une très bonne méthode de guérison reconnue scientifiquement dans certains cas de maux dentaires.
Q : Est-il vrai ou faux que vous demandiez de l'or ou de l'argent sinon vous ne faisiez rien ?
R : Ce n'est pas vrai, c'est même impossible.
Q : Pourquoi est-ce impossible ?
R : Parce que les soins étaient gratuits pour les détenus, sauf pour les fausses dents[341]*. Dans de tels cas, l'administration demandait un peu d'argent, mais en tous cas, les soins des détenus ne dépendaient jamais de leur or ou de leur argent.*
Q : Vous êtes-vous souvenu du témoin quand vous l'avez vue dans le box ?
R : Non, je ne m'en rappelle pas, car une détenue, qui venait à la station dentaire SS, était une détenue particulière. Ensuite, je l'aurais moins bien soignée qu'un détenu normal dans la station dentaire des détenus ?
Q : Je ne voulais pas dire que vous l'avez moins bien soignée que les autres détenus. Ce que je veux dire, c'est que vous les avez tous traités ainsi.
R : Alors, d'autres prisonniers auraient dû venir parler contre moi et dire que je les avais mal traités.
Q : Est-ce que ce n'est pas un fait que vous ne les avez pas soignés du tout, ou presque aucun d'entre eux, et qu'une station dentaire dans un camp est une farce ?
R : Non, je dois vous contredire en tous points. La station dentaire était très bien équipée et les soins dentaires étaient souvent meilleurs que ceux que recevaient la population civile. En 1945, les détenus ont reçu des dents artificielles toutes neuves et c'était aussi très populaire de montrer la station dentaire à des visiteurs parce que c'était une station modèle.
Q : Avez-vous examiné les dents des femmes lorsqu'elles arrivaient ?
R : Lorsque des examens avaient lieu dans l'hôpital, les dentistes y prenaient également part.
Q : Ai-je raison si je dis que ces femmes devaient se mettre toutes nues, en rang devant vous afin de faire examiner leurs dents ?
R : Je n'ai jamais donné d'ordre selon lequel les détenues auraient dû se déshabiller entièrement avant de se faire examiner les dents.
Q : Je n'ai pas dit que vous en aviez donné l'ordre. Cela s'est-il produit ?
R : Il arrivait que l'examen dentaire se passe immédiatement après un autre examen et alors, cela pouvait se produire. Les examens de routine se passaient exactement de la même façon que ceux des troupes, dans l'intérêt des détenus eux-mêmes, afin de prévenir un mal plus grand[342]*. »*

[341] Cf. DÖW-Akten 50243, op. cit., 2003, pp. 1-36.
[342] Cf. DÖW-Akten 50243, op. cit., 2003, pp. 1-36.

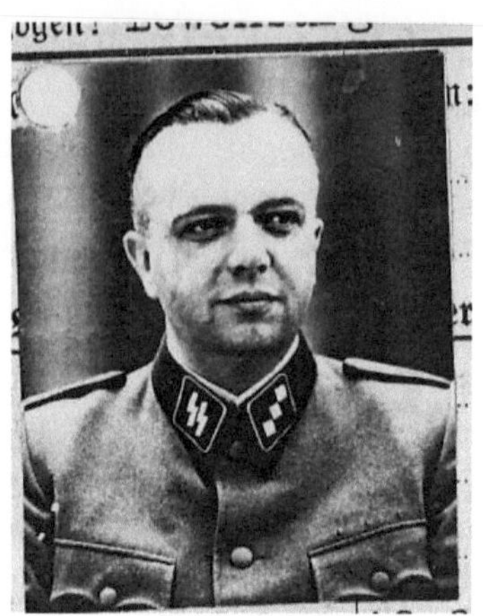

Dr Karl Abraham.

Le SS-Hauptsturmführer Dr Karl Abraham[343] n'est pas membre de la NSDAP[344]. De religion protestante, il officie en tant que dentiste au camp de Mauthausen, de 1940 à 1941, de Sachsenhausen, de 1941 à 1943, au camp du Stutthof, de 1943 à 1944. Il fait un bref séjour en 1944, au camp de Flossenbürg et finit la guerre au camp de Buchenwald, de 1944 à 1945.

DECLARATION SOUS SERMENT:

Je soussigné Karl Abraham, jure, témoigne et explique les faits suivants:
Je m'appelle Karl, Ernst, Richard Abraham et je suis né le 2 août 1908 à Untergeis[345]. Mon parcours scolaire comprend quatre ans à l'école populaire, école latine, lycée jusqu'à l'examen de fin d'études. Par la suite, j'ai étudié l'odontologie dans les universités de Marburg et de Göttingen où j'ai passé mon examen d'Etat en 1930. En 1931, j'ai reçu le titre de Docteur. En automne 1931, j'ai commencé en tant que dentiste indépendant à Langensalza.

En 1937, j'ai adhéré à la NSDAP, mais je n'ai jamais été dans aucune administration. J'ai adhéré à la SS générale, le 1er juillet 1933 où j'ai reçu le numéro 166 167. Mon premier grade dans la SS générale a été SS-Mann et le dernier, Sturmführer. J'ai été appelé dans la Waffen-SS, le 15 mai 1940, où mon premier grade a été fusilier et le dernier, Hauptsturmführer. J'ai été appelé au 15ème régiment de la SS. J'y suis resté pendant environ quatre mois. Par la suite, je fus appelé comme dentiste dans l'administration sanitaire de la Waffen-SS. C'était en septembre 1940.

Tout d'abord, j'ai été dans l'hôpital militaire de la SS à Dachau, dans une station dentaire où je devais m'occuper des troupes de la SS qui s'y trouvaient. Par la suite, j'ai été muté en décembre de la même année, à

---

343 Cf. Panstwowe Muzeum Stutthof, Sztutowo, 2003.

344 Cf. Mac Lean French, *The Camp Men...*, op. cit., 1999, p. 28.

345 Cf. CDJC, 2003, doc. CXXXIII-79a du 17/02/1947.

Gusen où j'ai construit une station dentaire. Avant qu'elle soit finie, je suis tombé malade en juillet 1941. J'ai été opéré et n'ai pu recommencer mon service qu'en novembre 1941. J'ai été muté dans la station dentaire d'Oranienburg où je m'occupais de mes patients qui faisaient partie du bataillon remplaçant de là-bas. Moi-même, j'y étais subordonné au médecin de la garnison, le Standartenführer Lolling. Mon supérieur (en ce qui concerne les dentistes) était le Sturmführer Post.
J'étais subordonné à l'administration DIII du groupe D de la WVHA. A cette époque, je n'avais aucun supérieur (dentiste) dans l'administration DIII. Ainsi, j'étais subordonné, à la station, au seul Sturmführer Post, alors directeur de station. Quand il est parti, j'ai été moi-même directeur de la station. A la fin de 1942, j'ai été muté au Stutthof où je soignais les équipes des bataillons de la garde et les membres des familles des SS. Je ne me suis pas occupé des détenus s'y trouvant. Ils étaient soignés par des codétenus. Il n'y avait aucun dentiste de la SS qui soignait les détenus. Les médecins détenus recevaient leurs médicaments et les matériaux par notre intermédiaire. On commandait ce qu'ils voulaient, on recevait la commande et on la leur distribuait. Les dentistes détenus étaient subordonnés au médecin du camp, l'Obersturmführer Dr Heidl. Moi-même, j'étais le seul dentiste du Stutthof où il y avait, à mon époque, environ 4 à 5 000 détenus. J'ai toujours considéré qu'un seul dentiste était suffisant. Les rapports mensuels sur les travaux exécutés m'étaient transmis et je les envoyais à Oranienburg.
Début avril 1944, je suis arrivé à Flossenburg. J'y ai passé six semaines et je me suis rendu par la suite à la station dentaire du camp de Buchenwald. En tant que dentiste de la garnison à Buchenwald, j'y avais la direction de la station dentaire, j'y soignais les membres du régiment des chauffeurs. J'avais aussi une autre station dentaire, celle de la Kommandantur. Plus tard, je devais soigner aussi les équipes de surveillants[346].
Les rapports mensuels sur le travail des détenus, ainsi que des membres de la SS, allaient de même, comme au Stutthof, à Oranienburg, au bureau DIII. Les rapports, je les faisais moi-même. Je devais aussi faire des rapports sur l'or qui était enlevé dans la bouche des détenus décédés. Ces rapports allaient au dentiste supérieur d'Oranienburg. En 1944, c'était le Dr Pook. La quantité d'or enlevé aux détenus décédés devait être communiquée par la poste, à travers ces rapports mensuels. L'or lui-même était transmis au chef de l'administration, Barnewald, et partait après à la Reichsbank. La récupération de l'or dans la bouche des détenus décédés était faite par les détenus. Lorsque j'étais au Stutthof, le dentiste était obligé de surveiller et cela, à partir de 1942. L'instruction concernant la remise de l'or venait de Lolling, de l'administration DIII, elle-même faisant suite à un ordre du Reichsführer-SS. Cette instruction disait que la récupération de l'or était à

[346] Cf. CDJC, 2003, doc. CXXXIII-79a du 17/02/1947.

surveiller et que l'or devait être nettoyé, et envoyé au chef de l'administration. Mon travail était de surveiller cette récupération. La plupart du temps, j'y allais et je restais à côté. L'or était arraché avec des daviers de dentiste par des détenus. Le numéro du détenu était noté. Chaque morceau était précisément décrit : couronne ou un bridge. L'or était nettoyé. Ce dernier travail était fait par le technicien de la station dentaire. Ensuite, on précisait le poids et le nom du détenu, puis on les communiquait au service politique. L'or allait au chef de l'administration. Les cadavres des détenus, auxquels on avait retiré l'or, étaient ensuite brûlés. Pendant que j'étais à Buchenwald, on obtenait peut-être 100 gr d'or par mois, et les derniers mois peut-être un peu plus, vu que la mortalité était devenue plus importante[347].
Les détenus décédés que j'ai vus, n'étaient pas, d'après ce dont je me rappelle, morts d'une mort violente, mais il est probable qu'ils soient morts de sous-alimentation, car ils avaient des corps très maigres. Il était officiellement connu que les détenus venant de l'Est arrivaient en état de sous-nutrition.
A Buchenwald, j'étais subordonné au médecin de garnison, le Dr Schidlausky. Il était médecin de la garnison et mon supérieur doublement. En ce qui concerne la discipline, j'étais subordonné aux commandants du camp.
En ce qui concerne les essais médicaux, je sais qu'à Buchenwald, il y avait un institut de la fièvre typhoïde. Pendant que j'étais à Buchenwald, il y a eu 20 à 30 000 détenus qui ont été soignés par trois dentistes détenus[348]. Ce nombre de dentistes n'était pas suffisant. Souvent l'état des dents des détenus était pitoyable, provoqué par le manque de vitamines et par la sous-alimentation. C'était mon devoir de vérifier les soins faits par ces dentistes détenus, vu que la station dentaire était sous ma direction.
J'étais aussi dans le dépôt mortuaire où on enlevait l'or. J'ai vu aussi le crématoire. Une fois l'or enlevé de la bouche des cadavres, ceux-là restaient allongés par terre.
Je suis resté à Buchenwald jusqu'à la fin de la guerre, jusqu'au moment où l'on a dû évacuer. Au début de 1945, le camp était devenu de plus en plus encombré par les détenus arrivant des autres camps menacés par la marche en avant des alliés. Le camp a compris, dans les derniers temps, 40 000 détenus, ce qui était beaucoup trop. Le placement des nouveaux arrivés se faisait dans de mauvaises conditions, vu que le camp n'était pas assez grand.
J'ai lu le témoignage ci-dessus, qui comprend six pages en langue allemande et je déclare que c'est la vérité stricte, basée sur mes connaissances et ma foi, les plus sincères. J'ai bien eu l'occasion de corriger et de compléter le témoignage ci-dessus. Ce témoignage, je l'ai fait volontairement et, sans

---

[347] Il a été récupéré entre 100 et 500 grammes d'or dentaire par mois au camp de Buchenwald sur toute la durée de la guerre.
[348] Cf. CDJC, 2003, doc. CXXXIII-79a du 17/02/1947.

aucune promesse ou compensation. Je n'ai pas été du tout mis sous pression ou menacé.
Dachau, Allemagne, le 17 février 1947.

Signé Dr Karl Abraham[349].

Le détenu Rudi Glass, au camp depuis 1938, se souvient du Dr Karl Abraham : *« Dans les derniers mois, on ne travailla plus, dans la station dentaire SS, selon les ordres du SS-FSHA ou selon les contraintes imposées par la guerre, mais selon le bon vouloir du chef SS. Etaient soignés seulement les bons amis ou connaissances qui pouvaient apporter quelque chose en échange. Le chef de la station dentaire, le SS-Obersturmführer Karl Abraham de Langensalza (Thuringe), était au courant de ce qui se passait, participait lui aussi à l'utilisation de ce que les patients apportaient et couvrait ainsi toutes ces corruptions. Lui-même ne se cachait pas de faire fabriquer, dans le laboratoire de la station dentaire SS, des travaux pour son cabinet privé de Langensalza*[350]. *»*

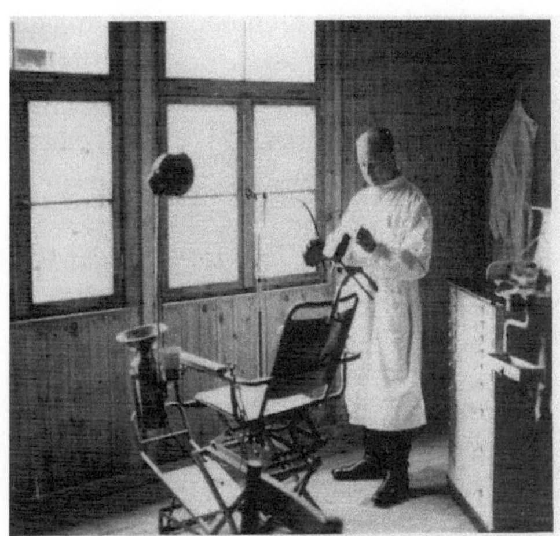

Dr Eugen Kruncik.

Le Dr Eugen Kruncik naît le 5 septembre 1901, à Vienne, en Autriche[351]. Il devient dentiste et prend le numéro 300 664 en tant que membre de la NSDAP. Il reçoit le numéro 306 507 en tant que membre de la SS. Il n'appartiendra jamais à la Waffen-SS. Son plus haut grade sera SS-Sturmbannführer et il recevra la croix de guerre de 2ème classe. Il travaille au cabinet dentaire de Gross-Rosen, en Pologne, en 1941.

---

349 Cf. CDJC, 2003, doc. CXXXIII-79a du 17/02/1947.
350 Cf. Kirchhoff Wolfgang (Hrsg.), *Zahnmedizin und...*, op. cit., 1987, p. 102.
351 Cf. Mac Lean French, *The Camp Men...*, op. cit., 1999, p. 138.

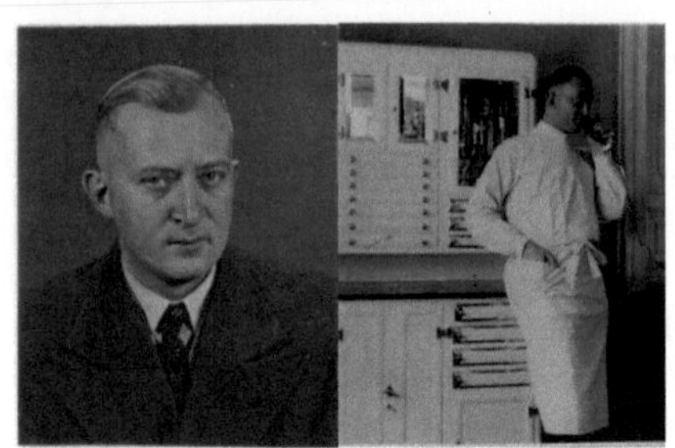

Dr Willy Jäger.

Willy Jäger naît le 22 mars 1902, à Landau. Son numéro d'entrée au Parti est le 2 582 822 et son numéro dans la SS est le 185 044. Il est médecin et dentiste de profession. Il est protestant et marié. Son plus haut grade est celui de SS-Obersturmführer[352]. Il travaille au camp de Mauthausen avant 1941. Il exerce à Neuengamme de 1941 à 1942, à Dachau en 1943 et termine à Bergen-Belsen[353].

Extrait du rapport des anciens détenus politiques du camp de concentration de Neuengamme, Eduard Zuleger et Günther Wackernagel : *« Le Dr Jäger a été médecin au camp de Neuengamme, de 1941 à 1942. D'après des récits précis, Jäger a, à ce titre, lors d'une action de 3 à 4 semaines, liquider environ 1 100 détenus grâce à des injections sous le mamelon gauche, ainsi que grâce à des injections dans le dos atteignant le cœur et, dans la dernière phase de l'action, grâce à une percée du crâne dans le cervelet. La mort se produisait au bout de 5 à 7 secondes*[354]. » Le Dr Jäger s'est aussi livré à des expériences médicales et à des opérations chirurgicales dont l'asepsie a été sciemment ignorée, dont le résultat pour les détenus a été la mort.

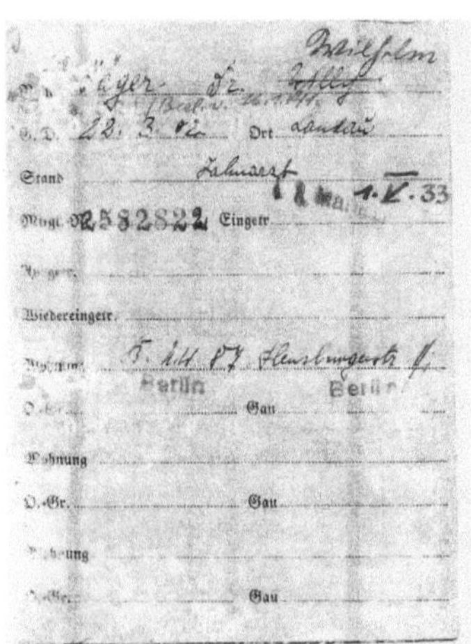

Stand

Mitgl. 2582822 Eingetr.

Wiedereingetr.

Berlin Gau Berlin

Wohnung

Gau

Gau

---

[352] Cf. Mac Lean French, *The Camp Men* ..., op. cit., 1999, p. 116.

[353] Cf. Bundesarchiv Berlin, Berlin, 2004.

[354] Cf. KZ-Gedenkstätte Neuengamme, Hamburg, Allemagne, 2003.

Carte de membre de la NSDAP[355]
Nom : Jäger
Prénom : Wilhelm
Né le 22 mars 1902 à Landau
Métier : dentiste
Numéro de membre : 2 582 822   Entré le : 01.05.1933
A quitté le :
Réentré le :
Lieu de résidence : Berlin NW 87   Flensburgerstrasse 1
District : Berlin
Lieu de résidence :
District :
Lieu de résidence :   District :

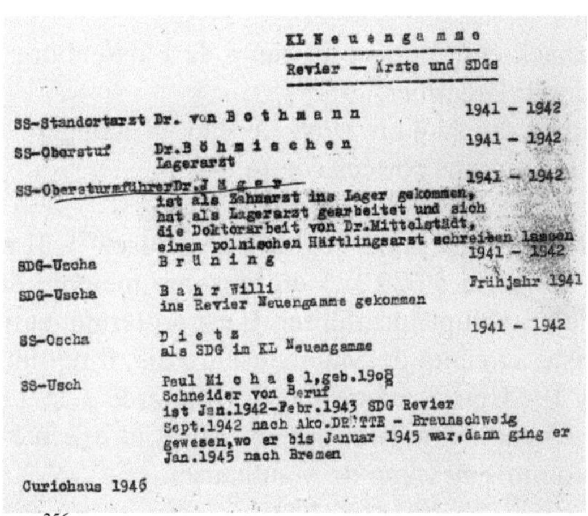
KL Neuengamme
Revier — Ärzte und SDGs

SS-Standortarzt Dr. von Bothmann 1941 - 1942
SS-Oberstuf Dr. Böhmischen Lagerarzt 1941 - 1942
SS-Obersturmführer Dr. Jäger 1941 - 1942
ist als Zahnarzt ins Lager gekommen, hat als Lagerarzt gearbeitet und sich die Doktorarbeit von Dr. Mittelstädt, einem polnischen Häftlingsarzt schreiben lassen
SDG-Uscha Brüning 1941 - 1942
SDG-Uscha Bahr Willi Frühjahr 1941
ins Revier Neuengamme gekommen
SS-Oscha Dietz 1941 - 1942
als SDG im KL Neuengamme
SS-Usch Paul Michael, geb. 1908
Schneider von Beruf
ist Jan.1942-Febr.1943 SDG Revier
Sept.1942 nach Ako.DRÜTTE - Braunschweig gewesen, wo er bis Januar 1945 war, dann ging er Jan.1945 nach Bremen

Curiohaus 1946

Camp de Neuengamme[356]
Infirmerie - Médecins SS et aides-soignants
. Médecin de garnison SS
Dr von Bothmann   1941 – 1942
. Médecin du camp
Dr Böhmischen   1941 – 1942
SS-Obersturm.
. SS-Obersturmführer Dr Jäger   1941 – 1942
est arrivé au camp en tant que dentiste, a travaillé en tant que médecin du camp et a fait rédiger son doctorat par le Dr Mittelstädt, un médecin détenu polonais.
. Aide-soignant Uscha Brüning   1941 – 1942
. Aide-soignant Uscha Bahr Willi, arrivé à l'infirmerie de Neuengamme au printemps 1941
. SS-Oscha Dietz, aide-soignant au camp de Neuengamme   Printemps 1941 – 1942
. SS-Uscha, Paul Michael est né en 1908. Il est tailleur de métier. Il devient aide-soignant à l'infirmerie du 01.1942 à 01.1943. En septembre 1942, au commando ext. Drütte-Braunschweig, jusqu'en janvier 1945. Il est allé à Brême, en janvier 1945.
Curiohaus, 1946.

***

Walter Bremmer naît le 4 juin 1911, à Bad Wildungen[357]. Il a le numéro 4 627 251 dans la NSDAP et le numéro 166 881 dans la SS. Son plus haut

[355] Cf. Bundesarchiv Berlin, 2004.
[356] Cf. KZ-Gedenkstätte Neuengamme, Hamburg, 2003.

grade est celui de SS-Obersturmführer. Il est protestant et marié. De 1940 à 1942, il travaille en tant que dentiste au camp de Buchenwald. Ensuite, il incorpore la *Waffen-SS*, plus exactement la 8ème division SS *Florian Geyer* de 1942 à 1943. En juin 1944, il arrive au camp de Flossenbürg et le 21 avril 1945, il est transféré au camp de Dachau.

Convoqué à la mairie de Wies et entendu comme témoin pour sa plainte contre le Dr Bremmer, du 7 novembre 1967, le dentiste Willi Weber-Karbach, né le 6 janvier 1905 à Strasbourg, a déclaré les choses suivantes[358] : *« J'accuse le Dr Bremmer de complicité de meurtre lors des exécutions de Flossenbürg et, plus tard, pendant la marche de la mort, dont il assurait la direction. Il n'a rien fait pour empêcher la mort de centaines de personnes. »*

Willi Weber-Karbach était détenu au camp de Flossenbürg et employé à la station dentaire du Dr Bremmer.

Dans sa déclaration du 27 juin 1968, à Bad Wildungen, le Dr Bremmer réfute toutes les accusations portées contre lui[359].

***

Wilhelm Henkel naît le 14 juin 1909, à Odenhausen[360]. Il reçoit le numéro 244 628 dans la SS et le 5 629 125 en tant que membre de la NSDAP. Il accède au rang de SS-Hauptsturmführer. Il est protestant et marié. De 1941 à 1943, il est dentiste au camp de Mauthausen. Puis, il rejoint la 3ème division SS *Totenkopf* en 1943 et la même année, il exerce à la 11ème division SS *Nordland.* Il est condamné à mort par les Alliés et exécuté le 28 mai 1947 pour ses crimes commis au camp de Mauthausen.

***

Walter Sonntag voit le jour le 13 mai 1907, à Meto[361]. Il a le numéro SS 257 328 et le 2 683 413 dans le Parti nazi. Il obtient le rang de SS-Hauptsturmführer. Il est catholique et célibataire. En 1939, il est dentiste au camp de Sachsenhausen et au camp de Ravensbrück de 1940 à 1941. Il est transféré à la 3ème division SS *Totenkopf* de 1941 à 1942. Il est décoré de la croix de guerre 2ème classe.

Dans sa déclaration du 4 septembre 1947, à Düsseldorf, la Dr Doris Maase, médecin de métier et de nationalité allemande, détenue au camp de concentration de Ravensbrück, d'avril 1939 à juillet 1941, se souvient particulièrement bien du Dr Sonntag[362].

« Je sais que le Dr Sonntag a établi, de la fin 1940 au début 1941, des listes entières de malades graves, d'invalides, de femmes épileptiques, de gitanes

---

[357] Cf. Mac Lean French, *The Camp Men ...*, op. cit., 1999, p. 49.

[358] Cf. KZ-Flossenbürg, Flossenbürg, Allemagne, 2003.
Un procès sera intenté contre le Dr Walter Bremmer dont je ne connais pas l'issue.

[359] Cf. KZ-Flossenbürg, Flossenbürg, Allemagne, 2003.

[360] Cf. Mac Lean French, *The Camp Men…*, op. cit., 1999, p. 106.

[361] Cf. Mac Lean French, *The Camp Men...*, op. cit., 1999, p. 226.

[362] Cf. DÖW-Akten 50260, Wien, 2003, pp. 1-2.

et d'inaptes au travail. Parmi ces femmes, il y avait une série de prisonnières politiques de toutes les nations. Tout le temps où j'étais à Ravensbrück, elles n'ont pas été déportées, mais j'ai appris qu'après ma sortie du camp de Ravensbrück, les transports formés par le Dr Sonntag ont été envoyés vers un lieu que je ne connais pas. (...) Le Dr Sonntag, qui était en fait dentiste de métier, a aussi établi des listes de Polonaises et de Tchèques qui devaient être stérilisées. Chaque fois qu'une Polonaise ou une Tchèque montrait qu'elle ne parlait pas l'allemand, il s'exclamait : « Elle a un problème mental ». Et il mettait aussitôt leur nom sur la liste pour la stérilisation. Le Dr Sonntag a aussi fait des injections mortelles dans l'infirmerie ; il les nommait « les injections purificatrices ». De cette manière, le Dr Sonntag a fait disparaître des malades graves et des cas médicaux incertains. Une camarade et moi devions dormir à l'infirmerie. Environ 5 fois, nous avons vu le Dr Sonntag venir le soir avec une seringue à la main, sans nous demander assistance, comme il le faisait normalement. Nous l'avons entendu aller dans son bureau et le lendemain, nous avons trouvé un cadavre dans cette pièce[363]*. Le Dr Sonntag laissait crever des détenus dans le bâtiment des cellules sans aucune assistance médicale et il faisait ensuite des rapports falsifiés dans lesquels il disait s'être occupé pendant des semaines de ces patientes. Naturellement, il inventait aussi les causes de décès. »*

***

Karl-Heinz Tauber naît le 16 décembre 1907, à Glogau[364]. Il n'est pas membre de la NSDAP. Il devient SS-Hauptsturmführer. Il est dentiste au camp de Dachau de 1941 à 1942 et au camp d'Auschwitz de 1942 à 1943. Il est emprisonné pendant 6 ans, sa responsabilité dans les meurtres de masse d'Auschwitz ayant été clairement démontrée. Il meurt le 15 juin 1961.

---

[363] Cf. DÖW-Akten 50260, op. cit., 2003, pp. 1-2.
[364] Cf. Mac Lean French, *The Camp Men*..., op. cit., 1999, p. 236.

Dentistes SS subalternes dans les camps de concentration

Nous l'avons vu. Il y a eu environ 100 dentistes SS qui ont exercé dans les camps de concentration. J'ai retrouvé le parcours de 60 d'entre eux. Ici, un tableau récapitulatif de leur présence au sein des plus grands camps.

	Médecins SS	Dentistes SS
Auschwitz	42	11
Buchenwald	43	8
Dachau	56	11
Flossenbürg	17	1
Gross-Rosen	8	2
Majdanek-Lublin	7	1
Mauthausen	45	7
Natzweiler	13	1
Neuengamme	16	4
Ravensbrück	20	4
Sachsenhausen	46	5
Stutthof	6	2
Total	319	57

- Dr Kurt aus dem Bruch (10.07.1909- ?)

Le Dr Kurt aus dem Bruch naît le 10 juillet 1909, à Yangstze, en Chine[365]. Il prend le numéro 5 763 425 en tant que membre de la NSDAP et le numéro 288 751 dans la SS. Son rang le plus élevé est celui de SS-Hauptsturmführer. Il reçoit la croix de fer de 2ème classe. Il est protestant et marié. Il devient dentiste et rejoint la 5ème division SS *Wiking* de 1941 à 1943. Il exerce au camp de Mauthausen et à celui de Natzweiler en 1944. Son activité principale fait de lui un travailleur actif au sein du bureau D du SS-WVHA.

- Dr Hugo Bruder (23.12.1901- ?)

Il naît le 23 décembre 1901, à Londres, en Angleterre. Son rang le plus élevé dans la SS, où il reçoit le numéro 193 408, est celui de Sturmbannführer. Il est protestant et marié. Il prend le numéro 3 027 303 dans la NSDAP. Il est dentiste à Oranienburg de 1940 à 1941, au camp de Majdanek en 1943 et à celui de Mauthausen.

[365] Cf. Mac Lean French, *The Camp Men...*, op. cit., 1999, p. 51.

- Dr Herbert Buerkle (09.11.1910- ?)
Il naît le 9 novembre 1910, à Geislingen. Il n'est pas membre de la NSDAP. Il reçoit le numéro 194 602 dans la SS. Il est dentiste au camp de Neuengamme en 1942. Il rejoint la 6ème division SS *Nord* de 1942 à 1944. Il obtient la croix de guerre de 2ème classe. Il est agnostique et marié. Il est SS-Obersturmführer.

- Dr Johanes Burkhardt (31.12.1909- ?)
Il naît le 31 décembre 1909, à Darmstadt[366]. Il est protestant et marié. Il prend le numéro 4 533 792 dans la NSDAP et le numéro 210 588 dans la SS. Son rang le plus élevé est celui de SS-Haupsturmführer. Il est dentiste au camp de Buchenwald de 1940 à 1941. Il exerce dans la 11ème division SS *Nordland* en 1943. Il reçoit la croix de guerre de 1ère classe.

- Dr Raimond Ehrenberger (06.08.1893- ?)
Il voit le jour le 6 août 1893, à Vienne, en Autriche. Il est catholique et marié. Son plus haut rang dans la SS où il prend le numéro 308 257, est celui de Sturmbannführer. Il a le numéro 1 087 654 dans la NSDAP. Il est médecin et dentiste. Il officie au camp de Sachsenhausen et Oranienburg, la même année, en 1941 et au camp d'Auschwitz de 1941 à 1942. Il exerce dans la 6ème division SS *Nord* en 1943 et, toujours la même année, au Vème corps d'armée de la SS.

- Dr Werner Fenchel (01.09.1912- ?)
Entrée dans la SS[367] : 01.10.1933
SS-Sturmann : 09.11.1940
SS-Rottenführer : 20.04.1941
SS-Unterscharführer : 01.04.1942
Nom, prénom, unité : Fenchel Werner
N° SS : 226 399
Date de naissance : 01.09.1912
Lieu de naissance : Mannheim
Religion : croit en Dieu
Nationalité : allemande
Métier : dentiste diplômé d'Etat Maintenant : indépendant
Marié depuis le 28.04.1935 avec Hanni Haas
>> enfants : 2 garçons
Adresse : Heddesheim/Baden
Adolf Hitler- str. 13
Taille : 174 Pointure : 44 Tour de tête : 57

---

366 Cf. Mac Lean French, *The Camp Men*..., op. cit., 1999, pp. 53, 54, 67.
367 Cf. Panstwowe Muzeum Stutthof, 2004.
Renseignements tires de la fiche de SS du Dr Fenchel.

Revenu supérieur à 300 R.M.
Langues et dons particuliers : permis de conduire 1, 2, 3
Entrée au parti : 01.05.1937
N° membre : 4 003 637
Emploi au camp de concentration : infirmier
Entré au camp spécial de Hinzert, le 22.07.1940
Muté au bataillon sanitaire du camp spécial SS de Hinzert, le 10.12.1940
Muté au camp de concentration pour femmes de Ravensbrück, le 10.03.1942
Muté au camp de concentration du Stutthof, le 13.10.1942

- *Dr Karl Flach (05.11.1901- ?)*

Il naît le 5 novembre 1901, à Aschaffenburg[368]. Il n'est pas membre de la NSDAP. Il reçoit le numéro 102 396 dans la SS où son plus haut grade ne dépasse pas celui de Haupsturmführer. Il est dentiste et exerce au camp de Dachau, en 1941. Il rejoint la 10ème division SS *Frundsberg*, en 1944.

- *Dr Peter Ginzinger (05.05.1913- ?)*

Nom : Ginzinger[369]   Prénom : Peter   né le 05.05.1913
A Marienfeld   district : Banat   lieu de résidence : Marienfeld
N° 43   district : Banat, Roumanie
Nationalité : allemand de Roumanie
Situation familiale : marié à Hélène Junker née le 13.12.1920, depuis le 05.08.1938
Enfants : Isolde, 26.06.1939 ; Gerlinde, 05.03.1942
Formation professionnelle : dentiste ; métier actuel : dentiste diplômé d'Etat
Dernier employeur en date : indépendant
Service militaire : du 12.04.1934 au 01.04.1936 dans l'armée roumaine
Démobilisé avec le grade de caporal
Preuves de l'ascendance aryenne : non
Religion : catholique   Permis de conduire : moto
Langues étrangères : roumain, hongrois
Dans la Waffen-SS, depuis le 28.07.1943
Au rang de SS-Sturmann dans la Waffen-SS, le 28.07.1943
Au rang de caporal-chef SS dans la Waffen-SS, le 01.09.1944
Taille : 176   Pointure : 41   tour de cou : 38 cm
Taille de l'uniforme : 48
Tour de tête : 55   masque à gaz : 1   groupe sanguin : O
Antécédents judiciaires : /
Carnet de solde n° 500   Waffen-SS bataillon d'assaut Mauthausen 1988[370]

[368] Cf. Mac Lean French, *The Camp Men...*, op. cit., 1999, p. 75.
[369] Cf. Panstwowe Muzeum Stutthof, 2004.
Extraits du fichier personnel du Dr Ginzinger en date du 3 décembre 1943.
[370] Cf. Panstwowe Muzeum Stutthof, 2004.

- Dr Hans-Joachim Güssow (19.05.1889- 28.10.1946)
Il naît le 19 mai 1889, à Seehausen. Il prend le numéro 135 798 dans la SS et le numéro 2 671 551 dans la NSDAP. Il est protestant et marié. Il est SS-Sturmbannführer. Pendant la Première Guerre mondiale, il reçoit la croix de fer 2ème classe. Il officie en tant que dentiste au camp de Sachsenhausen de 1939 à 1945. Il a reçu également la croix de guerre de 2ème classe. Il décède au camp anglais d'internement de Neuengamme.

- Dr Willi Haupt (08.10.1911- ?)
Il naît le 8 octobre 1911, à Lahr. Il reçoit le numéro 226 781 dans la SS et le numéro 208 509 dans la NSDAP[371]. Il est SS-Hauptsturmführer. Il est agnostique et marié. Il est dentiste au camp de Sachsenhausen de 1941 à 1942. Il reçoit la croix de guerre de 2ème classe.

- Dr Erich Hausamen (17.03.1907- ?)
Il voit le jour le 17 mars 1907, à Neckarburken. Il prend le numéro 163 077 dans la SS et le 4 271 256 dans la NSDAP. Il est SS-Haupsturmführer. Il est protestant et marié. Il est dentiste au camp de Buchenwald en 1940. De 1940 à 1942, il rejoint la division SS *Das Reich*. De 1943 à 1944, il est au 1er corps d'armée de la SS.

- Dr Alexander Helbling (08.05.1892- ?)
Il naît le 8 mai 1892, à Bensheim. Il reçoit le numéro 507 593 dans la NSDAP et le 77 241 dans la SS. Il est SS-Sturmbannführer. Il est agnostique et marié. Il reçoit la croix de fer 2ème classe pendant la Première Guerre mondiale. Il est dentiste au camp de Mauthausen en 1940.

- Dr Rudolph Hennings (02.05.1912- ?)
Il voit le jour le 2 mai 1905, à Düsseldorf. Il reçoit le numéro 372 353 dans la SS. Il n'est pas membre de la NSDAP. Il est SS-Sturmbannführer. Il est agnostique et marié. Il est dentiste au camp de Niederhagen en 1942. Il est muté la même année, à la 3ème division SS *Totenkopf*. Il est décoré de la croix de fer 2ème classe.

- Dr Rolf Henrychowski (25.08.1911- ?)
Il naît le 25 août 1911, à Posen[372]. Il a le numéro 63 244 dans la SS. Il n'est pas membre de la NSDAP. Il est SS-Hauptsturmführer. Il est célibataire. Il est dentiste au camp de Dachau en 1940. Il est transféré à la 2ème division SS *Das Reich* où il reste de 1940 à 1941.

371 Cf. Mac Lean French, *The Camp Men*..., op. cit., 1999, pp. 94, 101, 102, 105, 106.
372 Cf. Mac Lean French, *The Camp Men*..., op. cit., 1999, pp. 106, 107, 118, 121.

- *Dr Herbert Hepburn (03.10.1902- ?)*
Il voit le jour le 3 octobre 1902, à Dresde. Il reçoit le numéro 382 457 à son entrée dans la SS et le 2 775 123 dans la NSDAP. Il est SS-Hauptsturmführer. Il est protestant et marié. Il est dentiste au camp de Ravensbrück en 1941 et à celui de Neuengamme.

- *Dr Josef Jöst (23.05.1907- ?)*
Il naît le 23 mai 1907, à Untergrüne[373]. Il sert dans la SA en 1931. Il prend le numéro 49 304 dans la SS et le 407 530 dans la NSDAP. Il est SS-Obersturmbannführer. Il est agnostique et marié. Il est dentiste à Columbia Haus en 1935 et à Oranienburg en 1938. Il est muté à la 3ème division SS *Totenkopf* de 1939 à 1942. Il rejoint le VIème corps d'armée SS, en 1944. Il a reçu la croix de guerre de 2ème classe.

- *Dr Julius Kappe (20.12.1905- ?)*
Il voit le jour le 20 décembre 1905, à Litzum. Il sert dans la SA de 1932 à 1936. Il a le numéro 367 748 dans la SS et le 273 537 dans la NSDAP. Il est SS-Obersturmführer. Il est protestant et marié. Il est dentiste au camp de Neuengamme de 1940 à 1941. Avant d'être muté là-bas, il a exercé au camp de Mauthausen. Il est transféré à la 8ème division SS *Florian Geyer* de 1942 à 1944. Il est décoré de la croix de guerre 2ème classe.

- *Dr Herbert Linde (03.07.1907- ?)*
Il naît le 3 juillet 1907, à Berlin. Il a le numéro 203 212 à son entrée dans la SS et le 4 827 943 dans la NSDAP. Il est SS-Obersturmführer. Il est célibataire. Il est dentiste au camp de Gusen, kommando de Mauthausen, en 1942. De 1943 à 1945, il exerce dans la 16ème division SS *Reichsführer-SS.*

- *Dr Walter Lückert (07.03.1906- ?)*
Il naît le 7 mars 1906, à Trubenhausen[374]. Il reçoit le numéro SS 84 576 et le 4 625 997 dans la NSDAP. Il est SS-Hauptsturmführer. Il est agnostique et marié. Il est dentiste au camp de Mauthausen et à Oranienburg en 1940. Il est muté au 7ème régiment d'Infanterie SS et au Vème corps d'armée SS. Il a reçu la croix de guerre de 2ème classe.

- *Dr Kurt Ludwig (06.04.1904- ?)*
Il voit le jour le 6 avril 1904, à Driesen. Il a le numéro SS 46 798 et le 694 538 dans le Parti nazi. Il est SS-Obersturmführer. Il est protestant et marié. Il est dentiste au camp de Buchenwald en 1941 et la même année, il exerce à Oranienburg.

---

[373] Cf. Mac Lean French, *The Camp Men...*, op. cit., 1999, pp. 146, 150, 156.
[374] Cf. Mac Lean French, *The Camp Men...*, op. cit., 1999, pp. 146, 150, 156.

- *Dr Alfred Meimeth (11.07.1906- ?)*
Il voit le jour le 11 juillet 1907, à Frankfurt. Il prend le numéro 400 015 dans la SS et le 1 148 463 dans la NSDAP. Il est SS-Hauptsturmführer. Il est protestant et marié. Il est dentiste au camp d'Auschwitz en 1941 et à Oranienburg en 1941. Il officie dans la 3ème division SS *Totenkopf*. Il obtient la croix de guerre 2ème classe.

- *Dr Carl-Heinrich Meinck (13.09.1906- ?)*
Il naît le 13 septembre 1906, à Schwerin. Il est le numéro 215 846 dans la SS et le numéro 1 725 116 dans la NSDAP. Il est SS-Obersturmführer. Il est agnostique et marié. Il est dentiste au camp du Stutthof et au camp de Mauthausen de 1942 à 1943. Il est muté au IIème corps d'armée SS en 1944. Il est décoré de la croix de guerre de 1ère classe.

- *Dr Albert Meisse (22.04.1904- ?)*
Il voit le jour le 22 avril 1904, à Semlein. Il n'est pas membre de la NSDAP. Il a le numéro 246 383 dans la SS. Il est SS-Hauptsturmführer. Il est protestant et marié. Il est dentiste à Majdanek en 1942 et reçoit la croix de guerre 2ème classe.

- *Dr Alfred Mücke (16.01.1899- ?)*
Il naît le 16 janvier 1899, à Oppeln[375]. Il reçoit le numéro 206 883 dans la SS et le 3 530 613 dans la NSDAP. Il est SS-Sturmbannführer. Il est catholique et marié. Il est dentiste au camp de Mauthausen de 1940 à 1941. Il est transféré au camp de Ravensbrück la même année. Il exerce dans la 9ème division SS *Hohenstaufen*, en 1944. Il a reçu la croix de fer de 2ème classe.

- *Dr Gerhard Müller (14.03.1907- ?)*
Il voit le jour le 14 mars 1907, à Altenberge. Il a le numéro 87 181 dans la SS. Il n'est pas membre de la NSDAP. Il est SS-Hauptsturmführer. Il est protestant et marié. Il est dentiste au camp de Buchenwald en 1940. Il est porté disparu.

- *Dr Karl Osenbrügge (02.04.1910- ?)*
Il naît le 2 avril 1910, à Longueville, en France. Il n'est pas membre de la NSDAP. Il a le numéro SS 114 973. Il est SS-Obersturmführer. Il est célibataire. Il est dentiste à Sachsenhausen de 1940 à 1941. Il est décoré de la croix de guerre 2ème classe.

- *Dr Gerhardt Palfner (26.02.1908- ?)*

---

[375] Cf. Mac Lean French, *The Camp Men*..., op. cit., 1999, pp. 157, 163, 164, 171.

Il voit le jour le 26 février 1908. Il a le numéro SS 205 909 et le 3 757 575 dans la NSDAP[376]. Il est SS-Untersturmführer. Il est marié. Il est dentiste au camp de Buchenwald en 1944.

- Dr Walter Pongs (14.06.1911- ?)
Il voit le jour le 14 juin 1911, à Wies. Il n'est pas membre de la NSDAP. Il a le numéro SS 104 849. Il est SS-Hauptsturmführer. Il est célibataire. Il est dentiste au camp de Buchenwald de 1941 à 1942. Il est muté à la 6ème division SS *Nord* en 1942. Il est décoré de la croix de guerre 2ème classe.

- Dr Karl Pork (17.02.1889- ?)
Il naît le 17 février 1889, à Münster. Il a le numéro SS 163 282 et le numéro 3 394 168 dans la NSDAP. Il est SS-Hauptsturmführer. Il est protestant et marié. Il a été dentiste à Buchenwald.

- Dr Ernst Post (01.01.1901- ?)
Il voit le jour le 1er janvier 1901, à Tilsit[377]. Il a le numéro SS 6 649 et le 229 089 dans le Parti nazi. Il est SS-Sturmbannführer. Il est agnostique et veuf. Il est dentiste à Sachsenhausen de 1941 à 1942. Il reçoit la croix de fer 2ème classe.

- Dr Elimar Precht (25.05.1912- ?)
Il naît le 25 mai 1912. Il a le numéro SS 233 392. Il n'est pas membre du Parti nazi. Il est SS-Hauptsturmführer. Il est marié. Il est dentiste au camp de Dachau en 1943, au camp de Natzweiler en 1943 également et au camp d'Auschwitz de 1944 à 1945. Il est décoré de la croix de guerre 2ème classe.

- Dr Heinrich Pütz (01.09.1908- ?)
Il voit le jour le 1er septembre 1908, à Essen. Il a le numéro 237 817 dans la SS et le 2 210 355 dans la NSDAP. Il est SS-Hauptsturmführer. Il est catholique et marié. Il est dentiste au camp de Flossenbürg en 1940, à Oranienburg de 1940 à 1941. Il est transféré à la 3ème division SS *« Totenkopf »* en 1941. Il rejoint le camp du Stutthof en Pologne, en 1944.
Venu en tant que témoin au Tribunal de Grande Instance à Witzenhausen, le 31 mai 1954, lors du procès de 9 SS de Flossenbürg, le Dr Pütz affirme que : *« Ich war im Februar 1940 bis Oktober 1941 im KZ-lager Flossenbürg als Zahnarzt. Die Zahnstation hat zum SS-Revier gehört. Sie lag im SS-Lager. Auch im Jahre 1943 war ich noch ein Dreiveirteljahr lang als Zahnarztnin Flossenbürg. Während meines ersten Flossenbürger Aufenthalts, als das grosse feste Verwaltungsgebäude noch nichte stand, war die Zahnstation, wenn man zum Haupteingang ins SS-Lager kam, rechts. Im*

[376] Cf. Mac Lean French, *The Camp Men…*, op. cit., 1999, p. 174.
[377] Cf. Mac Lean French, *The Camp Men…*, op. cit., 1999, pp. 180, 181,182.

Jahre 1943 lag die Zahnstation dann links vom Haupteingang ganz vorne vor dem Verwaltungsgebäude, Etwas seitlich ab von diesem Gebäude. (...) Die Häftlingszahnstation hat erst seit Nitte des Jahre 1941 bestanden. Vorher wurden die Häftlinge in meiner Zahnstation mit behandelt. (...) Die Ärzte in Flossenbürg als solehe understanden dem leitenden Arzt in Oranienburg. In rein medizinischen Dingen hatte der Kommandant den Ärzte nicht einzureden. Wenn er z.B. heine Zahnstatich betrat, war er Patient und nicht Lagerführer. (...) Dagegen durfte der Kommandant in die Ärztlichen Dinge sich nicht einmischen. Es ist mir jedenfalls auch nie passiert, dass mir der Kommandant irgendeine Weisung in medizinischer Beziehung erteilt hätte[378]. *» « J'étais dentiste au camp de concentration de Flossenbürg de février 1940 à octobre 1941. La station dentaire appartenait à l'infirmerie SS. Elle se trouvait dans le camp des SS. J'y ai encore été dentiste pendant les trois quarts de l'année 1943. Pendant mon premier séjour à Flossenbürg, le grand bâtiment en dur de l'administration n'existait pas encore, la station dentaire se trouvait à droite, lorsque, de l'entrée principale, on entrait dans le camp des SS. En 1943, la station dentaire se trouvait à gauche de l'entrée principale, devant le bâtiment de l'administration, un peu sur le côté de ce dernier. (...) La station dentaire pour les détenus n'a existé qu'à partir de la moitié de l'année 1941. Auparavant, les détenus étaient soignés dans ma station dentaire. (...) A Flossenbürg, les médecins en tant que tels dépendaient du médecin en chef à Oranienburg. (...) Dans les affaires purement médicales, le commandant n'avait absolument rien à dire aux médecins. Quand il entrait dans la station dentaire, par exemple, c'était en tant que patient et non comme commandant du camp. (...) Par contre, le commandant n'avait pas à intervenir dans les affaires médicales. Il ne m'est jamais arrivé que le commandant me donne un conseil ou un ordre en ce qui concernait ma pratique médicale. (...) »*

Ce témoignage démontre, si besoin est, que les médecins ne relèvent que d'une autorité, celle des instances médicales de Berlin et du Reichsführer SS Himmler. C'est donc librement que les médecins se sont livrés à des expérimentations sur les détenus des camps de concentration. La plupart du temps, ils justifient de leurs expérimentations médicales auprès de leur hiérarchie, aussi ubuesques soient-elles, pour éviter le front russe, un soldat allemand ayant une durée de vie de 8 jours à Stalingrad. Ils ne peuvent bénéficier de circonstances atténuantes. Leur responsabilité est indiscutable.

- Dr Andreas Rett (20.04.1909- ?)

Il naît le 20 avril 1909, à Ingolstadt. Il a le numéro SS 411930. Il n'est pas membre de la NSDAP. Il est SS-Obersturmführer. Il est protestant et marié. Il est dentiste au camp d'Auschwitz en 1942.

- Dr Rudolf Röderer (07.10.1910- ?)

---

[378] Cf. Gedenkstätte Flossenbürg, 2003.

Il voit le jour le 7 octobre 1910, à Mannheim[379]. Il a le numéro SS 200 198. Il n'est pas membre du Parti nazi. Il est SS-Untersturmführer. Il est agnostique et marié. Il est dentiste au camp de Sachsenhausen en 1941.

- Dr Erich Sautter (08.08.1905- ?)
Il naît le 8 août 1905, à Bad Cannstatt. Il a le numéro SS 143 341 et le 2 875 526 dans la NSDAP. Il est SS-Hauptsturmführer. Il est protestant et marié. Il exerce en tant que dentiste au camp d'Auschwitz en 1942.

- Dr Joachim Schlorf (06.02.1908- ?)
Il voit le jour le 6 février 1908, à Röbel. Il a le numéro SS 68 519 et le 998 963 dans la NSDAP. Il est SS-Hauptsturmführer. Il est protestant et marié. Il est dentiste au camp de Neuengamme de 1941 à 1943.
M. Antoni Sak, ancien détenu du même camp, dans son interview du 20.10.1991, à Tarnow en Pologne, se rappelle comment le Dr Schlorf lui a sauvé la vie en le recrutant pour la station dentaire du camp de Neuengamme et comment ce dernier a partagé son repas de Noël 1941, avec lui. M. Sak se rappelle aussi l'évacuation du camp de Neuengamme vers Wöbbelin[380]. Là, suite à un ordre en provenance de Berlin, le dentiste SS l'emmène revolver au poing, récupérer l'or des dents de 2 000 cadavres. M. Sak s'émeut et refuse catégoriquement d'effectuer ce prélèvement dans la bouche des morts. Le dentiste baisse son arme et le renvoie aux corvées du camp.

- Dr Kurt Schmelz (05.10.1907- ?)
Il naît le 5 octobre 1907, à Frankfurt. Il a le numéro SS 122 511 et le 536 315 dans le Parti nazi. Il est SS-Hauptsturmführer. Il est protestant et marié. Il est dentiste au camp de Dachau en 1941. Il est muté à la 8ème division SS *Florian Geyer* de 1942 à 1944.

- Dr Karl Schmidt (15.04.1913- ?)
Il voit le jour le 15 avril 1913, à Riebelsdorf. Il a le numéro SS 350 471 et le 2 828 748 dans le Parti nazi. Il est SS-Untersturmführer. Il est agnostique et marié. Il est dentiste au camp d'Auschwitz et au camp de Gross-Rosen en 1944.

- Dr Otto Schoor (28.01.1909- ?)
Il naît le 28 janvier 1909, à Würzburg[381]. Il n'est pas membre du Parti nazi, mais a le numéro SS 337 715. Il est SS-Sturmbannführer. Il est agnostique et marié. Il est dentiste à Oranienburg en 1940 et au camp de Dachau de 1940 à 1941. Il est transféré à la 3ème division SS *Totenkopf* de 1941 à 1945. Il est

379 Cf. Mac Lean French, *The Camp Men...*, op. cit., 1999, pp. 188, 192, 197, 203.
380 Cf. Gedenkstätte Neuengamme, 2003.
381 Cf. Mac Lean French, *The Camp Men...*, op. cit., 1999, pp. 204, 206, 212, 215, 224, 226.

blessé plusieurs fois sur le front russe. Il est décoré de la croix de fer 1ère classe.

- *Dr Wilhelm Schulte (27.03.1907- ?)*
Il voit le jour le 27 mars 1907, à Elberfeld. Il a le numéro SS 236 174 et le 5 379 284 en tant que membre de la NSDAP. Il est SS-Hauptsturmführer. Il est protestant et marié. Il est dentiste à Auschwitz de 1941 à 1942. Il est muté à la 19ème division SS en 1944. Il est décoré de la croix de guerre 2ème classe.

- *Dr Ernst Wedel (27.07.1897- ?)*
Nom : Wedel[382] Prénom : Ernst, Friedrich N° SS: 111 963
Entrée dans la SS: Juin 1933
Né le 27.07.1897 à Mannheim District : Mannheim
Marié le 29.05.1938 à Gresel Fähndrich
Enfant : 1 garçon confession : croit en Dieu
Adresse : Mannheim, N7, 1 métier : dentiste
Emploi au camp de concentration : dentiste
Entrée au parti : 09.11.1936 N° : 4 464 697
Entré au camp spécial de Hinzert, le 11.08.1941
Muté au camp spécial du Stutthof, le 15.11.1941
Unterscharführer : 16.06.1941
Untersturmführer : 09.11.1941
Ancienne armée : de novembre 1915 à décembre 1918
Mesuré pour l'armée : 02.04.1937 Engagé : 28.09-07.10.1938
Troupes : ambulanciers
Participation à la guerre : 24.11.1915 au 24.12.1938
Formation militaire : pistolet 08, artillerie, défense anti-aérienne, projecteurs, service sanitaire Connaissances spéciales : dentiste

- *Dr Ernst Weitkamp (01.05.1908- ?)*
Il voit le jour le 1er mai 1908, à Quernheim[383]. Il a le numéro SS 264 024 et le 4 444 934 dans la NSDAP. Il est SS-Hauptsturmführer. Il est protestant et marié. Il est dentiste au camp de Mauthausen en 1940 et en 1941. Il est transféré à la 4ème division SS *Polizei* en 1941.

- *Dr Heinz Wolanski (05.05.1910- ?)*
Il naît le 5 mai 1910, à Hamburg-Altona[384]. Il a le numéro SS 233 370. Il n'est pas membre du Parti nazi. Il est SS-Hauptsturmführer. Il est protestant et marié. Il est dentiste au camp d'Auschwitz en 1940 et au camp de

---

382 Cf. Panstwowe Muzeum Stutthof, 2004.
383 Cf. Mac Lean French, *The Camp Men…*, op. cit., 1999, pp. 253, 262.
384 Cf. Mac Lean French, *The Camp Men*..., op. cit., 1999, pp. 253, 262.

Ravensbrück, la même année. Il est muté à la 4ème division SS *Polizei* de 1942 à 1943.

- *Dr Andreas Wolter (25.11.1903- ?)*
Il voit le jour le 25 novembre 1903, à Redingen. Il a le numéro SS 112 843 et le 3 961 587 dans la NSDAP. Il est SS-Hauptsturmführer. Il est agnostique et marié. Il est dentiste au camp de Hinzert de 1940 à 1941. Il est muté à la 4ème division SS *Polizei* en 1943. Il reçoit la croix de guerre 2ème classe.

- *Cas particulier de Josef Simon (07.01.1906- ?)*
Il naît le 7 janvier 1906, à Gablonz[385]. Il a le numéro SS 315 500 et le 6 484 347 dans le Parti nazi. Il est SS-Untersturmführer. Il est agnostique et marié. Il appartient à la Waffen-SS. Il est mécanicien dentaire au camp d'Auschwitz de 1942 à 1943 et au camp de Dachau en 1943. Il est blessé plusieurs fois au combat et reçoit la croix de fer 2ème classe.

***

Les dentistes SS se sont battus sur tous les fronts, mais ils ont été amenés aussi à soigner des civils proches des garnisons où ils étaient maintenus, les soldats des garnisons mêmes ou au combat sur le front, les gardiens des camps et leurs familles, et enfin, de la manière la plus brutale le plus souvent, les détenus des camps de concentration. Dans la dentisterie allemande sous le troisième Reich et pendant la Seconde Guerre mondiale, ils sont hélas incontournables.
Les dentistes SS, qui ont exercé dans les camps de concentration, ont répondu aux obligations idéologiques et militaires imposées par la SS de Himmler. Ils ont renié toute éthique médicale. Ils ont oublié le principe essentiel de dévotion et d'abnégation à leurs malades, que leur confère leur métier de professionnel de santé. Ils se sont laissés corrompre par l'univers concentrationnaire et, même si beaucoup ont été acquittés, peu nombreux sont ceux qui peuvent se targuer réellement de n'avoir aucune exaction à se reprocher.
Les Américains considéraient que, pour garder mille à deux mille soldats de la *Wehrmacht*, il ne fallait que trois à quatre gardiens[386]. Par contre, pour garder des SS qu'ils qualifiaient de *rattlesnakes (serpents à sonnettes)*, il fallait un garde par prisonnier. Les SS étaient des soldats d'élite. Leur tournure d'esprit embrigadée dans une idéologie délétère pouvait les rendre particulièrement cruels, dénués de tous scrupules au point de rabaisser l'être humain, et notamment les prisonniers des camps de concentration, au rang

[385] Cf. Mac Lean French, *The Camp Men...*, op. cit., 1999, pp. 224, 264.
[386] Yad Vashem, témoignage du Dr Samuel Glashow, dentiste de l'armée américaine, Jerusalem, 20/11/1978.

d'animal, pire de jouet que l'on remplace à volonté quand celui-ci est cassé. Les dentistes SS n'ont pas échappé à cette règle.

Expérimentations nazies médico-dentaires dans les camps de concentration

En 1933, s'ouvre le premier des camps de concentration : Dachau. Dans cet univers concentrationnaire, sont rassemblés, au tout début, les opposants politiques au régime nazi. Au fur et à mesure de la progression de la Wehrmacht dans l'Europe de l'Est, ce sont aussi ceux que tout oppose à l'idéologie nazie sur le plan religieux, politique, ethnique, racial et même moral qui se retrouvent regroupés dans ces camps. Les gardiens sont des soldats de la Waffen SS pour la plupart, voyant là l'occasion d'échapper aux différents fronts ouverts par l'armée allemande. Encore plus lorsque le territoire soviétique sera envahi, les deux armées se livrant une guerre sans merci. En effet, à Stalingrad, la durée de vie moyenne d'un soldat allemand ne dépasse pas huit jours[387]. Mais, il faut justifier du caractère indispensable de sa présence dans les camps. Ainsi, apparaît la folie expérimentatrice des médecins et même des gardiens, cautionnée par le Reichsführer SS Heinrich Himmler[388]. Ainsi, les gardiens chronomètrent-ils la durée de chute d'un détenu du haut d'une carrière, à Mauthausen, ou bien le temps que met un détenu à décéder d'une balle dans le ventre. De leur côté, les médecins y briguent des chaires de professeurs et autres distinctions honorifiques. Tout est prétexte à expertises, contre-expertises pourvu que cela revête un intérêt quelconque pour les soldats sur le front et que cela fournisse un prétexte pour en être tenu à l'écart[389]. D'un point de vue médical, des expériences sur des détenus sont réalisées comme des tests de dépressurisation en hautes altitudes à Dachau, des essais d'applications de sulfamides sur des plaies provoquées et infectées volontairement par les médecins SS à Ravensbrück, des expériences sur les gaz de combat au Natzweiler-Struthof, des essais de médication contre le paludisme, le typhus et d'autres maladies après inoculation des maladies, et bien d'autres encore[390]. Sur le plan bucco-

---

[387] Cf. Beevor Antony, *Stalingrad*, 1998, Editions de Fallois (traduit de l'anglais).

[388] Aucun dentiste, à ma connaissance, ne s'est livré à pareille exaction. Il n'en est fait, en tous cas, mention nulle part. De même, traitant de tout ce qui touche à la chirurgie dentaire en Allemagne sous le régime nazi, il m'a semblé que ce travail aurait été incomplet sans dire un mot des expérimentations médico-dentaires dans les camps de concentration, sur les prisonniers.

[389] Cf. Bayle François, *Croix Gammée contre Caducée*, Neustadt (Palatinat), 1950, Imprimerie nationale.

[390] Cf. Aziz Philippe, *Les médecins…*, tomes 1-4, op. cit., 1975.

dentaire, les expérimentations ne sont pas nombreuses, mais on peut en distinguer de quatre ordres :

- anthropologiques ;
- pharmacologiques ;
- histologiques ;
- médicales avec des répercussions bucco-dentaires.

Anthropologiques

A Buchenwald, les Américains découvrent, à la libération du camp, des crânes réduits selon diverses techniques, dans l'esprit des tribus indigènes d'Amazonie[391].

Au Natzweiler-Struthof, le Pr Hirt, professeur d'anatomie à la Faculté de médecine de Strasbourg et SS-Sturmbannführer, souhaite créer un musée anatomo-morphologique du particularisme crânio-facial des Juifs[392]. Il écrit en ce sens à Rudolf Brandt, ancien médecin personnel de Hitler : *« Nous disposons de collections de crânes de presque toutes les races et de presque tous les peuples. Nous n'en possédons qu'un petit nombre de la race juive. La guerre qui se poursuit à l'Est nous offre la possibilité de combler cette lacune. En nous procurant des crânes de commissaires judéo-bolchéviques qui constituent le prototype même de ces sous-hommes, repoussants, mais très caractéristiques, nous serons en mesure de disposer d'un matériel scientifique*[393]. » Ces travaux s'inscrivent dans le cadre d'une société savante, la Deutsche Ahnenerbe, Studiengesellschaft für Geitesurgeschichte (organisation fondée par la SS en 1939, pour l'étude de l'histoire de la race indo-européenne nordique avec pour signification littérale « Héritage des Ancêtres allemands »)[394].

Le Pr Hirt ne veut pas de crânes d'hommes déjà morts, car il est indispensable que les mesures anthropométriques soient effectuées sur des sujets vivants et que les têtes ne soient pas endommagées après le décès. Il convient pour lui que les têtes soient séparées des corps par un médecin qualifié. 115 personnes de confession juive sont sélectionnées à Auschwitz en juin 1943 et envoyées au Natzweiler-Struthof où Hirt, après en avoir pris toutes les mesures crâniennes, les fait tuer notamment en testant dans une chambre à gaz différents gaz de combat. A la libération de Strasbourg, les Américains trouvent les restes des corps démembrés de ces hommes (85), de ces femmes (30), dans des cuves spécifiques à l'Institut d'anatomie. Hirt

[391] Cf. U.S. Holocaust Memorial Museum, Washington, U.S.A., 2003.

[392] Cf. Le Minor Jean-Marie, *Les sciences morphologiques médicales à Strasbourg du XVe au XXe*, 2002, Presses universitaires de Strasbourg.

[393] Cf. Ottosen Kristian, *Nuits et Brouillards*, Bruxelles, 2002, Editions Le Cri (traduit du norvégien).

[394] Cf. Bernadac Christian, *Les Médecins maudits*, Paris, 1967, France-Empire (éd.).

s'est enfui à l'approche des Alliés, emmenant avec lui les dents en or de ses victimes. Le 2 juin 1945, le Pr Hirt se suicide dans la Forêt-Noire.

A Dachau, le Dr Franz Blaha, médecin déporté employé à la salle d'autopsie, a déclaré sous serment au procès des accusés SS : *« Nous recevions régulièrement des demandes pour les crânes et les squelettes des prisonniers. Dans ces cas-là, nous faisions bouillir le crâne ou le corps dans une grande marmite. Puis, les parties molles étaient enlevées, les os blanchis et séchés. Il était important d'avoir de bonnes dents. Quand nous recevions une demande d'Oranienburg, les SS disaient : « Nous essaierons de vous en procurer avec de bonnes dents. » C'est pourquoi il était dangereux d'avoir de bonnes dents*[395]. »

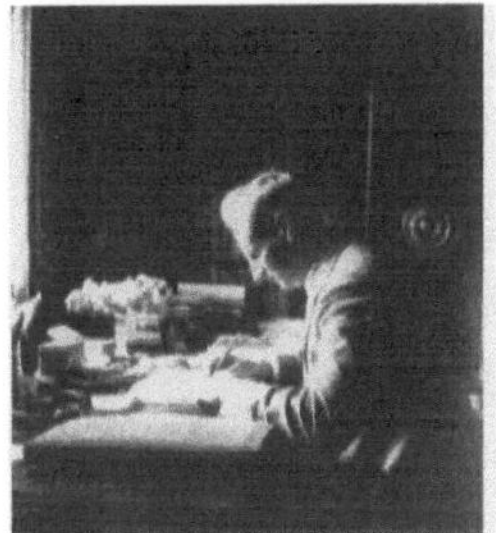

Pr August Hirt (1898-1945).

A Auschwitz, le Dr Mengele, médecin SS, s'est passionné pour l'étude de la gémellité. Il fait sélectionner, à chaque convoi, par les gardiens, toutes les paires de jumeaux qui se présentent à eux. Ces jumeaux subissent tous les examens anthropométriques possibles et notamment un examen bucco-dentaire au cabinet dentaire d'Auschwitz où une prise d'empreintes est effectuée pour obtenir de bons moulages en plâtre qui sont conservés afin d'établir une analyse comparative entre deux individus. Les deux détenus sont ensuite exécutés et autopsiés pour relever toutes les similitudes, et différences morphologiques[396].

---

[395] Cf. Staatsarchiv Nürnberg, Nürnberg, Allemagne, 1999.

[396] Cf. Panstwowe Muzeum Auschwitz, Oswiecim, Pologne, 2002-2003.

K. L. Auschwitz Auschwitz, den 16. April 1943
K. L. Zahnstation.

Betrifft: Angeordnete Untersuchung der Zwillinge aus dem Z.- Lager Birkenau.
Bezug : Ohne
Anlagen : Keine

An
1. Schutzhaftlagerführer
SS - Standortarzt
Auschwitz

Am 15.4.1943 wurden wie angeordnet bei nachstehenden Z.-Häftlingen Untersuchungen vorgenommen sowie Modelle der Zähne genommen :

1.	Z	4636	Dewüs Margot	geb.	25. 2.27
	Z	4637	Dewüs Elfriede	"	25. 2.27
2.	Z	2381	Behrends Frinka	"	19. 4.21
	Z	2383	Behrends Johann	"	19. 4.21
3.	Z	5645	Ernst Karl	"	12. 3.1o
		113336	Ernst Hermann	"	12. 3.1o
4.	Z	5618	Adler Konrad	"	8. 1.36 (Röntgen-
	Z	5619	Adler Andreas	"	8. 1.36 aufnahmen
5.	Z	2632	Kreutz Johanna	"	9.1o.76
	Z	2660	Kreutz Elise	"	9.1o.76
6.	Z	5751	Pohl Alfred	"	6.11.31
	Z	5752	Pohl Fritz	"	6.11.31
7.	Z	5278	Halonek Drachomie	"	14. 5.36
	Z	5277	Halonek Anna		14. 5.36
8.	Z	4975	Hänstein Paul (Zwillingsbruder im K.L. Neuengamme)	"	27. 6.98
9.		2925	Einacker		

Der leitende Zahnarzt
beim K. L. Auschwitz

SS- Hauptsturmführer.

Camp de concentration de Auschwitz Auschwitz, le 16.04.1943
Station dentaire du camp

Objet : Examen des jumeaux du camp de Birkenau

Au : 1er directeur du camp de détention préventive
Médecin de garnison-SS

Auschwitz

Le 15 avril 1943, il a été procédé, selon les ordres, à un examen des détenus Z nommés ci-dessous. Un modèle des dents a été réalisé :

1.	Z	4636	Dewüs Margot	née	25.2.27
		4637	Dewüs Elfriede		25.2.27
2.	Z	2381	Behrends Frinka		19.4.21
		2383	Behrends Johann		" " "
3.	Z	5645	Ernst Karl		12.3.10
		113336	Ernst Hermann		" " "
4.	Z	5618	Adler Konrad		8.1.36 (Radiographies)
		5619	Adler Andreas		" " "
5.	Z	2632	Kreutz Johanna		9.10.76
		2660	" Elise		" " "
6.	Z	5751	Pohl Alfred		6.11.31
		5752	" Fritz		" " "
7.	Z	5278	Halonek Drachomie		14.5.36
		5277	" Anna		" " "
8.	Z	4975	Hanstein Paul (frère jumeau au camp de Neuengamme)		27.6.98
9.			Einacker		

Le dentiste en chef au camp de Auschwitz

SS-Hauptsturmführer[397]

[397] Cf. Panstwowe Muzeum Auschwitz, Oswiecim, Pologne, 2002-2003.

Pharmacologiques
A Dachau, le Dr Rascher, médecin, récupère à son profit l'invention d'un médicament anticoagulant mis au point par un demi-juif, Robert Feix[398]. Il le commercialise sous le nom de Polygal 10 et procède aux essais cliniques de ce médicament qui se présente sous forme de comprimés, tout d'abord au bloc chirurgical et au cabinet dentaire de Dachau[399]. Des expériences classiques de laboratoire sur les temps de saignement et de coagulation, complétées par des opérations réelles, sont effectuées. Ensuite, voulant pousser plus loin ses recherches, il souhaite le tester en situation de combat en provoquant lui-même des blessures par balles sur des détenus. C'est son oncle, médecin lui aussi, qui donne l'alarme en découvrant par hasard un document sur le bureau de son neveu *« ayant trait à l'exécution de 4 personnes afin d'expérimenter la préparation hémostatique appelée Polygal 10. »*
Le Dr Rascher brigue une chaire de professeur. Prêt à tout pour plaire à Heinrich Himmler, il n'a aucun scrupule dans ses expérimentations et n'hésite jamais à provoquer la mort de ses cobayes pour satisfaire ses ambitions. Il n'hésite pas non plus à mentir sur sa descendance qui provient de relations adultérines de sa bonne[400]. Il ne peut pas avoir d'enfant avec sa femme. Découvrant la supercherie, le Reichsführer SS Himmler ne lui pardonne pas son mensonge et le fait exécuter par la SS en 1944.

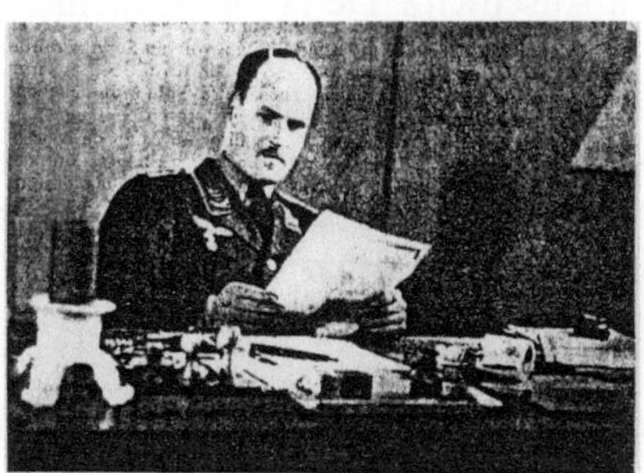

Dr Sigmund Rascher (1909-1945).

On connaît les effets bienfaisants du fluor sur les dents, mais on sait aussi les effets toxiques du fluor à haute dose (ostéoporose, dégâts génétiques, troubles cardiaques et psychiques)[401]. Les effets psychiques du fluor sont démontrés, quant à eux, par les savants à la solde du IIIe Reich. En effet, Hitler a donné l'ordre aux usines chimiques I. G. Farben, basées à Francfort,

---

[398] Cf. CDJC, Paris, France, 2002-2003, Référence CXXXI-17.
[399] Cf. Bayle François, *Croix Gammée…*, op. cit., 1950.
[400] Cf. Riaud Xavier, *Pathologie bucco-dentaire dans les camps de l'Allemagne nazie. 1941-1945.* Nantes : Thèse Chir. Dent., 1997.
[401] Cf. « Le Fluor », in *http://conspiration.com.free.fr/Fluor.htm.*

de produire du fluor en grande quantité[402]. Celui-ci doit être mélangé à l'eau potable destinée aux prisonniers des stalags. Cette distribution a pour but de maintenir la discipline dans les camps et de calmer l'ardeur que mettent les prisonniers à tenter de s'évader, grâce aux effets sédatifs du fluor. L'emploi de la fluoration par les nazis pour réduire la résistance à la commande de la population est confirmé en 1954, par un chimiste américain, Charles Perkins, chargé d'administrer les possessions d'I. G. Farben après la guerre. Le Tribunal de Nuremberg met en évidence la culpabilité de 24 responsables d'I. G. Farben pour divers crimes commis pendant la guerre et scinde la société en trois entités distinctes : BASF, BAYER, HOECHST. Les responsables d'I. G. Farben de l'époque sont libérés par le ministre des Affaires étrangères des U.S.A. et partenaire commercial notoire, Nelson Rockfeller. I. G. Farben est aussi impliquée dans la plupart des expérimentations médicales nécessitant des essais pharmaceutiques et également la production de Zyklon B, insecticide employé dans les chambres à gaz[403].

Histologiques

Le Dr Mengele et à un autre niveau le Dr Weber se sont escrimés à rechercher une cause infectieuse au noma (stomatite gangreneuse) des enfants tziganes. Ils sont, de même que pour les jumeaux, mis de côté à l'arrivée des convois à Auschwitz. De la même manière, ils sont exécutés et autopsiés par le Dr Weber. A l'Institut d'histologie et de bactériologie proche d'Auschwitz, sont réalisés des prélèvements, puis des lames histologiques. Toutes les analyses restent négatives et l'étude hématologique ne montre rien de caractéristique, si ce n'est une anémie constante. Le Dr Léon Landau est resté très marqué par ces paquets qu'on leur apportait au revier (= infirmerie) chaque matin, qui laissaient échapper des têtes coupées d'enfants tziganes[404].

Le Dr Lettich, médecin français déporté, quitte Birkenau en juillet 1943, pour aller travailler à l'Institut d'Hygiène (Hygiene Institute) des SS, comme bactériologiste au block 13. *« On nous envoyait des frottis de Noma pour que nous trouvions le microbe qui pourrait être mis en cause. Nous fîmes plusieurs centaines d'examens en milieu aérobie et anaérobie, et nous n'avons jamais pu découvrir d'autre forme que l'association fuso-spirillaire. Les examens de sang ne révélaient qu'une leucocytose sans grande modification de la formule sanguine*[405]*. Le dosage des éléments du sang n'a rien révélé d'anormal. Plusieurs fois, il nous fut amené au laboratoire, des*

[402] Cf. Montgomery Dan, « Le système de la fluoration et de la commande de l'esprit met en jeu votre santé et votre liberté », in *http://www.sonic.net/kryptox/history/perkins*, 2000.

[403] Cf. U.S. Public Health Service, « Fluoride - the Modern Day DDT », in *http://home.interkom.com*, 1997.

[404] Cf. Obadia Yves, *Pratique dentaire...*, op. cit., 1975.

[405] Cf. Przeglad Lekarski année XXV, série 10- II, n°1, 1969.

têtes détachées du tronc de ces malheureux enfants pour que nous fassions nous-mêmes tous nos prélèvements. Je peux dire qu'il n'a pas été trouvé grand chose de nouveau dans l'étiologie de cette maladie[406]. » Le Dr Mengele s'enfuit en Amérique du Sud où il est traqué par Simon Wiesenthal et les agents du Mossad israélien. Il ne sera jamais capturé[407]. On le retrouvera mort sur une plage d'Amérique du Sud en 1979.

Le Dr Lettich se rappelle aussi que : « *Le Dr Münch, médecin SS, travaillant à l'Institut d'Hygiène de la SS, proche d'Auschwitz, manquait de suite dans les idées et commençait, à peu près tous les jours, un nouveau projet. Je tiens à signaler spécialement son travail sur le traitement du rhumatisme articulaire. Il prétendait que l'origine de ces douleurs rhumatismales provenait de granulômes dentaires et qu'en faisant des injections de filtrats streptococciques à des malades rhumatisants, on devait assurer leur guérison*[408]*. Il y avait à l'hôpital d'Auschwitz, quelques rhumatisants. C'est ainsi que le Dr Münch leur arrachait les dents, l'une après l'autre, pour que les streptocoques, grands et petits, puissent être cultivés et que le filtrat fut préparé. J'ai retenu le nom d'une de ses victimes, car c'était un Français, Pessot. J'ignore si ce malheureux a eu la chance ou non de revenir en France, mais ce que je peux affirmer, c'est qu'il n'avait plus de dents. De plus, j'ignore si ses rhumatismes ont été soignés*[409]. » Le Dr Münch a été le seul médecin SS acquitté au procès d'Auschwitz. On a reconnu qu'il n'avait pas participé aux sélections sur la rampe menant aux chambres à gaz. Il est reparti librement dans son Allemagne natale où il a exercé comme médecin de campagne. Il n'a jamais renié ses convictions antisémites et la légitimité de ses actes[410].

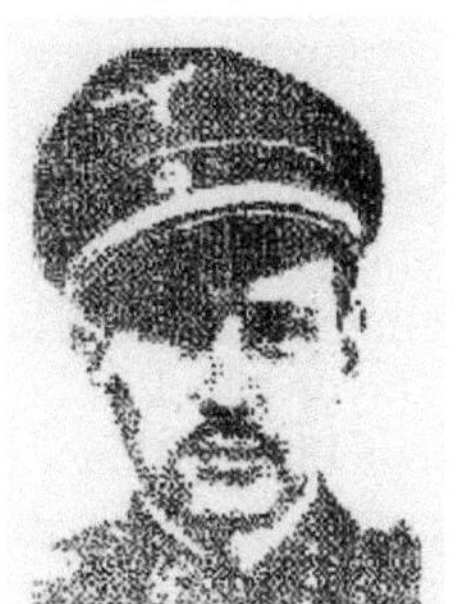

Dr Hans Münch (1911- ?).

[406] Cf. Lettich André, *34 mois dans les camps de concentration*. Paris : Thèse Doct. Méd., 1946.

[407] Voir le chapitre sur l'identification du Dr Mengele.

[408] Cf. Haffner J. D., *Aspects pathologiques du camp de concentration d'Auschwitz-Birkenau*. Paris : Thèse Doct. Méd., n°328, 1947.

[409] Cf. Lettich André, *34 mois…*, op. cit., 1946.

[410] Cf. Ternon Yves, « La conscience perdue du Docteur Münch, médecin SS à Auschwitz », in *Revue d'Histoire de la Shoah*, 1999 : 165.

Médicales avec des répercussions bucco-dentaires

Le Dr Schilling, médecin SS, à Dachau s'est livré, de 1944 à 1945, à des expérimentations sur le paludisme, qui ont consisté d'abord à inoculer la maladie, puis à la traiter chez le détenu. Dans ce dernier objectif, il a essayé différents traitements qui se sont révélés souvent mortels. Toutefois, en donnant 10 gr/semaine de Bismoginol, aucun n'est mort. Quelques-uns ont présenté des inflammations de la bouche (gingivite érythémateuse, glossite avec des aires de dépapillation au dos de la langue)[411].

A l'été 1944, Himmler, en rapport avec l'armée de l'air, ordonne la mise en route d'expérimentations sur l'eau de mer et, ce, dans le seul but de sauver les pilotes d'avion tombés à l'eau. Il existait 2 méthodes : celle du Dr Shaefer (lourde, coûteuse, mais transformant l'eau de mer en eau potable) et celle du Dr Berka (plus facile, moins chère, faisant oublier le goût de l'eau de mer). On a réalisé ces expériences à Dachau. Elles n'ont pas été mortelles, mais à l'origine d'une souffrance par la soif absolument horrible pour les détenus. D'après le Dr Shaefer, *« l'eau de mer de Berka entraîna, dans beaucoup de cas, une soif objective, une sécheresse de la bouche et des membranes muqueuses de la gorge, et une diarrhée. Elle provoquait aussi une toux par sécheresse de la bouche et du palais*[412]*. »*

Le Mycosis trichophytique se répand du seul fait que les détenus se sont rasés avec le même rasoir et le même blaireau, sans aucune désinfection. Plus tard, les couvertures ou la paille transmettent le champignon parasite. Le nombre de cas est tellement grand qu'en 1944, on crée un block spécial à titre prophylactique. La maladie débute par une plaque ovalaire squameuse ou circinée, à périphérie d'un rose vif. Bien souvent, d'autres plaques apparaissent. Le visage est tuméfié, bourgeonnant, déglabré et chaque follicule renfermant un poil contaminé devient le siège d'une folliculite qui aboutit à la suppuration. Dans les formes légères, la teinture d'iode donne de bons résultats. De même, l'association de dermatol et de permanganate de potassium, ou les pommades sulfamidées[413].

Mais, le Pr Schumann, médecin de la Luftwaffe, recherche ces malades pour leur faire des applications de rayons X. Les bons résultats obtenus dans ces cas par l'action dépilatoire sont bien connus. Mais, la rigueur nécessaire à l'exécution de ce traitement dans tous les détails laisse entendre qu'une pareille thérapeutique ne peut être improvisée et qu'elle n'est exécutable que dans un centre spécialisé, par un personnel rompu parfaitement à cette technique. Or, à Birkenau, ce traitement est appliqué sans aucune méthode, sans aucune précaution et par des hommes non qualifiés. Il était fréquent de laisser les malades, 30 minutes, au lieu de 3 minutes, sous les rayons X. Ces malades ont présenté des radiodermites aiguës, avec un tableau clinique

[411] Cf. Riaud Xavier, *Pathologie bucco-dentaire...*, op. cit., 1997.
[412] Cf. Riaud Xavier, *Pathologie bucco-dentaire...*, op. cit., 1997.
[413] Cf. Riaud Xavier, *Pathologie bucco-dentaire...*, op. cit., 1997.

d'une gravité particulière. Le visage est rouge, violet, oedémateux avec des phlyctènes qui, très vite, se transforment en ulcérations, puis en sphacèles étendus. Des adénites graves accompagnent ces phénomènes qui, subjectivement, se traduisent par des sensations de brûlures violentes et de névralgies faciales. La bouche est sèche, la sécrétion salivaire étant presque totalement arrêtée. Les sécrétions sudoripares et lacrymales sont très réduites. Les troubles psychiques et les paralysies oculaires, et faciales ne sont pas exceptionnels. La pyodermite vient compliquer ce tableau clinique. Les souffrances de ces malades ne peuvent se décrire et plusieurs ont été gazés par la suite[414].
Le Pr Schumann, repentant, a reconnu être à l'origine de la mort de 20 000 détenus dans ses expérimentations sur la stérilisation et n'a été condamné qu'à de la prison en 1970.

[414] Cf. Riaud Xavier, *Pathologie bucco-dentaire...*, op. cit., 1997.

Ethique médicale et sanctions

L'Ethique, du grec *« Ethikê »* et du latin *« Ethica »*, est considérée comme une philosophie de dénonciation du mal, de ce qu'il ne faut pas faire[415]. D'après Aristote, c'est la *« science pratique avec pour objet l'action de l'homme en tant qu'être de raison et pour fin, la vertu dans la conduite de la vie. »*

***

Le procès des médecins nazis se termine à Nuremberg, le 21 août 1947, après 133 jours de débats. Sept médecins sont condamnés à mort, cinq à l'emprisonnement à vie, deux à 20 ans de prison, deux à 10 ans de réclusion et sept sont acquittés[416]. C'est la veille du jugement que sont clairement notifiés au monde par le Tribunal de Nuremberg, les 10 principes essentiels devant régir toutes les expérimentations sur l'homme. La notion d'*éthique médicale* était embryonnaire. Par ce jugement, le Tribunal en pose les fondements définitifs.

1/ Il faut le consentement éclairé, volontaire, sans contrainte ni supercherie du sujet.

2/ L'expérience doit aboutir à des résultats pratiques pour l'Humanité.

3/ Les fondements de l'expérience doivent être basés sur des expériences antérieures effectuées sur des animaux et sur la connaissance de la genèse de la maladie.

4/ L'expérience doit être pratiquée en évitant toute souffrance et tout dommage au sujet.

5/ L'expérience ne doit pas être tentée s'il y a un risque de mort ou d'invalidité du sujet.

6/ Les risques encourus ne devront jamais excéder la valeur positive du problème que doit résoudre l'expérience.

7/ Toute éventualité de provoquer des blessures, une invalidité ou la mort du sujet au cours de l'expérience doit être écartée.

8/ L'expérience doit être réalisée par des personnes compétentes et qualifiées.

9/ Le sujet est libre d'interrompre l'expérience à tout moment.

---

415 Cf. Girodet J., *Logos-Grand dictionnaire de la Langue Française*, Bordas (éd .), tome 1, Paris, 1996, p. 1090.

416 Cf. Aziz Philippe, *Les médecins de la mort*, Famot (éd.), tome 3, Genève, 1975, pp. 21-22.

10/ L'homme de science est susceptible d'interrompre l'expérience à tout moment s'il juge qu'il y a un risque quelconque pour le sujet.

***

Nous l'avons déjà précisé, mais, pour rappel, sur 90 000 médecins en activité en Allemagne sous le IIIème Reich, environ 350 ont commis des crimes médicaux. En 1939, sur les 16 300 dentistes diplômés, pas plus d'une centaine officient dans les camps de concentration en incluant ceux de l'administration[417].

Parmi ceux-ci, quels sont ceux qui ont été condamnés après la guerre ? En fait, à ma connaissance, ils sont au nombre de sept[418].

- Le Pr Hugo Blaschke est responsable des soins dentaires dans la SS, la Police et la Gestapo[419]. Il est aussi le dentiste attitré de personnalités comme Hitler, Eva Braun, Bormann, Goering et d'autres. Il est condamné à 10 ans de prison pour crimes de guerre et crimes contre l'Humanité. Il est reconnu comme étant impliqué dans l'exploitation de l'or dentaire récupéré dans la bouche des morts des camps de concentration.

- Le Dr Hermann Pook est impliqué dans la récupération et les statistiques de l'or dentaire récupéré dans la bouche des prisonniers morts dans les camps. Il travaille pour l'économie de la SS. Il est condamné à 10 ans de prison pour crimes contre l'Humanité et appartenance à une organisation criminelle. Il ne reste en prison que 5 ans et 9 mois. A sa sortie de prison, il reprend son exercice en Allemagne du Nord où il meurt en 1983.

- Le Dr Willy Frank, 1er dentiste d'Auschwitz, est impliqué dans des sélections de convois à leur arrivée à Auschwitz, vers les chambres à gaz. Il est reconnu responsable de la mort de 1 personne pour 6 000. Il est condamné à 7 ans de prison pour crimes contre l'Humanité et crimes de guerre. Pendant son emprisonnement, il renonce à l'art dentaire.

- Le Dr Karl-Heinz Tauber, 1er dentiste à Auschwitz avant Frank qui à cette époque était 2nd dentiste, est impliqué de la même manière que le précédent[420]. Sa responsabilité ayant été clairement démontrée dans les meurtres de masse, il est condamné à 6 ans de prison. Il meurt le 15 juin 1961.

- Le Dr Karl Philipp Teodor Schütz (plus de 3 mois (?) de prison) est impliqué dans des crimes au camp d'extermination de Lublin-Majdanek[421]. Le directeur du Mémorial du camp n'a pas pu me fournir davantage de renseignements sur cet homme.

- Le Dr Wilhelm Henkel est condamné à mort et exécuté le 28 mai 1947, pour ses crimes au camp de Mauthausen.

---

417 Cf. Riaud Xavier, *La pratique dentaire*..., op. cit., 2002, p. 54.

418 Je ne peux pas attester avec certitude que ce nombre est exhaustif.

419 Cf. Staatsarchiv Nürnberg, Nürnberg, Allemagne, 1999.

420 Cf. Mac Lean French L., *The Camp Men*..., op. cit., 1999, p. 236.

421 Cf. Panstwowe Lublin-Majdanek, Majdanek, Pologne, 2003 et 2005.

- Le Dr Walter Sonntag est condamné à mort et exécuté le 17 septembre 1948, pour ses crimes au camp de Ravensbrück[422].

[422] Cf. Gartiser P., manuscrit inédit, communication personnelle, Paris, 1998.

Generalleutnant Dr Karl Mauss (1898-1959)

Après avoir envahi la Pologne, l'Allemagne a payé un lourd tribut dans les projets expansionnistes d'Hitler. Des milliers d'hommes sont morts sur les champs de batailles et d'innombrables en sont revenus grièvement blessés. Beaucoup de ces soldats ont commis des crimes abominables sur les populations des territoires occupés. Malgré tout, au milieu du chaos, de véritables personnalités sont apparues. C'est notamment le cas du Generalleutnant Dr. Karl Mauss, dentiste-soldat qui n'a jamais exercé au sein de l'armée allemande tout le long de la Seconde Guerre mondiale.
Karl Mauss naît le 17 mai 1898 à Plön/Holstein. Il entre à l'âge de 16 ans dans l'armée allemande[423]. Il n'a pas atteint sa 17ème année qu'il reçoit déjà la Croix de fer de 2ème classe sur la Somme. A 17 ans, il est promu sous-lieutenant pour bravoure devant l'ennemi. Il devient ainsi le plus jeune officier de l'armée. La Croix de fer de 1ère classe lui est décernée dans les Carpates. A la fin de la Première Guerre mondiale, Mauss devient premier lieutenant. En 1922, il quitte l'armée. Par la suite, il décide de passer son baccalauréat pour étudier la médecine dentaire. Il obtient à Hambourg son diplôme de docteur et s'installe à Lübeck. Il a alors trente ans.
Dès le rétablissement du service obligatoire en 1934, il reprend du service dans la *Wehrmacht*. Il prend aussitôt le grade de Hauptmann (capitaine). Il participe à la campagne de Pologne avec la 20ème division motorisée d'infanterie. Avec elle, il s'empare de la forteresse de Brest-Litovsk. Il est alors affecté à la 19ème division blindée en tant que chef de bataillon, sous la direction de Guderian. Vient la campagne de France où il est le premier à entrer à Calais. Promu lieutenant-colonel le 1er avril 1941, il est transféré sur le front de Russie. La progression de son unité est stoppée à seulement dix-

[423] Cf. Fraschka Günter, *L'honneur n'a pas de frontières*, Paris, France-Empire (éd.), pp. 343-350, & cf. Staatsarchiv Hamburg, dossier de dénazification du Dr Mauss du 1er janvier 1946, Hamburg, 2005.
L'histoire de Karl Mauss racontée par Günter Fraschka est entièrement corroborée par le dossier de dénazification rédigé par les Alliés en 1946 et enregistré depuis aux archives de la ville de Hambourg. Ce document ne contient en fait que les minutes essentielles des interrogatoires de Mauss lors de son internement après la guerre, au camp de Münster. Si le parcours du militaire est exemplaire, il n'en demeure pas moins que cet homme a fait carrière au sein d'un régime totalitaire. Il s'est battu pour lui et l'a défendu. Par conséquent, il a donc souscrit à l'idéologie nazie. Ainsi, si le soldat a pu être charismatique, à mon sens, l'homme ne peut mériter ce qualificatif. Il convient donc de rester extrêmement circonspect concernant ce personnage.

huit kilomètres de Moscou. Le 26 novembre 1941, il reçoit la Croix de chevalier de la croix de fer pour être parvenu à maintenir ses positions sur les rives de l'Urga, malgré des attaques russes meurtrières et des températures insoutenables. Mauss devient colonel, le 20 avril 1942 et prend le commandement du 33ème régiment blindé de grenadiers. Il est grièvement blessé près d'Orel. Le 24 novembre 1943, il est décoré des feuilles de chêne. Quand sa division est encerclée à Koursk, il remplace son commandant et fait sortir ses hommes de la poche en n'en perdant que quelques-uns, et en sauvant tout son matériel[424]. Son supérieur Dietrich von Saucken dit de lui : *« C'est un combattant du front aguerri, un officier brillant et un bon tacticien. »* En janvier 1944, il prend le commandement de la 7ème division blindée, celle de Rommel. Pendant les dures batailles de Schitomir, Tarnapol, Brody et Minsk, ses chars détruisent plus de 800 chars russes. Il se tient toujours aux avant-postes, au milieu de ses hommes avec qui il passe chaque instant. Celui qui lui propose un logement digne de son rang se heurte systématiquement à un refus catégorique. Il étonne ses subalternes par son calme, son énergie et son agilité intellectuelle. Trois mois plus tard, le 1er avril 1944, il est promu major général. Le 23 août 1944, il permet, avec sa division blindée, à des unités d'infanterie de se frayer un chemin dans un village de Lituanie, au milieu des troupes soviétiques. A Wilna, Libau, Doblen et Lida, dans les Etats baltes, sa division résiste aux offensives russes[425]. Il y gagne ses épées qui lui sont décernées par Hitler en personne. Ce jour-là, le Führer lui propose de prendre des vacances. Mauss refuse et lui demande la livraison de 40 chars supplémentaires.

Après la retraite à travers la Prusse orientale et un court repos, la 7ème division est employée au printemps 1945, comme réserve d'attaque dans le groupe d'armée nord et est citée dans les rapports de la *Wehrmacht* pour avoir efficacement défendu ses positions. Voyant arriver Mauss et ses hommes, les commandants soviétiques se préviennent entre eux. Ainsi, un des messages captés par des opérateurs radio, dit de lui : *« Attention, Mauss est à nouveau là. La plus grande prudence est recommandée, il casse tout ! »* Il se bat à la tête de sa division dans le secteur de Zichenau. Il s'efforce de retarder l'adversaire et réussit à franchir la Vistule avec tous ses hommes, et tout son matériel. Il perce les lignes ennemies à Marienburg et tente de rejoindre la IVe armée pour la soulager. Le 25 mars 1945, sa voiture est soufflée par une explosion. Il est grièvement blessé par des éclats de grenade au point d'être amputé de sa jambe gauche au poste de secours. Sur son ordre, il est placé sur une civière d'où il reprend son commandement. Il

---

[424] Cf. Fraschka Günter, *L'honneur…*, op. cit., pp. 343-350 & Cf. Staatsarchiv Hamburg, 2005.
Dirigée par le maréchal Erwin Rommel, la 7ème division blindée est devenue l'une des plus aguerries.
[425] Cf. http://www.lexikon-der-wehrmacht.de/Personenregister/MaussK-R.htm
Mauss, Dr. Karl, pp. 2-5 & cf. Staatsarchiv Hamburg, 2005.

s'effondre d'épuisement au bout de quatre jours et est transporté jusqu'à Copenhague[426]. Encore alité, il donne les ordres appropriés qui permettent à ses hommes de sortir de la nasse où ils se trouvent enfermés en Prusse occidentale. Ils sont évacués par mer vers le Danemark grâce à son intervention auprès du commandement général. Le 15 avril 1945, il est nommé lieutenant général et est décoré des diamants[427]. 27 soldats du IIIème Reich seulement ont reçu cette distinction. Il est le 26ème.

Les Anglais le transfèrent de Copenhague au camp de Münster où des médecins allemands le soignent. Il y reste jusqu'au 28 janvier 1947. Pendant son internement, il apprend le décès de sa femme. Les autorités britanniques refusent qu'il se rende à ses funérailles.
Après la guerre, il ouvre un cabinet dentaire au 3 de la rue Osterkamp, à Hambourg-Wandsbek[428]. Il se remarie en 1949 et a un fils appelé Dietrich. Quand il apprend qu'une armée allemande d'après-guerre est créée, la *Bundeswehr*, il postule pour participer à la formation des soldats, mais sa demande est refusée pour raison de santé. Le 9 février 1959, il meurt d'un infarctus du myocarde.

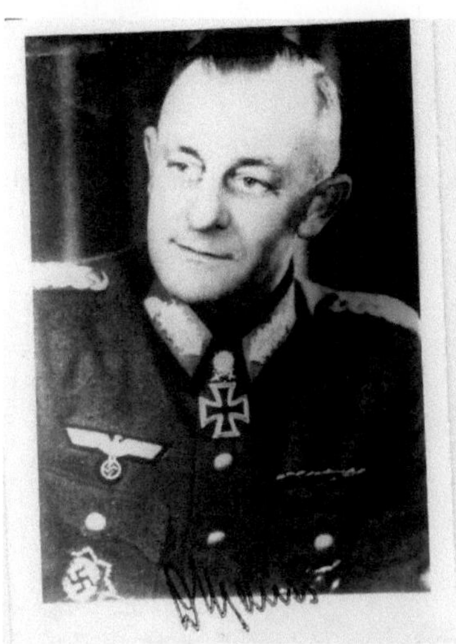

Generalleutnant Dr Karl Mauss (1898-1959) [429].

[426] Cf. Fraschka Günter, *L'honneur...*, op. cit., pp. 343-350.
[427] Cf. De Lannoy François, « Une récompense d'exception, les brillants de la croix de chevalier de la Croix de fer », in *39/45 Magazine*, n°211, Bayeux, avril 2004, collection Joseph Charita, p. 39.
[428] Cf. Fraschka Günter, *L'honneur...*, op. cit., pp. 343-350 & cf. Staatsarchiv Hamburg, 2005.
[429] Cf. Charita Josef, collection privée, Oostduinkerke, Belgique, 2004.

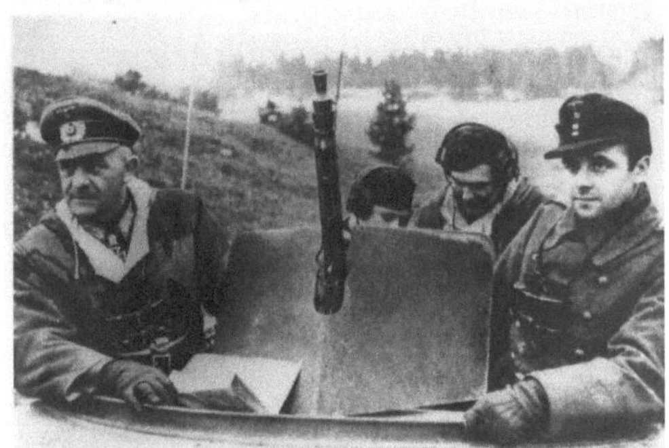

Dr Karl Mauss fin février 1945, sur le front de l'Est[430].

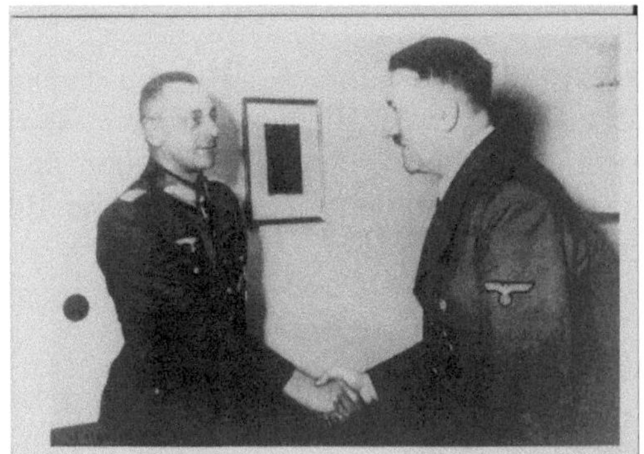

Le Dr Karl Mauss serrant la main d'Adolf Hitler[431].

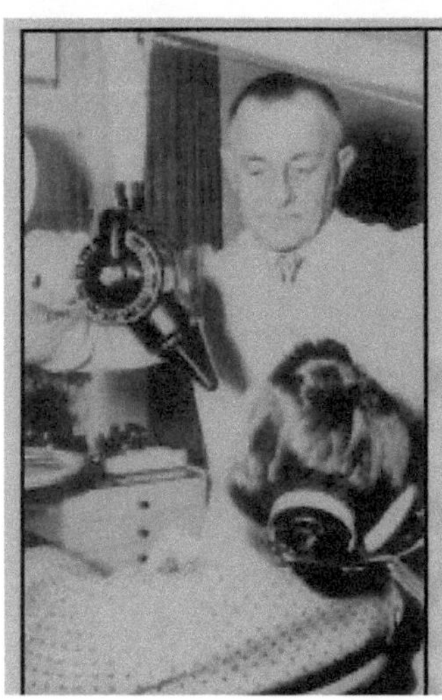

Le Dr Karl Mauss, à son cabinet dentaire à Hambourg, après la guerre[432].

430 Cf. Charita Josef, 2004.
431 Cf. Charita Josef, 2004.
432 Cf. Charita Josef, 2004.

Generalmajor Dr Franz Bäke (1898-1978)

Franz Bäke est né le 28 février 1898, dans la ville de Schwarzenfels, dans la province de Hesse-Nassau. Après une scolarité brillante, Bäke s'oriente vers une carrière médicale. Il n'y parvient pas, car, en août 1914, la guerre éclate. En mai 1915, il s'engage comme volontaire dans l'armée allemande où il sert dans le 3ème régiment d'infanterie, basé à Cologne. Après une courte formation, Bäke est affecté au 11ème régiment d'infanterie qui est engagé sur le front ouest. Au cours des combats, il est promu au grade de caporal. Il reçoit aussi la Croix de fer de seconde classe pour son courage à Verdun. Au début de 1916, Bäke est nommé sergent. La même année, le jeune soldat incorpore une école d'officiers. Il se retrouve pour un petit laps de temps au 10ème régiment d'infanterie. En novembre 1916, il rejoint l'artillerie, plus exactement son 7ème régiment. Au commencement de l'année 1918, il est blessé à deux reprises. Il ne rejoint la ligne de front qu'au mois de septembre. A la fin de la guerre, Bäke ne quitte l'armée qu'en janvier 1919, à sa démobilisation[433].

Une fois son service militaire achevé, Bäke reprend ses études de médecine. En 1922, son examen national en poche, il prépare sa thèse qu'il soutient avec succès, en 1923. Il est donc docteur en médecine dentaire. Il entreprend d'ouvrir aussitôt un cabinet dentaire à Hagen, ville plutôt prospère. Il officie à temps plein à son cabinet jusqu'en 1937.

Malgré tout, il s'engage pour être officier de réserve. Le 1er avril 1937, il y est accepté. Bäke y a le grade d'élève-officier de la Première Guerre mondiale et est affecté à une patrouille de reconnaissance. Cette même année, en avril et en juin, il est sollicité pour des grandes manœuvres. Après celles-ci, il retourne à sa profession initiale de dentiste. Parallèlement, il est nommé 2nd lieutenant en décembre. A partir de ce moment, il est mobilisé.

Le 1er janvier 1938, Bäke est rattaché au Panzer-Abteilung 65 où il a la responsabilité de meneur du peloton de la colonne légère. Il dirige la 3ème compagnie du Panzer-Abteilung 65 durant l'invasion des Sudètes.

Quand la guerre éclate le 1er septembre 1939, Bäke est toujours présent dans le Panzer-Abteilung 65. Pendant l'invasion de la Pologne, il dirige la colonne légère au cours des opérations initiales. Par la suite, il est muté à la

[433] Cf. Parada Georges, « Dr Franz Bäke (February 28, 1898-December, 12, 1978) », in *http://www.achtungpanzer.com*, 1996-2006, pp. 1-2; cf. http://www.panzer-archiv.de, *Dr. Franz Bäke*, sans date, pp. 1-3 & cf. http://en.wikipedia.org, *Franz Bäke*, 2010, pp. 1-6.

tête d'un peloton de la 2nde compagnie de l'Abteilung. Avec ses Panzers de 35 tonnes, son régiment blindé rejoint la 1ère division commandée par le général Werner Kempf, le 12 septembre. Bäke est tout de suite remarqué pour son action très volontaire et le 1er novembre 1939, il devient 1er lieutenant. La charge de commander une compagnie lui est confiée. En octobre 1939, la 1ère division est rebaptisée 6ème Panzer-Division. Le Panzer-Abteilung 65 en fait partie intégrante. Le 1er mai 1940, Bäke est un nouveau capitaine de la réserve[434].

Le 10 mai suivant, Bäke participe au Plan Jaune préparant la conquête du territoire français. La 6ème Panzer-Division intègre la division blindée du général Guderian qui a pour mission de traverser les Ardennes et de prendre à revers les forces adverses combattant en Belgique. C'est au cours de cette campagne que Bäke et ses hommes s'emparent d'un pont intact à Arques sur la Meuse. Pour cet acte héroïque, il reçoit la Croix de fer de 1ère classe. Dans les jours qui suivent, il est blessé à deux reprises au combat, les 17 et 19 mai. Il est décoré de la médaille du blessé en or.

Après la campagne de l'ouest, la 6ème Panzer-Division rejoint la Prusse orientale afin de préparer l'offensive contre l'Union soviétique. Bäke devient alors l'officier responsable de la maintenance des blindés dans le 11ème régiment de Panzers. Le 22 juin 1941, la division se bat aux alentours de Leningrad. Elle rencontre une très forte opposition. Le 1er août 1941, Bäke est promu major de la réserve.

En octobre 1941, la 6ème Panzer-Division est incorporée dans le groupe d'armées du centre. Elle est placée sous le commandement du général Reinhardt, commandant en chef du 3ème Panzergruppe qui a pour objectif, dans le cadre de l'opération Typhoon, de conquérir Moscou. Le 27 novembre, des soldats du Panzergruppe se trouvent à une trentaine de kilomètres de la capitale soviétique. Les combats sont d'une violence rare. Les troupes allemandes sont stoppées.

En novembre 1941, Bäke prend la fonction d'officier d'ordonnance du 11ème régiment de Panzers. La 6ème Panzer-Division est transférée au 4ème Panzergruppe commandé par le général Höpner. Ce corps d'armée est placé en réserve, à la disposition du Groupe centre qui subit les assauts frénétiques des Russes. Malgré le froid qui les atteint durement, les troupes restent fonctionnelles tout au long de l'hiver 1941-1942. Les combats sont rudes et la division ne compte plus ses pertes[435].

Pour se reposer et se réorganiser, la division part en France. Le 1er juin 1942, Bäke est promu commandant du 2ème bataillon du 11ème régiment de Panzers.

---

[434] Cf. Parada Georges, « Dr Franz Bäke (February 28, 1898-December, 12, 1978) », in *http://www.achtungpanzer.com*, 1996-2006, pp. 1-2; cf. http://www.panzer-archiv.de, *Dr. Franz Bäke*, sans date, pp. 1-3 & cf. http://en.wikipedia.org, *Franz Bäke*, 2010, pp. 1-6.

[435] Cf. Parada Georges, « Dr Franz Bäke (February 28, 1898-December, 12, 1978) », in *http://www.achtungpanzer.com*, 1996-2006, pp. 1-2; cf. http://www.panzer-archiv.de, *Dr. Franz Bäke*, sans date, pp. 1-3 & cf. http://en.wikipedia.org, *Franz Bäke*, 2010, pp. 1-6.

Lorsque la 6ème armée est encerclée à Stalingrad, la 6ème Panzer est mutée vers l'armée dirigée par le maréchal Manstein.
En décembre 1942, Bäke, à peine arrivé, est au centre des combats. Il démontre de grandes qualités de chef au cours de la première bataille de Kharkov où il arrête l'avancée des troupes adverses. Le 11 janvier 1943, il est fait chevalier de la Croix de fer.
La division se trouve très impliquée dans les affrontements destinés à reprendre Kharkov. Bäke et ses hommes font des prodiges. Très vite, la 6ème Panzer-Division rejoint le corps d'armée de Kempf. Durant le mois de mai, la division blindée est mise en réserve pour pallier aux défections qui étiolent les lignes allemandes.
En juin, la 6ème Panzer-division incorpore la 4ème Panzer-Armee du maréchal Hoth qui doit attaquer la face sud du saillant de Koursk. Bäke est impliqué dans des combats d'une rare violence devant Belgorod. Le 13 juillet 1943, il est blessé de nouveau. Le lendemain, il succède au commandant du 11ème Panzer-Regiment qui vient d'être grièvement atteint. Bäke démontre au cours des affrontements blindés toute la mesure de son talent et ses troupes s'illustrent à de nombreuses reprises. A partir du 13 août 1943, le régiment de Bäke doit faire retraite vers la rivière Dniepr. Il obtient les feuilles de chêne en récompense pour sa bravoure.
Le 1er novembre 1943, Bäke devient lieutenant-colonel de réserve et dirige tout le régiment. En décembre 1943, Bäke voit son nom attribué à son régiment. En janvier 1944, il défend activement la poche de Balabonowka. Pendant les cinq jours de batailles, ses blindés détruisent 267 chars russes pour un Tigre et 4 Panthers perdus. A lui seul, le colonel allemand détruit trois chars russes. A l'issue du combat, il lui est attribué trois bandes de destruction de blindés qu'il porte par la suite sur sa manche.
Le régiment Bäke est transféré dans la région de Korsun-Tcherkassy. Il doit permettre l'évasion du Gruppe Stemmermann qui y est encerclé. Les hommes du dentiste sont parvenus à ouvrir un chemin facilitant l'évacuation des soldats piégés[436].
Le 14 février 1944, Bäke est décoré des épées pour son comportement héroïque. En mars, ses chars sont enfermés dans la poche de Kamenets-Podolsky avec la 1ère Panzer-Armee. Ses blindés réussissent à ouvrir une voie d'évacuation des armées emprisonnées par les Soviétiques et établissent une jonction avec le 2ème SS-Panzerkorps.
Le 1er mai 1944, Bäke est promu colonel de réserve. Son régiment en perpétuel combat est très affaibli. Il est finalement dissous et ses composantes sont éparpillées au sein d'autres régiments. Bäke prend alors le commandement de la 106.Panzer-brigade Feldherrnhalle. La brigade reçoit

---

[436] Cf. Parada Georges, « Dr Franz Bäke (February 28, 1898-December, 12, 1978) », in *http://www.achtungpanzer.com*, 1996-2006, pp. 1-2; cf. http://www.panzer-archiv.de, *Dr. Franz Bäke*, sans date, pp. 1-3 & cf. http://en.wikipedia.org, *Franz Bäke*, 2010, pp. 1-6.

les derniers modèles de Panthers. Sa troupe se bat contre l'armée américaine commandée par le général Patton. Bäke commet alors une erreur. Il engage une attaque contre la 90ème division d'infanterie américaine près d'Aumetz, dans la nuit du 7 au 8 septembre 1944. Il n'anticipe pas l'arrivée de l'infanterie américaine qui décime ses blindés. Il a déjà perdu trente et près de 150 autres véhicules, le soir du 8 septembre. Sans compter ses pertes humaines qui sont également très importantes. Le 1er janvier 1945, Bäke est muté dans l'active au grade de colonel. Le 9 mars, il prend le commandement de la 2ème Feldherrnhalle Panzer-Division et part pour la Hongrie. Le 20 avril 1945, Bäke est nommé major général. Durant toute la retraite de Hongrie et de Tchécoslovaquie, il multiplie les actions héroïques, se battant en infériorité numérique. Le 8 mai 1945, il se rend à l'armée américaine[437]. A lui seul, il a officiellement détruit 97 chars alliés, 146 véhicules blindés et 52 canons antichars. Il a participé à 500 engagements et survécu à la destruction de 13 chars[438]. Le général allemand est emprisonné jusqu'en 1950. Puis, il retourne vivre à Hagen. Il y ouvre un cabinet dentaire et entame un exercice florissant. Jusqu'à la fin de sa vie, il se consacre exclusivement à la dentisterie, se dévouant pour ses patients. Il meurt dans un accident de voiture, le 12 décembre 1978. A son enterrement, la Bundeswehr, nom donné à l'armée allemande depuis 1955, lui rend les honneurs militaires. Il était une légende vivante dans la Panzertruppe[439].

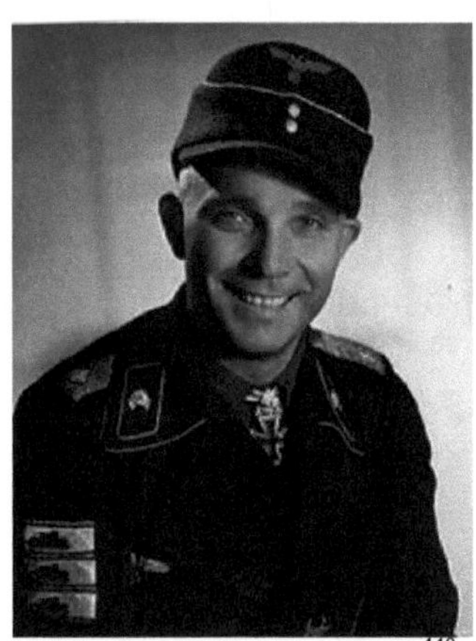

Generalmajor Dr Franz Bäke[440].

[437] Cf. Parada Georges, « Dr Franz Bäke (February 28, 1898-December, 12, 1978) », in *http://www.achtungpanzer.com*, 1996-2006, pp. 1-2; cf. http://www.panzer-archiv.de, *Dr. Franz Bäke*, sans date, pp. 1-3 & cf. http://en.wikipedia.org, *Franz Bäke*, 2010, pp. 1-6.

[438] Cf. Riaud Xavier, « Franz Bäke et Karl Mauss: deux dentistes généraux de Panzer-Division », in *Magazine 39/45*, mars 2011, n° 287, pp. 36-41.

[439] Cf. Riaud Xavier, « Franz Bäke et Karl Mauss: deux dentistes généraux de Panzer-Division », in *Magazine 39/45*, mars 2011, n° 287, pp. 36-41.

[440] Cf. Hoffmann H., Bayerische Staatsbibliotek, Munich, 2010 (domaine public).

Un embrigadement politique et militaire…

Nous l'avons déjà vu. Au début de la guerre, le Dr Stuck en appelle à ses confrères et à leur patriotisme : *« Il n'y a personne parmi nous qui ne soit pas prêt à suivre le Führer, avec une confiance inébranlable et une obéissance aveugle, peu importe ce qu'il arrive !... Peu importe où se trouve le dentiste allemand... Partout, il fera tout afin d'aider le Führer à remporter la victoire. Des sacrifices et des privations de toutes sortes seront inévitables. Ils seront naturellement acceptés comme un devoir à accomplir. »*

Dans les premiers mois de la guerre, 6 000 dentistes sont incorporés[441]. Mais, tous n'exercent pas leur profession dans l'armée. Nombreux sont ceux qui laissent leurs daviers derrière eux pour ne garder, entre leurs mains, qu'une mitraillette. Après celle de Mauss et de Bäke, voici l'histoire des plus fameux d'entre eux[442]…

***

Le Dr Walter Lange (1898-1982) est devenu le colonel de la réserve allemande le plus décoré pendant la Seconde Guerre mondiale. Dentiste avant la guerre, il a reçu la 300ème Croix de chevalier de la Croix de fer avec feuilles de chêne[443], le 15 septembre 1943, des mains d'Adolf Hitler lui-même, pour actes de bravoure sur le champ de bataille et pour son commandement à la tête du régiment de grenadiers 43. Il avait déjà été distingué pendant la Première Guerre mondiale où il a reçu la Croix de fer de 2nde classe, le 24 août 1914, et celle de 1ère classe, le 8 janvier 1918. Il a repris son exercice après la guerre[444].

---

441 Cf. Cagerodcev Guenadij Ivanovic & Thom Achim, *Medizin untern ...*, op. cit., 1989, p. 327.

442 Cf. Riaud Xavier, *Dentistes héroïques de la Seconde Guerre mondiale*, Paris, 2011, L'Harmattan (éd.), Collection Médecine à travers les siècles.

443 La Croix de fer est la plus haute distinction militaire attribuée à un soldat allemand pour ses actes de bravoure, ses faits d'armes ou son commandement sous le Reich hitlérien. Comme toute récompense, elle suit sa propre hiérarchie : Croix de fer de 2ème classe, de 1ère classe, puis Croix de chevalier de la Croix de fer, avec les feuilles de chêne, les épées, et enfin les diamants. Pour recevoir l'une, il faut bien évidemment être détenteur de la précédente décoration.

444 Cf. http://en.wikipedia.org (d), *Walter Lange*, 2011, pp. 1-2.

Le Dr Helmut Bennemann (1915-2007) est pilote dans la Luftwaffe, dès 1940. Après plus de 400 missions sur tous les fronts où il est blessé grièvement à deux reprises, il a abattu 93 avions ennemis. Lieutenant-colonel dirigeant les escadrilles 52, puis 53, il reçoit pour son action, la Croix de chevalier de la Croix de fer, le 2 octobre 1942. Avec les plus grands pilotes de la Luftwaffe, il s'insurge contre le commandement incompétent de Goering, au début 1945. Docteur en médecine dentaire avant la guerre, il retourne à son cabinet après la guerre[445].

Le Dr Friedrich Brock (1916-1994) a été pilote de la Luftwaffe. Il totalise 8 victoires (15 selon d'autres auteurs). Blessé à deux reprises, il reçoit la Croix de fer de 1ère classe, le 3 avril 1944, et est promu capitaine, le 1er juillet. Sa deuxième blessure aux yeux lui vaut d'être tenu à l'écart des combats. Capturé par les Britanniques en mai 1945, il est libéré en septembre[446]. Il rouvre alors son cabinet dentaire qu'il a quitté à sa mobilisation, le 26 août 1939.

Le Dr Otto Ites (1918-1982) a été capitaine des U-Boot 146, puis 94. Après 7 missions, il a coulé 15 navires alliés. A la 7ème, son sous-marin est coulé par le fond par une corvette canadienne, le 28 août 1942. Il fait partie des 26 survivants. Il demeure en captivité jusqu'en mai 1946. Il reçoit la Croix de chevalier de la Croix de fer, le 28 mars 1942, et est cité à deux reprises à l'ordre du jour de la Wehrmacht, le 30 mars et le 18 juin 1942. Après la guerre, il devient dentiste pour une courte période puisqu'il rejoint la Bundesmarine en 1956, où il termine sa carrière au grade de contre-amiral[447].

Karl Brommann (1920-) a été sous-lieutenant dans la Waffen-SS. Il est décoré de la Croix de chevalier de la Croix de fer pour avoir détruit 66 blindés, 15 véhicules et 44 canons antichars alliés pour les seules batailles de Danzig et de Sopot. Mis à l'ordre du jour de la Wehrmacht, le 10 avril 1945, pour ses faits d'armes, il est ainsi récompensé pour son exceptionnelle bravoure et son commandement. Grièvement blessé et brûlé en mars 1945, il est capturé par les Anglais et emprisonné à l'hôpital de Flensburg. Libéré en novembre 1947, il entame une carrière de prothésiste dentaire[448].

Gerd Pleiss (1915-1941) a été dentiste avant la guerre. Il a suivi la formation d'une école dentaire et n'est pas diplômé en médecine dentaire. Il s'engage

---

445 Cf. http://en.wikipedia.org, *Helmut Bennemann*, 2011, pp. 1-3 & cf. http://www.luftwaffe.cz, *Helmut Bennemann*, sans date, pp. 1-2.

446 Cf. http://www.cieldegloire.com, *Friedrich Brock*, sans date, pp. 1-5.

447 Cf. Helgason Guomundur, « Top U-boat Aces - Otto Ites », in *http://www.uboat.net*, 1995-2001, pp. 1-4 & cf. http://en.wikipedia.org, *Otto Ites*, 2011, pp. 1-2.

448 Cf. Schulz Wilhelm, *Zur Organisation...*, op. cit., 1989 & cf. http://en.wikipedia.org, *Karl Brommann*, 2010, pp. 1-3.

en 1936, au grade de sous-lieutenant. Pour son courage pendant la campagne de Pologne, puis de France, il est promu capitaine dans l'infanterie de la Waffen-SS. En 1941, il part sur le front de l'est où il est tué près de Rostov. Il commande alors la 1ère compagnie de la SS-Leibstandarte. Pour ses faits d'armes sur le front russe, il reçoit la Croix de chevalier de la Croix de fer[449].

Walter Rott (1915-1998) est étudiant en médecine dentaire lorsqu'il est appelé sous les drapeaux en 1940. En 1941, il est envoyé sur le front de l'est. C'est en tant que lieutenant qu'il participe aux affrontements sanglants de Crimée. Le 29 février 1944, il reçoit la Croix allemande en or pour *« actes de bravoure exceptionnels et répétés, ou pour des mérites liés au commandement, répétés et exceptionnels »*. Au début de l'année 1945, il participe aux combats défensifs de la Wehrmacht, en Poméranie. Le 11 mars, la Croix de chevalier de la Croix de fer pour sa bravoure lui est décernée. A la tête de son unité, il défend le port d'Heiligenbeil Pillau qui est assiégé par les troupes soviétiques. Après la guerre, libéré de captivité, il achève ses études et entreprend une carrière florissante de dentiste[450].

Le Dr Fritz Kracke (? -1943) est un dentiste civil avant sa mobilisation, marié et père de trois enfants. Très vite, il rejoint l'Afrika Korps commandée par le maréchal Rommel. Il y dirige une compagnie du 2ème bataillon du régiment de Panzer 69 de la 10ème Panzer-Division. Pendant cette campagne, il reçoit la Croix de fer de 2ème classe, puis de 1ère classe pour ses faits d'armes. Il est blessé à trois reprises. L'insigne des blessés lui est par conséquent décerné. Il est mort en 1943, en Tunisie, où il est enterré. Il est fait capitaine de la réserve à titre posthume[451].

Il est sidérant de constater qu'aucun de ces hommes ne s'est illustré en soignant. Tous ont été récompensés pour leurs actes militaires consécutifs à un embrigadement idéologique indéniable. Aucun d'entre eux n'a été jugé, ni encore moins condamné pour des crimes de guerre ou des crimes contre l'Humanité. Néanmoins, si leurs actes sur les champs de batailles ont été exceptionnels, je me répète, il n'en demeure pas moins qu'ils ont été accomplis au service d'un régime totalitaire. Il convient donc de rester extrêmement prudent et circonspect sur ces dentistes-soldats.

---

[449] Cf. Schulz Wilhelm, *Zur Organisation...*, op. cit., 1989 & cf. http://www.ritterkreuztraeger-1939-45.de, *Ritterkreuzträger Gerd Pleiss*, sans date, pp. 1-2.

[450] Cf. Williamson Gordon & Charita Josef, *The War Merit Cross*, R. J. Bender Publishing, San Jose, USA, 2008.

[451] Cf. Williamson Gordon & Charita Josef, *The War Merit Cross*, op. cit., 2008.

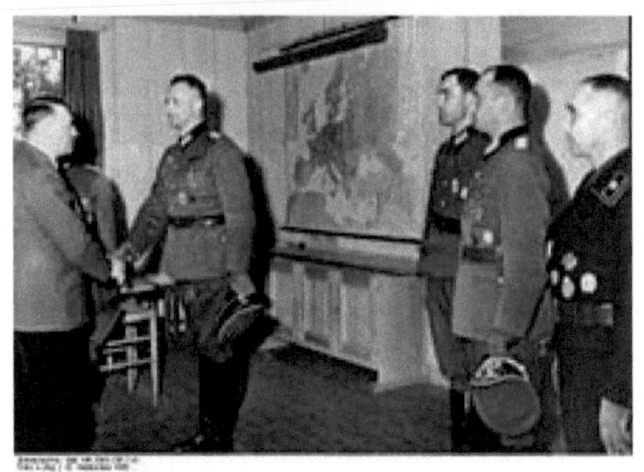
Dr Med. Dent. Walter Lange (1898-1982).

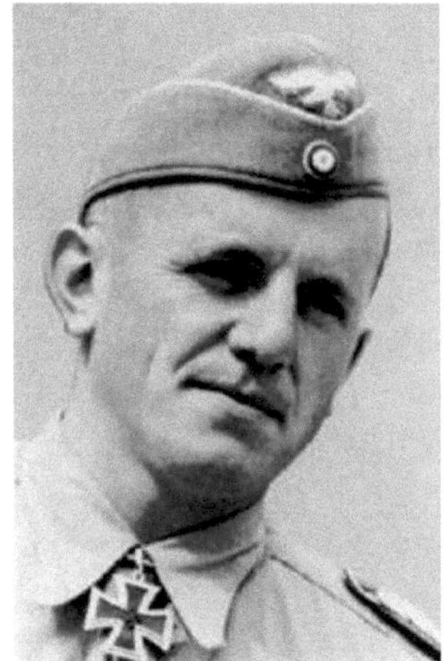
Dr Med. Dent. Helmut Benneman (1915-2007).

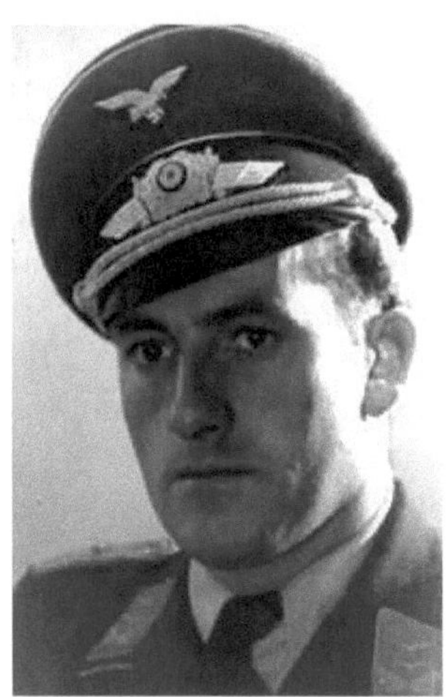
Dr Friedrich Brock (1916-1994).

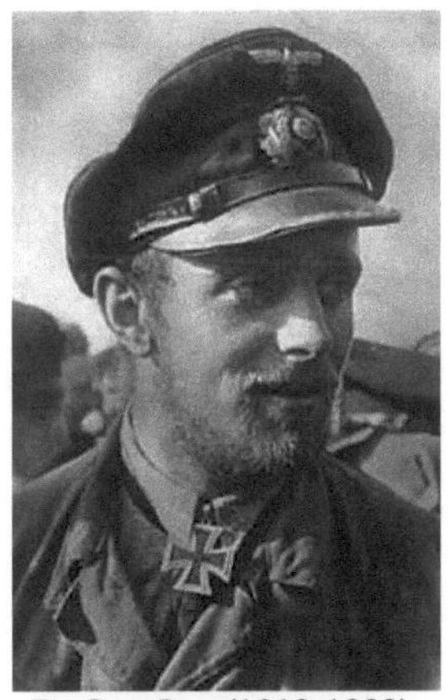
Dr Otto Ites (1918-1982).

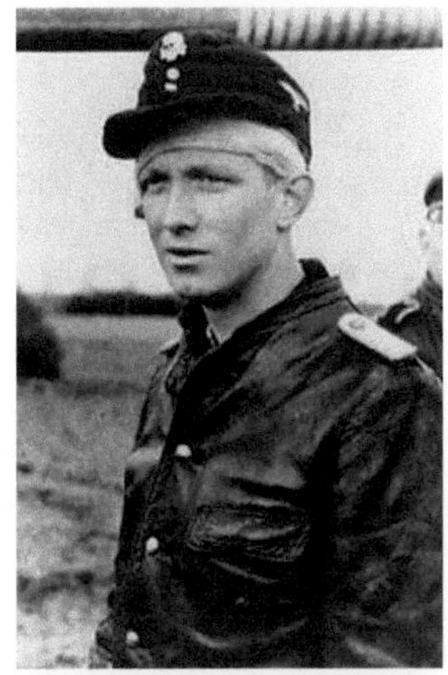
Karl Brommann (1920-).

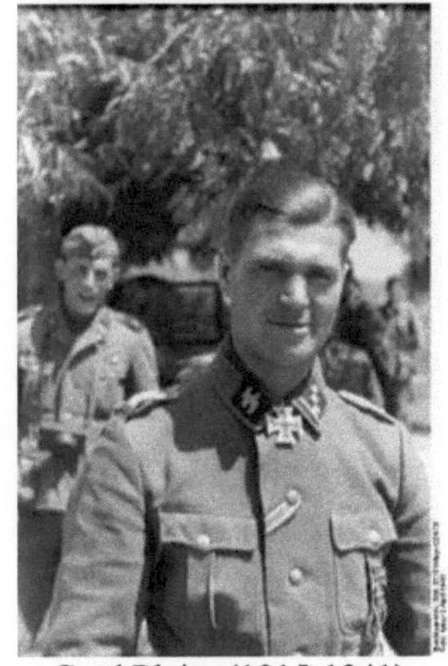
Gerd Pleiss (1915-1941).

Fédération dentaire internationale (FDI) et dentistes nazis

Après l'arrivée de Hitler en 1933, un mois avant le congrès de la FDI, une loi nazie exclut tous les dentistes juifs qui n'ont pas été d'active pendant la Grande Guerre ou qui n'exercent pas dans le civil depuis 1914. De nombreux jeunes dentistes diplômés se retrouvent dans les plus grandes difficultés pour gagner leur vie. Les dentistes juifs, comme le Dr Cohn qui est membre du bureau de la FDI, connaissent les plus grandes peines pour voyager, mais les nazis convaincus, face à l'indignation internationale, décident de rester chez eux. Le congrès de 1933, à Edimbourg, se fait donc sans la plupart des dentistes allemands. Les vieux universitaires comme les professeurs Dieck, Loos[452] et Schaeffer-Stuckert écrivent au secrétaire général Nord pour excuser leurs absences forcées en espérant que cette *« affaire regrettable ne rendra pas toute coopération avec les Allemands impossible*[453]*. »*

Georges Villain, dentiste français et président de la FDI, se bat toute l'année pour aider les dentistes juifs dans la misère. Il missionne les comités nationaux pour trouver des solutions, mais il se trouve confronté aux lois protectionnistes de chaque pays qui réglementent et légifèrent sévèrement l'arrivée de travailleurs étrangers. Ses entreprises rencontrent peu de succès.

Le 28 juillet 1933, lors du congrès annuel de la Fédération dentaire internationale (FDI) à Edimbourg, après un discours tonitruant de Georges Villain, fustigeant les crimes du régime nazi, par son ardeur à défendre la liberté et l'idée de démocratie, et affichant ouvertement son souhait d'aider les dentistes juifs allemands en pleine détresse, Maurice Roy[454], autre dentiste français et membre du bureau de la FDI, futur vice-président, s'associant pleinement à ces idées, s'insurge, et fait adopter par le comité exécutif de la FDI, une motion déclarant : *« Le conseil exécutif de la FDI, dûment rassemblé en session à Edimbourg, le 28 juillet 1933, considérant uniquement la protection des droits acquis par les dentistes du monde entier par leurs diplômes accordés par des autorités compétentes dans leurs pays respectifs, déclare qu'en aucun cas, une question de race, de religion ou de*

[452] Rappelons-nous. Le Pr Otto Loos a en charge l'enseignement universitaire de l'hygiène de la race pour les médecins et les dentistes, à ses débuts, dès 1936.

[453] Cf. Ennis John, *The Story*..., op. cit., 1967, pp. 101-102.

[454] Au cours d'un congrès dentaire à Paris, pendant l'Occupation, à l'entrée de ses confrères allemands, Maurice Roy quitte la salle, ce qui ne manque pas de provoquer un tollé général.

politique ne peut restreindre la liberté et l'exercice de la profession de nos collègues dûment qualifiés[455]. *De même, aucune restriction ne peut leur être imposée qui pourrait les pousser à des manquements quant à leurs obligations morales et professionnelles.* » Celle-ci est adoptée à l'unanimité. En effet, sans réponse du gouvernement nazi à ses missives, c'est de colère que le bureau de la FDI publie finalement ce texte.

En 1934, le congrès se tient en Italie. Des dentistes italiens accueillent leurs semblables en tenue mussolinienne, mais d'Allemands, il n'y en a point. Le Dr Cohn, dentiste allemand juif, est prolongé dans ses fonctions de secrétaire adjoint. Dans les mois qui suivent la résolution « Liberté d'exercice » (1933), le Dr Hoffmann du *Reichsverband der Zahnärzte Deutschlands*[456] écrit depuis Berlin pour demander des précisions sur cette résolution. Le bureau de la FDI lui répond en février, qu'il s'agit d'une résolution générale sur les droits moraux de chaque dentiste.

Au congrès de Como, en Italie, le secrétaire général Nord fait état des relations qui se sont terriblement dégradées avec les nazis. *« J'ai le regret de vous informer que le Président a reçu une lettre du Dr Stuck, le Reichszahnärzteführer allemand, dans laquelle ce dernier stipule que les membres allemands du Conseil exécutif résilient leur adhésion à la FDI, conséquence directe de la résolution d'Edimbourg. Les collègues allemands, à titre individuel, sont autorisés à rester membres de la FDI. Notre Président a répondu que cette résolution n'était pas dirigée contre un pays en particulier, mais avait pour seul but la défense des droits des dentistes partout dans le monde. Il a ajouté de plus qu'il espérait vraiment que le Reichszahnärzteführer reviendrait sur sa décision, que tout cela relevait d'un malentendu et qu'il n'avait jamais été question pour la FDI d'interférer avec la politique des Etats membres. Il a terminé en affirmant son souhait d'aplanir les difficultés et de poursuivre la collaboration avec les confrères allemands comme avant*[457]. »

A la première réunion du Conseil exécutif au congrès de Como, le président Villain prend une résolution qui est approuvée à l'unanimité. *« Le Conseil exécutif de la FDI regrette profondément l'interprétation erronée qui a été faite en Allemagne, sur le sens profond de la déclaration adoptée à Edimbourg, concernant la protection des droits professionnels acquis dès l'obtention du diplôme. Le Conseil exécutif confirme les explications écrites fournies par le bureau de la FDI au Reichszahnärzteführer et espère avoir établi de façon claire que le seul objet de la dite déclaration était la protection des droits légalement acquis, qu'elle n'était pas dirigée contre une nation en particulier, et certainement pas l'Allemagne, et qu'elle n'avait pas pour vocation de faire ingérence dans les affaires internes de chaque*

[455] Cf. Ennis John, *The Story*..., op. cit., 1967, pp. 101-102.
[456] *Association du Reich des chirurgiens-dentistes d'Allemagne.*
[457] Cf. Ennis John, *The Story*..., op. cit., 1967, p. 105.

pays. La valeur de cette motion a déjà été démontrée dans le cas du comité national belge, qui a dû s'y référer pour défendre les droits acquis légalement de leurs praticiens qui se sont trouvés menacés par une régulation visant à restreindre la pratique dentaire dans ce pays.
Ces explications fournies par le Conseil exécutif, accompagnées du cas ci-dessus, illustrent parfaitement la signification réelle de la déclaration d'Edimbourg et démontrent combien les Allemands l'ont mal interprétée. En outre, le Conseil exécutif, appréciant l'importance de la collaboration avec chaque pays, espère que l'Allemagne reconsidèrera sa décision et poursuivra sa participation remarquable, jusqu'ici, aux travaux professionnels, et humanitaires entrepris par la FDI[458]*.»*
En 1935, les tensions enfin aplanies, au congrès de Bruxelles, les Allemands, représentés par les Drs Stuck, Euler, Loos et Reinmöller, réintègrent leurs postes au sein du Conseil exécutif de la FDI, ce qui est salué publiquement par le secrétaire général Nord. Euler et Stuck intègrent même le comité organisateur des congrès.
Les troubles en Europe rendent le comité organisateur du congrès de Vienne, prévu en 1936, extrêmement nerveux. En cas de *« force majeure »*, la FDI se réserve le droit d'annuler le congrès de Vienne. A la demande des Allemands, ce congrès est tenu une semaine après les Olympiades de Berlin. Les Anglais s'insurgent contre cette demande. La date, en effet, ne leur permet pas d'assister au congrès annuel de l'Association des dentistes anglais. Le Dr Korkhaus de Bonn s'empresse alors de préciser que peu d'Allemands assisteront au congrès si la date initiale est maintenue et que beaucoup d'entre eux privilégieront les J.O. Le changement de date est aussitôt accepté. Les troubles attendus ne gagnent l'Autriche que deux ans plus tard et génèrent de nouvelles inquiétudes au sein de la FDI[459].
Malgré tout, le congrès de Vienne placé sous la direction de Hans Pichler est un succès et de nombreuses décisions prépondérantes dans l'organisation future de la profession y sont prises.
Le congrès de 1937 a lieu à Stockholm et se déroule sans heurt. Celui de 1938 se tient à Paris. Les tensions internationales sont considérables et rendent périlleuse, la manifestation dans la capitale française. Pourtant, le meeting se place sous l'angle de l'intimité avec l'hommage rendu à plusieurs personnalités de la profession malheureusement disparues, unanimement saluées sur le plan international, dont deux allemands : Georges Villain tout d'abord, ancien président de la FDI, décédé dans un accident de la circulation, F. Schaeffer-Stuckert, ancien vice-président et dentiste de Francfort, et Konrad Cohn, dentiste juif de Berlin, chef de file de la dentisterie sociale dans son pays, qui a accepté la charge de secrétaire adjoint

---

[458] Cf. Ennis John, *The Story...*, op. cit., 1967, p. 105.
[459] Cf. Ennis John, *The Story...*, op. cit., 1967, p. 106.

de la FDI à l'arrivée des nazis dans son pays[460]. L'œuvre de Georges Villain est plébiscitée sur la scène internationale et un buste financé par la FDI est érigé en hommage aux idées qui lui étaient *« si chères »*.
Mais, les tensions avec les dentistes allemands n'ont de cesse de s'accroître avec la FDI, dans la conception et la mise en place de son journal.
Le projet débute en 1936/1937 lorsque le secrétaire général Nord approche différents éditeurs. Il parvient à établir deux contacts : l'un à Vienne, l'Aesculap-Verlag, spécialisé dans la publication de livres médicaux et le second en provenance du magazine dentaire allemand, le Zentralblatt, dont l'ambition est de se tourner vers l'international. Cette dernière proposition est longuement discutée à Dresde par les dentistes allemands. Un communiqué du Pr Euler et du Dr Stuck rapporte que les discussions avec le journal dentaire allemand laissent penser que la FDI sous-estime très nettement l'aspect financier de la question. Mais, après concertations du bureau allemand en novembre 1936 et en avril 1937, le Dr Stuck fait une proposition détaillée au nom de l'éditeur du Zentralblatt qui offre de publier, en Allemagne, trois éditions séparées en français, en anglais et en allemand, et alternativement de publier dans chaque pays où ces langues sont parlées. Dans tous les cas, la FDI doit garantir un nombre fixe de suscriptions et un minimum de publicités[461].
Après examen auprès du bureau de la FDI et de ses divers comités nationaux, les réponses ne sont pas encourageantes. Pour des raisons financières évidentes, le bureau décide alors de se tourner vers la solution viennoise et de créer ainsi un nouveau journal. Il est également flagrant que certains pays voient d'un mauvais œil l'emprise que les Allemands pourraient avoir sur ce périodique. Evidemment, la réaction allemande à cette décision ne se fait pas attendre. Et c'est froidement que le Pr Euler ne se cache pas d'affirmer, au congrès de Stocholm, en 1937, tout le bien qu'il pense des projets d'évolution du Zentralblatt. Bien que les Allemands proposent un moyen de financement de leur projet, le bureau de la FDI décline cette offre et décide de demander à Aesculap-Verlag de mettre en place une maquette afin de publier le premier numéro du Journal dentaire international en septembre ou octobre 1939. Cette dernière démarche a-t-elle été faite à l'insu des Allemands ? C'est plus que probable afin de ménager une susceptibilité grandissante.
Au cours du congrès de juillet 1938, à Paris, un contrat est signé entre la FDI et Arthur Dossmar d'Aesculap-Verlag. Des capitaux sont apportés et un comité éditorial provisoire est mis en place avec à sa tête, le Pr Walter Hess de Zurich.
Aussitôt, la délégation allemande, avec à sa tête le Pr Euler et le Dr Stuck, s'insurge contre le choix qui est fait et pense ne pas avoir été suffisamment

[460] Cf. Ennis John, *The Story*..., op. cit., 1967, p. 113.
[461] Cf. Ennis John, *The Story*..., op. cit., 1967, pp. 116-118.

informée quant à ses avancées. Elle considère même en avoir été écartée d'une certaine manière. Pour arrondir les angles, le secrétaire général Nord n'hésite pas à affirmer que tout *« n'est qu'en phase préparatoire »*. Longtemps, les Allemands demeurent convaincus que le Zentralblatt remportera la mise et sont ainsi tenus non pas dans un mensonge, mais plutôt dans un certain non-dit diplomatique. Stuck réclame que la question éditoriale soit discutée en sous-comité et que le Pr Euler intègre le comité éditorial du futur journal[462].

Les Allemands instaurent l'Anschluss, le 12 mars 1938, avec l'Autriche. Le comité éditorial se réunit de nouveau à Londres, en novembre 1938. La tension est à son comble à la divulgation du nom de l'éditeur choisi en définitive par la FDI. En effet, Aesculap-Verlag est une firme juive qui a émigré à Londres dès l'arrivée des nazis en Autriche. Confrontés à l'agressivité des dentistes allemands dont Stuck qui affirme *« ne pas vouloir travailler avec une structure fausse et qu'un journal professionnel international serait une mauvaise proposition »*, les dirigeants de la FDI refusent de se retrouver devant un autre malentendu et cherche immédiatement à désamorcer la situation. Sous la pression allemande, il est convenu, compte tenu des tensions internationales, de renoncer à l'éditeur émigré qui comprend et finit par accepter. Les Suisses du comité éditorial s'emparent dès lors du dossier et se tournent vers un éditeur suisse de Sulgen, Herr Bircher. A la réunion suivante du comité, en février 1939, la proposition suisse reçoit un accord de principe et le contrat est signé en juillet 1939.

Satisfaite à présent, l'association allemande promet 10 000 Reichsmarks pour le financement de la version allemande de la revue. Le premier numéro doit paraître en septembre et les réunions succèdent aux réunions pour en établir tous les préceptes, et aplanir tous les points d'achoppement.

Le 1er septembre 1939, l'Allemagne envahit la Pologne. La Seconde Guerre mondiale éclate et se poursuit jusqu'en 1945. Comme beaucoup de contrats rendus caduques par le conflit, celui-ci suit le même chemin.

Le congrès de Zurich en 1939 est le dernier et constitue irrémédiablement la fin d'une époque. Il est marqué notamment par le décès de plusieurs membres précurseurs de la FDI. Ce dernier meeting avant la guerre est pourtant joyeux[463] et se déroule dans une atmosphère de travail satisfaisante[464]. Les adhérents ne savent pas, alors, qu'ils ne se reverront pas

[462] Cf. Ennis John, *The Story...*, op. cit., 1967, pp. 119-121.

[463] Le mot « joyeux » peut choquer. Pourtant, il n'en est rien. De 1937 à 1939, le Premier ministre britannique, Chamberlain, multiplie les tractations auprès de Hitler et les concessions territoriales pour maintenir la paix. Ces dernières, qui sont considérées comme autant de succès sur la scène internationale, déclenchent les vivats des foules partout où l'Anglais passe. La paix à tout prix... L'espoir d'une paix, même mauvaise, est vivace partout en Europe pendant l'année 1939, le traumatisme de 1914 étant toujours présent dans les esprits.

[464] Cf. Ennis John, *The Story...*, op. cit., 1967, pp. 121-124.

avant 1946, pour ceux qui auront eu la chance de survivre aux affrontements…

Identification médico-légale d'un couple maudit : Adolf Hitler et Eva Braun

Après avoir étudié la dentisterie allemande sous le IIIe Reich et ses rapports avec l'idéologie nazie, il me semble difficile d'occulter les grands dossiers d'identification en odontologie médico-légale qui ont fait suite à la fin de la guerre.
On a prétendu longtemps qu'Adolf Hitler avait gagné l'Amérique du Sud. Qu'en est-il de l'exacte vérité ?

Adolf Hitler (1889-1945)
Hitler avait de très mauvaises dents et une mauvaise haleine. Avant la guerre, il a demandé à Blaschke, son dentiste, d'immobiliser ses dents avec un bridge[465]. Il souhaitait que ce bridge soit en place pour de nombreuses années. Blaschke réalise dès lors un bridge métallique massif assez inhabituel et facile à reconnaître.
Le 30 avril 1945, Hitler se suicide. Son corps est brûlé dans un cratère de bombe dans le jardin de la Chancellerie, près d'un hôpital, au milieu d'autres corps qui sont enterrés par la suite.
Jusqu'en 1954, malgré l'enquête de l'officier britannique Trevor-Roper, bien que sollicités par voie diplomatique, les Russes ne répondent à aucune question sur le sujet. Ce n'est que cette année-là, à la sortie de prison de Fritz Echtmann, le prothésiste dentaire de Blaschke - il avait été interné en Russie pendant neuf années -, que le monde entier connaît le devenir exact du Führer et de sa femme[466]. Le 15 octobre, Echtmann déclare qu'il a été arrêté par les services secrets russes, le 9 mai 1945, à sa maison de Berlin. La même année, libérée à son tour de prison, de retour de Russie, l'assistante de Blaschke, Käthe Heusermann, atteste avoir été également arrêtée le 9 mai 1945.
Le corps du Führer n'est retrouvé que le 3 mai 1945, par des agents du Smersh, organisme de renseignements de l'Armée Rouge[467]. Le 8 mai, il est emmené dans un hôpital de la banlieue berlinoise pour y être autopsié. Le 9 mai, les prothèses dentaires trouvées sur le cadavre sont présentées à

[465] Cf. Stephenson David, « Discovering the truth, the whole tooth about Hitler's death », in *Daily Express*, Londres, 29 juin 2003, pp. 54-55.
[466] Cf. Lamendin Henri, *Anecdodontes*, Aventis (éd.), 2002.
[467] Cf. Kirchhoff Wolfgang (Hrsg), *Zahnmedizin* ..., op. cit., 1987.

l'assistante du dentiste personnel de Hitler et au mécanicien dentaire qui les a confectionnées[468]. Echtmann se rappelle que les Soviétiques lui ont montré une mâchoire inférieure incinérée avec deux bridges en or et un autre séparé en neuf pièces, toujours en or, issu du maxillaire[469]. Sans conteste possible, il reconnaît son travail pour Hitler. Un bridge aurifié de quatre éléments lui est placé sous les yeux, semblable en tous points à celui de la mandibule que portait Eva Braun. En prison, il soumet un rapport supplémentaire de neuf pages sur le sujet. Dans le même temps, l'assistante identifie les divers éléments de prothèses dentaires qui lui sont montrés. Tous deux se souviennent parfaitement de la boîte rouge où étaient entreposés les restes de Hitler et de la grande interprète blonde qui a permis le dialogue avec les Russes.

Ces deux déclarations sont publiées et malgré tout, le doute subsiste. La nécessité d'un rapport officiel, sans faille et aboutissant à une conclusion incontestable, et irréfutable, s'est très vite imposée d'elle-même.

En 1965, l'interprète blonde dont parlent Echtmann et Heusermann, Yelena Rzevskaya, publie un rapport intitulé *Berlin mai 1945* dans une revue soviétique. Ce travail est publié sous la forme d'un livre et traduit dans de nombreuses langues, en 1967. Cet ouvrage raconte comment les Russes ont découvert treize corps calcinés dans les jardins de la Chancellerie, comment, dans les jours qui ont suivi, ils ont été autopsiés par une commission de cinq spécialistes sous la direction du lieutenant-colonel Faust Schkarawski à l'hôpital de champ russe n°496 de Berlin-Buch.

Dans l'après-midi du 8 mai, la commission remet une boîte rouge au Smersh. Celle-ci contient des os de la mâchoire et les bridges en or des corps n° 12 et 13, suspectés d'être ceux de Hitler et d'Eva Braun. Cette boîte est remise à l'interprète.

Le jour suivant, le Smersh part à la recherche de Hugo Blaschke, de son prothésiste dentaire et de l'assistante. A sa clinique de Kurfürstendamm, ils apprennent que le dentiste a quitté Berlin le 19 avril, sur les ordres du Führer pour Berchtesgaden. Ils parviennent tout de même à interpeller les deux autres.

Des informations ont été demandées à ces derniers sur le contenu de la boîte rouge mise devant eux. Tout ce qu'ils disent est aussitôt enregistré avant même qu'ils aient seulement examiné les restes humains.

Le 10 mai, le Smersh envoie son rapport à Moscou. Il conclut à l'identification certaine des restes des deux derniers corps, comme étant ceux d'Eva Braun et de Hitler[470]. La boîte rouge et son contenu regagnent la capitale bolchévique de la même manière.

---

[468] Cf. Lamendin Henri, *Anecdodontes*, op. cit., 2002.

[469] Cf. Keiser-Nielsen Søren, *Teeth that told*, University Press, Odense, 1992.

[470] Cf. Keiser-Nielsen Søren, *Teeth that told*, op. cit., 1992.

En 1966, Lew Besymenski, journaliste russe et attaché culturel de son pays en Allemagne de l'Ouest, publie un livre intitulé *Der Tod des Adolf Hitler (La mort d'Adolf Hitler)* qui est lui aussi traduit en plusieurs langues, dont le français, en 1969, aux Editions Plon. Dans cet ouvrage, apparaissent les mots du colonel Gorbushin, le directeur des services secrets russes et ceux du colonel Schkarawski, ainsi que ceux d'autres membres de la commission chargée de l'autopsie des corps. Y figurent également les retranscriptions complètes des séances d'autopsies des treize corps considérés. Enfin, les photographies des bridges désolidarisés y sont présentes. Pour la première fois, les experts dentaires de toutes nationalités peuvent constater sur la base de quels éléments post-mortem l'identification de Hitler a été effectuée. Seul ennui, c'est que le livre de Besymenski n'offre aucune perspective de comparaison avec des éléments ante-mortem. En effet, aucun élément du dossier dentaire du dictateur n'est seulement cité, pas plus que des reproductions de radiographies. Par conséquent, aucune vérification des résultats obtenus n'est rendue possible[471].

En 1971, le Dr Ferdinand Strøm d'Oslo se tourne vers le Dr Reidar Sognnaes, ancien doyen de l'Ecole dentaire de UCLA (**U**niversité de **C**alifornie, **L**os **A**ngeles). Strøm rappelle à Sognnaes que les Américains ont capturé Blaschke à Berchtesgaden vers novembre 1945. Un rapport d'interrogatoire existe donc dans les archives militaires de Washington. Au vu du statut du Pr Sognnaes, peut-être ce dernier pourra-t-il accéder à de tels renseignements ?

Aussitôt, l'éminent praticien se rend dans la capitale et est autorisé à faire des recherches dans les archives nationales. Très vite, il retrouve le dossier des services secrets américains sur l'interrogatoire de Blaschke qui a été conduit en novembre-décembre 1945. Sans ses dossiers, ni ses radiographies, le nazi se remémore les dents de Hitler, d'Eva Braun et de Bormann. Après comparaison avec les photographies de Besymenski, des points communs sont évidents, mais aussi des différences.

Après investigations, Sognnaes retrouve cinq radiographies de la tête de Hitler, trois en date du 19 septembre 1944 et deux, du 21 octobre 1944. Cette série de clichés a été faite parce que le despote se plaignait de problèmes de sinus. Ces images donnent plus de détails quant aux travaux dentaires réalisés dans sa bouche et ne laissent plus de place au doute. Le professeur vient de trouver des documents objectifs identifiant indiscutablement Adolf Hitler[472].

Lors du 6ème meeting de l'Association internationale de la médecine légale à Edimbourg, Sognnaes, associé à Strøm, confirme définitivement l'identification de Hitler à partir de ses dents à un panel d'experts internationaux. Les deux hommes publient leurs résultats dans l'article

---

[471] Cf. Keiser-Nielsen Søren, *Teeth that told*, op. cit., 1992.
[472] Cf. Keiser-Nielsen Søren, *Teeth that told*, op. cit., 1992.

suivant : Sognnaes R. F. & Ström F., « The odontological identification of Adolf Hitler. Definitive documentation by X-Rays, interrogation and autopsy findings », in *Acta Odontologica Scandinavica*, Feb. 1973; 31 (1): 43-69.

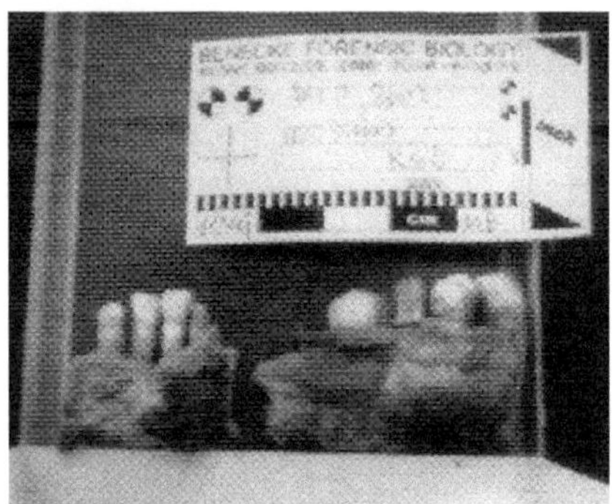

Fragment de mandibule d'Adolf Hitler[473].

Les dents d'Adolf Hitler sont exposées dans un musée ukrainien. Peu de renseignements nous sont fournis par cette photo, si ce n'est une atteinte parodontale avec une perte de support osseux relativement conséquente sur le bloc dentaire de gauche, pouvant expliquer la « mauvaise haleine » du personnage. Sur le bloc de droite, on aperçoit une couronne dentaire sur, semble-t-il, une 2ème prémolaire inférieure n°45, ce qui reste à confirmer.

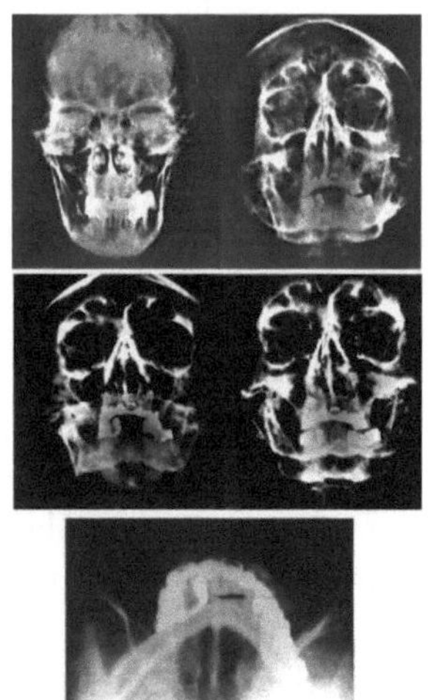

Radiographie du crâne de Hitler[474].

[473] Cf. Benecke Mark, « Hitler's skull and teeth », in *www.benecke.com*, 2003, pp. 1-3.
[474] Cf. Benecke Mark, « Mein dentures: the hunt of Hitler's teeth », in *Bizarre Magazine*, October 2003; 78: 51-53.

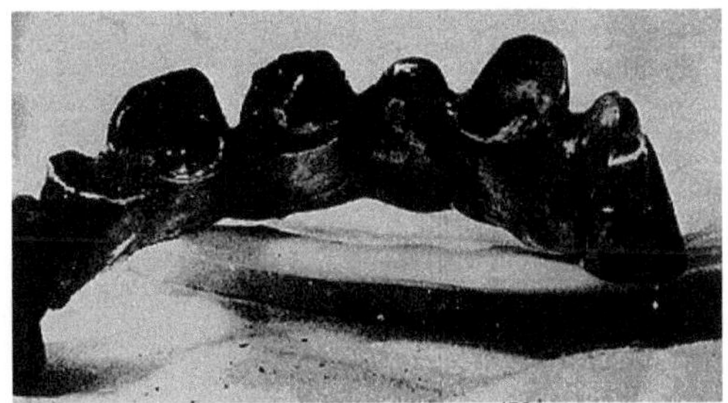

Bridge d'Adolf Hitler[475].

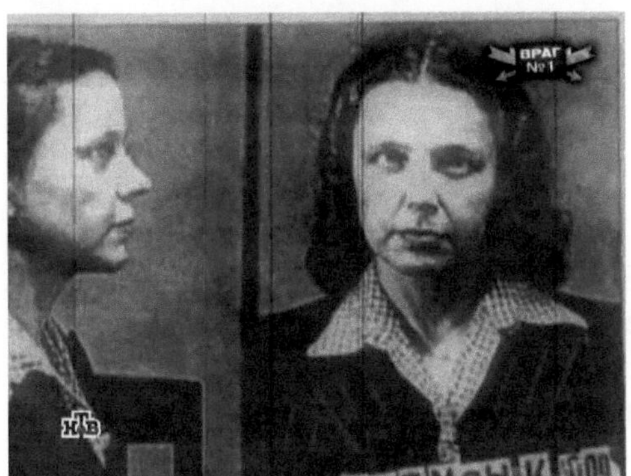

Käthe Heusermann[476].

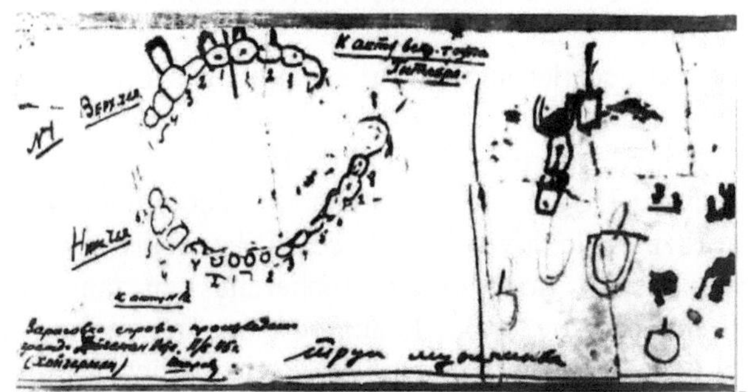

Schéma dentaire réalisé par Käthe Heusermann, le 11 mai 1945[477].

475 Cf. Benecke Mark, « Mein dentures: the hunt of Hitler's teeth », in *Bizarre Magazine*, October 2003; 78: 51-53.

476 Cf. Benecke Mark, « Mein dentures: the hunt of Hitler's teeth », in *Bizarre Magazine*, October 2003; 78: 51-53.

477 Cf. Benecke Mark, « Mein dentures: the hunt of Hitler's teeth », in *Bizarre Magazine*, October 2003; 78: 51-53.

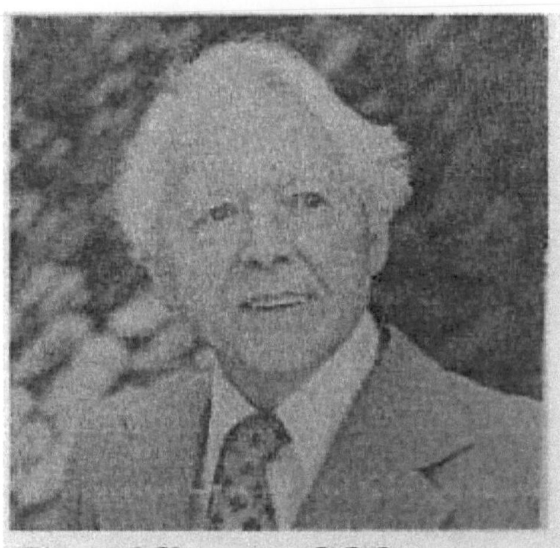

Dr Reidar F. Sognnaes (1911-1984)[478].

Reidar est né à Bergen, en Norvège, le 6 novembre 1911. Il découvre l'art dentaire à l'université d'Oslo, avant de venir aux Etats-Unis en 1938, en tant qu'interne à l'infirmerie dentaire Forsyth pour les enfants de Boston. Il poursuit son apprentissage à l'Ecole de Rochester de médecine et de dentisterie de New York où il obtient une maîtrise de sciences en physiologie et un doctorat universitaire en pathologie en 1941.

Pendant la Seconde Guerre mondiale, il sert comme capitaine dans l'armée de l'air norvégienne[479].

Après le conflit, il accepte un poste d'enseignant à l'université d'Harvard. Sognnaes s'occupe alors du service de pathologie orale et prend la fonction de doyen de l'Ecole dentaire de Harvard de 1952 à 1960.

En 1960, il arrive à UCLA pour y fonder une école dentaire. Il y parvient cette année-là. Il en est le doyen jusqu'à ce qu'il se retire en 1968.

Toutefois, Sognnaes y poursuit ses recherches en tant que professeur d'anatomie et de biologie orale. Il acquiert une renommée internationale dans le secteur de l'identification en odontologie médico-légale.

Il fait figure d'érudit. Il est probablement plus connu pour ses observations relatives aux appareils dentaires de Georges Washington. Le Dr Sognnaes a en effet démontré que le premier président américain ne portait pas d'appareils avec des dents en bois.

Il est aussi crédité de l'identification des restes d'Adolf Hitler et de son comparse, Martin Bormann, à partir également des archives recueillies par les Alliés.

Très tôt, cet éminent chercheur a focalisé sur les pathologies des tissus durs et sur les calcifications dans les systèmes biologiques. Ses recherches l'ont

---

478 Cf. American Board of Forensic Odontology, *Diplomates Reference Manual*, 2006 & cf. Sognnaes Reidun, Half Moon Bay, CA, USA, 2006.

479 Cf. American Board of Forensic Odontology, *Diplomates Reference Manual*, 2006.

fait entrer dans un cercle très restreint de spécialistes mondiaux. Il a publié plus de 300 articles dans sa vie. Il a été le premier dentiste à être élu membre de l'Académie des arts et des sciences. Sognnaes est le premier dentiste également à être devenu membre de l'Institut de médecine de l'Académie nationale des sciences. Il a été membre d'honneur dans de nombreuses sociétés scientifiques internationales et a été notamment le président de l'Institut international pour la recherche dentaire, de l'Institut américain de biologie orale et de la Société internationale d'identification en odontologie médico-légale. En homme perpétuellement occupé, Reidar a poursuivi son travail jusqu'à ce qu'une crise cardiaque l'emporte le 21 septembre 1984.
Il a concrétisé son rêve d'une école dentaire à UCLA, interlocutrice de premier ordre au sein du Centre des sciences de la santé de UCLA.
Il convient de citer également les travaux de recherches du Dr Michel Perrier de l'Institut universitaire de médecine légale en Suisse qui a effectué, à partir de films de propagande datés de 1934 et de 1944, où Hitler est vu souriant ou en train de faire un discours, une comparaison entre les images révélées par ces reportages et les archives dentaires du Führer. Aidé d'un équipement cinématographique sophistiqué, l'analyse de ces documents constitue indiscutablement une contribution supplémentaire à l'identification du Chancelier allemand[480].

Eva Braun (1912-1945)
Elle rencontre Adolf Hitler en 1929, alors qu'elle travaille pour le photographe officiel du Parti nazi. Après deux tentatives de suicide, Hitler décide de se rapprocher d'elle en l'emmenant dans sa villa proche de Munich[481]. Elle emménage avec lui au Berghof en 1936. Braun n'apparaît jamais au côté du Führer en public. En 1943, la sœur d'Eva Braun se marie avec un général SS, proche de Heinrich Himmler. Le dictateur se sert de ce prétexte pour faciliter l'accession de sa compagne à des fonctions officielles. En avril 1945, elle rejoint Hitler au Bunker de Berlin. Elle se marie avec lui, le 29 avril 1945. Elle se suicide avec lui le 30 du même mois.
Dans le livre de Besymenski, précédemment cité, il y a une photographie d'un bridge issu de la bouche du cadavre n°13, identifié plus tard comme étant celui d'Eva Braun[482].
Ce travail de prothèse a été identifié par l'assistante de Blaschke et par son mécanicien dentaire. Enfin, le dentiste allemand l'a décrit dans ses notes remises aux autorités américaines fin 1945. Il n'y a aucune raison de douter de ses témoignages bien qu'ils aient tous été recueillis de mémoire et après la mort des principaux protagonistes.

---

[480] Cf. Perrier Michel, « Identification of A. Hitler from cinemato-graphic documents », in *Proceedings of the European IOFOS Millenium Meeting*, Leuven University Press, Leuven, 2000, pp. 149-151.
[481] Cf. Feral Thierry, *Le national-socialisme,...*, op. cit., 1998.
[482] Cf. Keiser-Nielsen Søren, *Teeth that told*, op. cit., 1992.

Pourtant, il n'existe aucun document ante-mortem concernant l'état de la bouche d'Eva Braun avant sa mort. Beaucoup d'experts considèrent que la photo de Besymenski est une preuve suffisante de l'identité du cadavre n°13. Toutefois, beaucoup d'autres ne pensent pas la même chose.

En 1981, lors de l'assemblée de l'Association internationale d'identification en odontologie médico-légale, un expert de renom émet des doutes quant à l'identification d'Eva Braun.

Aussitôt, les Drs Ferdinand Strøm et Søren Keiser-Nielsen décident de reconsidérer la question[483]. Ils se rappellent la photo dans l'édition anglaise du livre qui présentait non seulement le bridge en question et, à droite de celui-ci, le rapport d'autopsie russe qui décrit : *« une pièce de métal jaune (or) de forme irrégulière mesurant 6 cm x 3 cm (sûrement un plombage). »*

Apparemment, personne ne s'est attardé sur ce plombage. Les deux hommes décident donc de l'étudier attentivement et de le considérer comme une pièce à conviction à part entière.

Après étude de la photo, ils sont persuadés d'être en présence d'une obturation en or. En comparant sa taille à celle du bridge, il est très vite évident que la dent concernée est une prémolaire supérieure posée sur le bord d'un petit bassin, la surface occlusale face à l'objectif.

Une question se pose alors à eux.

Sans élément ante-mortem, sur quelle description dentaire doivent-ils s'appuyer ? Sans équivoque possible, celle d'Echtmann fait autorité. Lors de sa captivité, le mécanicien dentaire a fourni aux autorités soviétiques, une déclaration extrêmement descriptive avec des schémas joints.

Les deux hommes sont immédiatement fascinés par ce rapport. Son croquis du côté gauche montre que la première molaire est absente et que la seconde molaire a été taillée en cône en vue de la pose d'une couronne en or. La prothèse a bien été fabriquée avec un élément jumelé pour combler l'édentement, mais n'a jamais pu être mise en place. Pour éviter un mouvement de bascule indiscutable à la mastication, une attache sur la dent antérieure à l'édentement a été préparée[484]. Echtmann la représente également sur son croquis. Ce bridge ne devait pas être scellé avant le 19 avril 1945, mais Blaschke, ayant dû quitter Berlin précipitamment, n'a pas pu le faire. Les Russes ont retrouvé cette prothèse lorsqu'ils ont fouillé la clinique des urgences dentaires située dans le sous-sol de la Chancellerie du Reich, où Blaschke travaillait.

Sur le second dessin, la seconde prémolaire gauche présente une incrustation sur la face masticatrice signalant l'existence d'une obturation orientée vers l'espace vide. D'ailleurs, le prothésiste allemand précise à côté de la flèche insistant sur cette présence : *« Flèche I montre le plombage en or pour le*

---

[483] Cf. Keiser-Nielsen Søren, *Teeth that told*, op. cit., 1992.

[484] Cf. Keiser-Nielsen Søren, *Teeth that told*, op. cit., 1992.

bridge posé chez Mlle Braun début avril 1945, par le Pr Blaschke, que j'ai fabriqué. »

Les autres éléments du dossier ne décrivent pas d'autre cavité sur les prémolaires restantes.

Les deux experts souhaitent alors réaliser une expérience. Avec des dents naturelles (une première molaire inférieure droite et une seconde prémolaire inférieure droite), ils reproduisent le bridge en sectionnant leurs racines et en limant les faces linguales. Les deux dents sont solidarisées par de la cire simulant un double pont. Le résultat obtenu est à une taille similaire de celle de l'original. Ensuite, ils utilisent une autre seconde prémolaire dans laquelle ils réalisent une cavité obturée avec de la cire. Dans cette cire, ils creusent une entaille destinée à l'attache du bridge. Puis, ce matériau est retiré et placé à côté du bridge face triturante tournée vers un objectif photo. Après examen de la photo et comparaison avec celle fournie par Besymenski, il en résulte que les tailles sont très proches. L'identification d'Eva Braun est alors corroborée sans aucun doute possible[485].

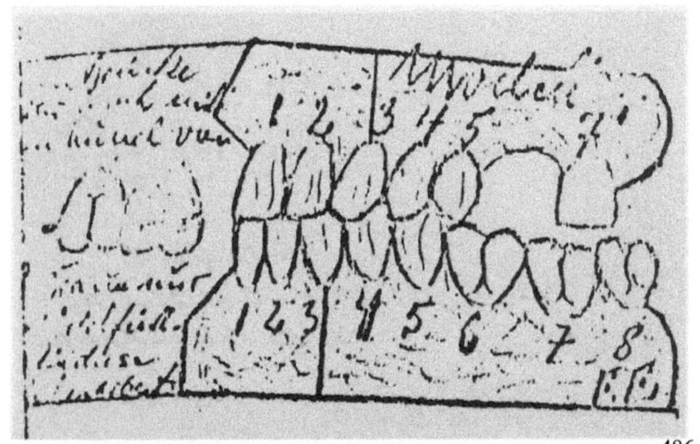

Dessin d'Etchmann du côté gauche des dents d'Eva Braun[486].

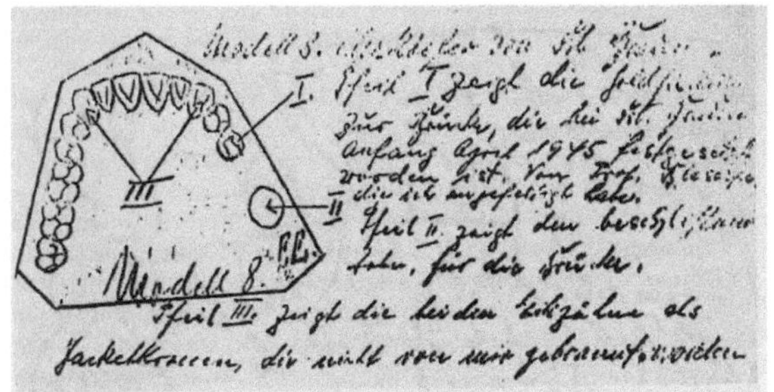

Croquis réalisé par Etchmann de l'arcade supérieure d'Eva Braun (les dents sont vues par leurs faces triturantes)[487].

---

[485] Cf. Keiser-Nielsen Søren, *Teeth that told*, op. cit., 1992.
[486] Cf. Keiser-Nielsen Søren, *Teeth that told*, op. cit., 1992.
[487] Cf. Keiser-Nielsen Søren, *Teeth that told*, op. cit., 1992.

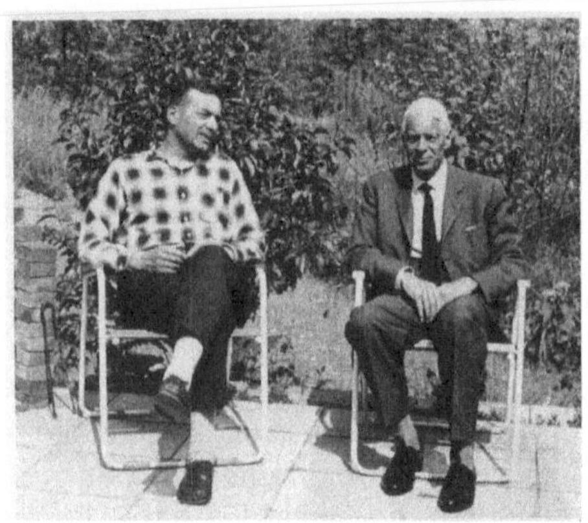

Drs Søren Keiser-Nielsen (? -2005)
et Ferdinand Strøm (? - ? †) sur la droite[488].

[488] Cf. Keiser-Nielsen Søren, *Teeth that told*, op. cit., 1992.

Identifications médico-légales du Dr Mengele et de Martin Bormann

Sur la fin de ces deux hommes, tout a été dit. Bormann se serait enfui avec l'avancée des Russes et serait mort on ne sait où. Il aurait émigré en Amérique du Sud, etc. Mengele aurait gagné l'Amérique du Sud et aurait été traqué en permanence par les agents du Mossad israélien. Conjectures et spéculations sont allées bon train. Voici en quelques mots la véritable histoire de ces deux hommes après la Seconde Guerre mondiale.

Dr Josef Mengele (1911-1979)

Josef Mengele naît le 16 mars 1911. A Guenzburg, Josef est intelligent, raffiné et populaire[489]. Il a trois frères. Ses parents, Karl et Walburga, l'envoie étudier la philosophie à Munich et la médecine à Francfort. En 1935, il soutient sa thèse qui traite des différences raciales dans la structure de la mâchoire inférieure.

En 1937, il rejoint le Parti nazi et la SS, en 1938. En 1942, il sert dans la 5ème division SS *Wiking*. Il est blessé sur le front russe et est déclaré inapte au service. Il se porte alors volontaire pour aller au camp d'Auschwitz.

Pendant ses 21 mois de présence dans ce camp, il participe aux sélections des convois vers les chambres à gaz. Il exécute sommairement avec son pistolet des détenus. Il s'intéresse à la gémellité et torture ses victimes avant de les faire tuer pour les autopsier. Il agit de même avec les tziganes atteints de noma. Il serait responsable de la mort d'environ 400 000 personnes.

Mengele quitte Auschwitz déguisé en soldat de l'infanterie allemande. Il est capturé en tant que prisonnier de guerre près de Munich, mais il est relâché par les Alliés.

En 1948, il décide de quitter l'Allemagne et de refaire sa vie ailleurs. L'Argentine est son choix de prédilection. Son père, qui possède une entreprise de manufacture agricole, n'a pas de filiale là-bas, mais il y a de très bons contacts. C'est Josef qui doit les approfondir[490]. Mengele s'envole pour l'Argentine, mais change régulièrement de région de peur d'être capturé.

[489] Cf. http://www.Mengele.dk, *Josef Mengele, The Angel of Death*, pp. 1-5.
[490] Cf. http://www.Mengele.dk, *Josef Mengele, The Angel of Death*, pp. 1-5.

Il divorce d'Irène Mengele en 1958 et épouse la veuve de son frère, Martha. Plus tard, elle et son fils le rejoignent en Argentine. Pendant 35 ans, malgré les traques qui s'organisent, il vit en bon père de famille, sous différentes identités.

Le Dr Pierre-François Puech m'a raconté qu'un temps, un homme avait été suspecté par le Mossad, les services secrets israéliens, d'être le docteur nazi. Pour cette raison, il était sous étroite surveillance. Mengele était connu pour avoir un diastème (un espace) entre les incisives supérieures. Des photographies ont été prises de l'homme soupçonné. Les clichés n'ont révélé aucun espace caractéristique entre ses dents. Le criminel SS était ailleurs[491].

Notre homme vit au Paraguay et au Brésil jusqu'à sa mort en 1979. Le 7 février de cette année, il décide d'aller nager. Alors qu'il est dans l'océan, il a une attaque et coule à pic. Il est ramené à la surface. L'*Ange de la Mort* est décédé.

Les chasseurs de nazis découvrent une tombe au nom de *Wolfgang Gerhard* à Embu. Des ossements y sont retrouvés en 1985. L'anthropologue Clyde C. Snow arrive à Sao Paulo ainsi que l'expert allemand Richard Helmer cet été-là[492]. Les ossements ont été fracturés par ceux qui les ont déterrés. Malgré tout, l'équipe peut travailler. Les restes sont ceux d'un Caucasien droitier âgé de 60 à 70 ans. Il n'y a pas de radiographies dentaires et bien que les plombages de Mengele soient notés dans son dossier, aucune caractéristique particulière ne ressort. Snow et Helmer décident d'utiliser une technique dc superposition du visage sur le crâne par vidéo. Ils marquent le crâne en 30 points de comparaison et réalisent la même opération sur une photo du défunt. Ils positionnent l'ensemble côte à côte près des caméras. Si tous les points s'alignent, alors l'identification est indiscutable. Après enregistrement, les images sont superposées et aboutissent à la conclusion que le crâne exhumé est bien celui du nazi.

Plus tard, des radiographies dentaires du médecin SS sont retrouvées et comparées aux dents sur le crâne. Elles attestent sans aucun doute possible qu'il s'agit bien de celui de Mengele[493].

Sa famille a par ailleurs reconnu que ces ossements étaient bien les siens. Malgré tout, le doute subsiste jusqu'en 1992 où un test ADN est réalisé sur les ossements et le fils du SS. Le rapport affirme en guise de conclusion que : *« Les restes sont bien ceux de Josef Mengele »*.

---

[491] Cf. Puech Pierre-François, communication personnelle, 2006.

[492] Cf. Ramsland Katherine, « The Anthropologist meets the Angel of Death », in *http://www.crimelibrary.com*, 2005, pp. 1-3.

[493] Cf. Ramsland Katherine, « The Anthropologist meets the Angel of Death », in *http://www.crimelibrary.com*, 2005, pp. 1-3.

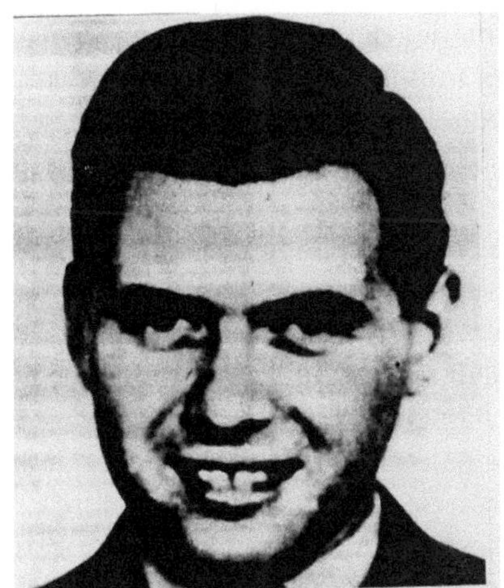

Dr Josef Mengele, *« l'Ange de la Mort »*[494].
Le diastème entre les incisives supérieures est ici parfaitement objectivable.

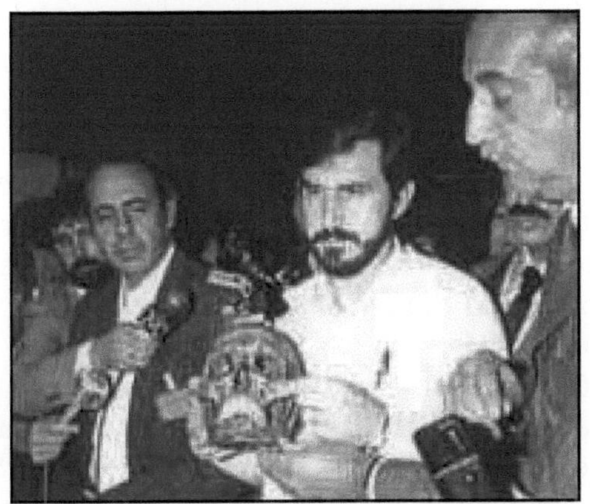

Crâne de Wolfgang Gerhard.

Martin Bormann (1900-1945)

Martin Bormann naît en 1900. Il est condamné pour complicité de meurtre en 1924. Un an plus tard, il rejoint la NSDAP en Thuringe[495]. En 1933, il est Reichsleiter de la NSDAP. De 1933 à 1941, il est le secrétaire personnel de Rudolf Hess. Après l'envol de ce dernier pour l'Angleterre, Bormann prend ses fonctions et sait très vite se rendre indispensable auprès de Hitler. Il en devient le conseiller personnel, l'équivalent de son bras droit. Tout passe par lui. Il est incontournable. Il intrigue et contrôle absolument tout pour ne livrer que des vérités servant ses intérêts.

Il est condamné à mort par contumace au procès des dirigeants nazis de Nuremberg.

---

[494] Cf. U.S. Holocaust Memorial Museum, Washington D. C., 2003, © USHMM.

[495] Cf. http://fr.wikipedia.org, *Martin Bormann*, pp. 1-3.

En fait, Bormann est un des derniers à quitter le bunker du Führer[496]. Il s'en va peu de temps après minuit, le 2 mai. Il a dans sa poche, le testament de Hitler qu'il souhaite amener à l'amiral Dönitz, légitimant ainsi sa prise de pouvoir à la tête de l'Etat. Dans son groupe, figurent également Arthur Axmann, leader des Jeunesses hitlériennes, et le docteur Ludwig Stumpfegger, un des médecins de Hitler. Arrivés à la station de Friedrichstrasse, ils se dissimulent pour enlever leurs distinctions, sauf Bormann qui conserve son blouson en cuir noir. A la station Lerther, le groupe se sépare en deux. Bormann et Stumpfegger partent vers l'est, sur la Invalidenstrasse, vers la station Stettiner. Les autres vont dans l'autre sens. Après avoir croisé une patrouille russe, Axmann, qui appartient au groupe de l'ouest, décide de rebrousser chemin et de rejoindre celui de l'est. Il rattrape les deux hommes très vite. De l'autre côté de la station Lerther, près d'un pont de chemin de fer, il les trouve étendus sur le dos. Morts. Sans marque visible de blessure.

Pendant plusieurs années, Axmann a été le seul témoin de la mort de ses deux comparses[497]. Ses propos n'ont jamais été acceptés comme une preuve. Bormann est donc jugé et condamné à mort par contumace au procès de Nuremberg. De là, une polémique forte voit le jour. Bormann ne serait pas mort, mais vivant en Amérique du Sud.

En 1972, Reidar Sognnaes décide d'établir une fiche descriptive reprenant les détails importants concernant les soins dentaires de Bormann. Grâce aux archives de guerre américaines, Sognnaes a déjà obtenu une copie du rapport des services secrets sur l'interrogatoire du dentiste de Hitler datant de novembre-décembre 1945. Blaschke n'a en effet pas été le dentiste seulement de Hitler, mais aussi de nombreuses personnalités du Parti nazi. Ce praticien SS a été interrogé sur la dentition de Bormann dont il a donné une description de mémoire. De ces données textuelles, Sognnaes tire un diagramme dans un rapport qu'il remet personnellement, le 7 décembre 1972, au bureau éditorial du *Journal de l'Association Dentaire Américaine*. L'article ne sera publié qu'en février 1973.

Le 7 décembre 1972, des ouvriers creusent une tranchée pour faire une canalisation d'eau près de la station Lerther et retrouvent deux corps, un grand et un petit. Les coïncidences avec le lieu présumé du décès des deux protagonistes sont grandes. Une recherche de données ante-mortem est aussitôt engagée.

Après examen, Fritz Echtmann, le prothésiste de Blaschke, reconnaît un bridge en trois parties qu'il a lui-même fabriqué pour Bormann en 1942. Dans le même temps, la fiche de soins dentaires de Stumpfegger est retrouvée[498]. Toutes les annotations y apparaissant concordent avec la

[496] Cf. Keiser-Nielsen Søren, *Teeth that told*, op. cit., 1992, pp. 62-67.
[497] Cf. Keiser-Nielsen Søren, *Teeth that told*, op. cit., 1992, pp. 62-67.
[498] Cf. Keiser-Nielsen Søren, *Teeth that told*, op. cit., 1992, pp. 62-67.

dentition du plus grand. Les détails écrits par plusieurs dentistes différents longtemps avant sa mort établisse avec certitude son identité. La dépouille du médecin est donc remise à sa famille qui l'enterre.
Mais, pour Bormann, il semble n'exister aucune archive[499]. Toutefois, la description de Blaschke et celle de Echtmann ne laisse aucun doute quant au nom du plus petit des corps. Mais, elles ne constituent pas des preuves légales. Le compte-rendu de l'examen des deux corps ainsi que des photographies sont publiées dans le *Stern* du 31 décembre 1972.
A sa lecture, Sognnaes, qui réside à Los Angeles, ne masque pas sa surprise. Il part pour l'Allemagne d'août à septembre 1973. Après diverses investigations auprès de rescapés, il est autorisé à examiner le crâne qui a été placé sous scellés au tribunal fédéral de Munich. Il prend des photographies, des radiographies et des empreintes des mâchoires supérieure, et inférieure. De retour chez lui, il réalise des moulages. Il observe que le bridge en trois parties présente des petites incisions qui coïncident parfaitement avec des marques faites sur les dents inférieures de devant. La comparaison entre les éléments post-mortem et ceux fournis par Blaschke lui permette d'aboutir à la conclusion qu'il s'agit bien du crâne du numéro deux nazi.
Les détails les plus flagrants sont décrits dans le *Journal de l'Association Dentaire Californienne* de décembre 1973. Quels sont-ils ?
L'incisive supérieure droite est absente. Elle est remplacée par un bridge en or s'étendant de l'incisive latérale droite à l'incisive centrale gauche. Des facettes en porcelaine ont été façonnées. Blaschke a décrit cette construction qui a été reconnue par Echtmann, son concepteur. La troisième molaire inférieure droite n'est qu'à moitié sortie et présente une grosse carie. Un pansement en ciment y a été mis lors d'une des dernières consultations du défunt en 1945. La pulpe est exposée. Le dentiste en a commencé le traitement canalaire. Le produit désinfectant placé sous le ciment dégage une odeur très forte. Sognnaes l'a senti 28 ans après et en a retrouvé toutes les caractéristiques[500]. La première molaire inférieure droite manque. Un bridge en or la remplace de la seconde prémolaire à la seconde molaire. Blaschke a signalé encore une fois cette construction.
Après la publication de l'article de Sognnaes, la mort de Bormann, le 2 mai 1945 à Berlin, ne fait plus aucun doute. Le 4 avril 1974, le procureur de Francfort reconnaît officiellement la mort de Bormann, sur la base du travail de Sognnaes[501]. Une analyse ADN est tout de même effectuée en 1999 qui ne fait que confirmer les conclusions de 1973[502].
Une dernière constatation est faite parmi les dents des deux crânes. Des éclats de verre y sont découverts. Il est donc presque certain que les deux

---

[499] Cf. Kirchhoff Wolfgang (Hrsg), *Zahnmedizin* ..., op. cit., 1987, pp. 155-159.
[500] Cf. Keiser-Nielsen Søren, *Teeth that told*, op. cit., 1992, pp. 62-67.
[501] Cf. http://www.rotten.com, *Martin Bormann*, p. 1.
[502] Cf. http://fr.wikipedia.org, *Martin Bormann*, pp. 1-3.

hommes ne sont pas morts d'une balle dans le dos, comme il a été pensé pendant longtemps, mais plutôt qu'ils ont décidé de se donner la mort en croquant une capsule de cyanure[503].

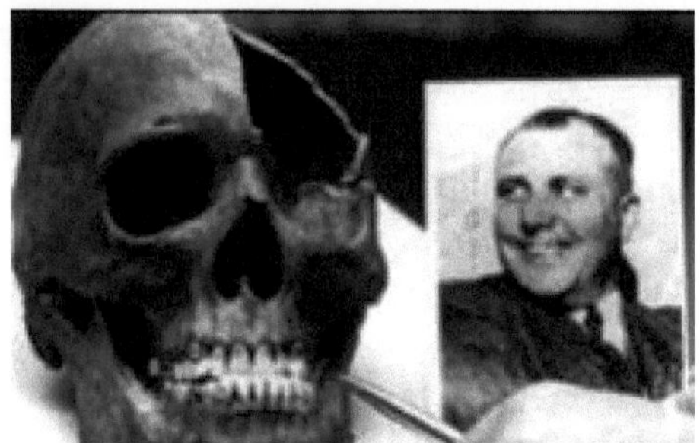

Le crâne de Martin Bormann.

[503] Cf. Keiser-Nielsen Søren, *Teeth that told*, op. cit., 1992, pp. 62-67.

Autopsie de deux soldats allemands

Plus d'un million de combattants allemands, tombés lors de la Seconde Guerre mondiale, n'ont pas été retrouvés et sont donc considérés comme non identifiés à ce jour. La Deutsche Dienststelle, basée à Berlin, est chargée de clarifier la situation de ces soldats disparus. C'est là que d'anciens membres de la Wehrmacht traitent plus de 20 millions de fiches[504].

En novembre et décembre 1944, de violents combats ont opposé trois divisions allemandes et trois divisions américaines en Sarre. Dans cette zone tout particulièrement, de nombreux soldats tués n'ont jamais pu être identifiés. Au cours de l'été 2007, deux squelettes de soldats allemands ont été exhumés, lors de fouilles autorisées, dans une tranchée de la forêt de Dillingen, en Sarre. Ces recherches sont assurées essentiellement par des sociétés de bénévoles et visent à récupérer les dépouilles de soldats tombés en Europe durant les deux guerres mondiales, sans distinction de pays ou d'uniforme.

Dans la zone impliquée, deux soldats ont été portés disparus après le 7 décembre 1944. Ils ont encore été vus ensemble, pour la dernière fois, peu avant un violent bombardement d'artillerie. Les deux squelettes découverts portaient des restes d'uniformes ayant appartenu à l'armée allemande, mais aucun renseignement médico-légal discriminant n'a permis de les identifier.

C'est tout naturellement que l'identification odontologique s'est imposée d'elle-même, au vu de la pauvreté des autres renseignements *ante mortem*. En effet, les caractéristiques spécifiques des dents et des mâchoires humaines sont considérées aujourd'hui comme des éléments déterminants d'identification. En effet, les dents sont protégées dans la cavité buccale et capables de résister à d'importantes agressions externes *per* ou *post mortem*. Elles sont constituées des tissus les plus durs du corps humain et permettent également une estimation de l'âge pour chaque individu.

Ainsi, au printemps 2008, le Dr Hans-Peter Kirsch de Sarrebruck notamment et d'autres odontologistes médico-légaux reçoivent les crânes, et des fragments de maxillaires de deux soldats allemands, avec, pour seule question, le besoin d'obtenir une estimation de leur âge.

---

[504] Cf. Hutt Jean-Marc & Kirsch Hans-Peter, « De l'importance d'une documentation odontologique *ante mortem* détaillée dans les forces armées », in *Interdisziplinärer Arbeitskreis für Forensische Odonto-stomatologie Newsletter*, 2009 ; 16(2) : 35-38.

L'âge des deux soldats, présumés tués à cet endroit, était connu, mais n'a pas été transmis d'emblée aux odontologistes, afin de ne pas influencer leur jugement. Les dents du premier soldat ont été analysées avec les méthodes de Bang et de Ramm (dent n°21 utilisée), puis de Kvaal (dents n° 22 et 24 utilisées), alors que les dents du deuxième soldat ont été étudiées d'après les méthodes de Haaviko, Anderson, Harris-Nortje, Kullmann et Demirjian (dents n° 18, 28, 38 et 48 utilisées)[505].
La méthode de Kvaal consiste à mesurer la largeur de l´organe dentaire à la hauteur de la jonction émail-cément et à la comparer à la largeur du canal radiculaire au même niveau. Les dents qui présentent des érosions ou des défauts au niveau du collet rendent ces mesures difficiles et tendent à une sous-estimation de l'âge.
La méthode de Bang et de Ramm nécessite une technique de coupe très pointue et ne peut être réalisée que de manière automatisée. Si la coupe longitudinale manuelle, afin de mesurer la transparence apicale, n'est pas exactement dans l'axe sagittal, ceci peut amener à une surestimation de l´âge.

Tableau 1. - Évaluation de l´âge au décès du soldat 1.

Méthode d'évaluation de l'âge au décès	Dent utilisée	Âge présumé (années)
KVAAL	22	27,9(+/-5)
	44	30,3(+/-5)
BANG et RAMM	21	41(+/-4,8)
Moyenne		29,5 (+/-4,9)

Tableau 2. - Évaluation de l´âge au décès du soldat 2.

	18	28	38	48
HAAVIKKO	17(+/-2,8)	17(+/-2,8)	16,7 (+/- 3,7)	16,7 (+/- 3,7)
ANDERSON	17(+/-1)	17(+/-1)	16,1 (+/- 1,73)	16,1 (+/- 1,73)
HARRIS/ NORTJE			17,8 (+/-1,4)	17,8 (+/-1,4)
KULLMANN			16,9 (+/-1,1)	16,9 (+/-1,1)
DEMIRJIAN	18,3 (+/- 2,2)	18,3 (+/- 2,2)	16,7 (+/- 2,3)	16,7 (+/- 2,3)

Conclusion

L´âge dentaire du soldat 1 a été estimé entre trente et trente-cinq ans. L´âge dentaire du soldat 2 a été estimé à dix-sept ans +/- 2 ans. Il s'est avéré que le premier soldat est mort à trente-deux ans et que le second, quant à lui, à vingt ans. Le plus âgé des deux soldats a été formellement identifié début

[505] Cf. Hutt Jean-Marc & Kirsch Hans-Peter, « De l'importance d'une documentation odontologique ante mortem détaillée dans les forces armées », in *Interdisziplinärer Arbeitskreis für Forensische Odonto-stomatologie Newsletter*, 2009 ; 16(2) : 35-38.

novembre 2008 grâce à des objets personnels retrouvés à proximité de sa dépouille, mais surtout grâce a l'estimation de son âge. Les restes ont été rendus officiellement à sa famille, le 11 novembre 2008.
Plusieurs millions de soldats, de tous les camps, des deux guerres mondiales, ne sont toujours pas identifiés à ce jour[506]...

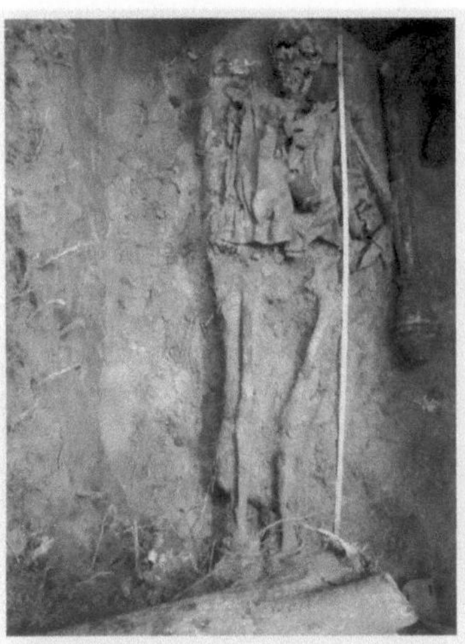

Site de découverte des deux corps[507].

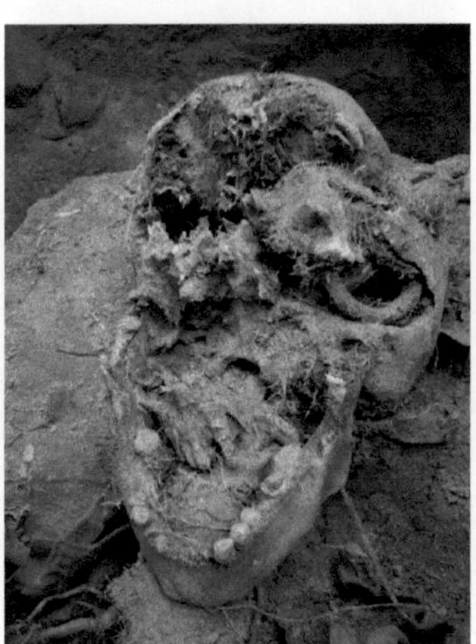

Soldat 1[508].

[506] Cf. Hutt Jean-Marc & Kirsch Hans-Peter, « De l'importance d'une documentation odontologique ante mortem détaillée dans les forces armées », in *Interdisziplinärer Arbeitskreis für Forensische Odonto-stomatologie Newsletter*, 2009 ; 16(2) : 35-38.
[507] Cf. Hutt Jean-Marc, communication personnelle, Strasbourg, 2014.
[508] Cf. Hutt Jean-Marc, communication personnelle, Strasbourg, 2014.

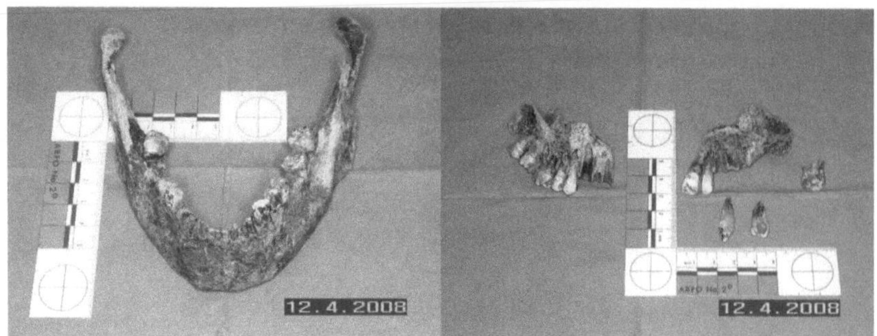

Mandibule et maxillaire du soldat 1[509].

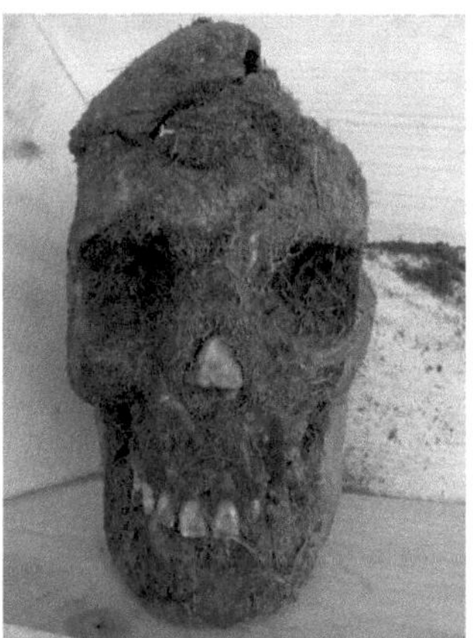

Soldat 2[510].

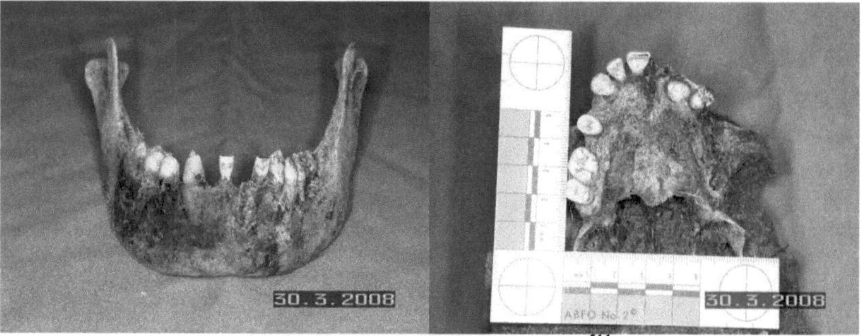

Mandibule et maxillaire du soldat 2[511].

[509] Cf. Hutt Jean-Marc, communication personnelle, Strasbourg, 2014.
[510] Cf. Hutt Jean-Marc, communication personnelle, Strasbourg, 2014.
[511] Cf. Hutt Jean-Marc, communication personnelle, Strasbourg, 2014.

Conclusion

Après l'arrivée de Hitler au pouvoir en 1933, c'est toute une société qui est séduite par une politique de relance économique et industrielle efficace. Même si les moyens engagés pour y parvenir sont durs ou emprunts d'un totalitarisme particulièrement marqué et violent, l'Allemagne redevient une nation économiquement et militairement forte. La lutte contre le chômage donne des résultats probants. La misère disparaît peu à peu et les gens mangent, dans une certaine mesure, de nouveau à leur faim. De fait, comment la chirurgie dentaire de l'époque aurait-elle pu ne pas se laisser à son tour séduire par le régime nazi ?
Mais, cette relance économique a un prix. Pour atteindre les objectifs fixés par le Troisième Reich, la contrepartie idéologique imposée à la société est particulièrement lourde : lois antijuives et pogroms, politique d'hygiène raciale, création des camps de concentration, programme massif de stérilisation, Opération T4 d'euthanasie des aliénés mentaux et des handicapés avec mise en œuvre de la première chambre à gaz en 1940, politique militaire de conquêtes et efforts de guerre demandés au peuple allemand, *Solution Finale*, expériences médicales et exactions multiples.

La preuve est faite que si la société se retrouve impliquée dans chaque phase d'évolution du pouvoir hitlérien, il en est de même pour la profession dentaire dont la collaboration est tout aussi indiscutable. Dans sa grande majorité, le peuple allemand suit le Führer, par conviction, par intérêt ou encore par lâcheté. Peu nombreux sont les opposants[512]. En effet, ils sont systématiquement éliminés par le régime totalitaire qui entretient ainsi la peur qu'il suggère et supprime ainsi toute contestation.
Pourtant, même si les exceptions sont rares, il ne faut pas généraliser la haine raciale, la brutalité et le meurtre à tous. Ainsi, certains dentistes ont su conserver un visage humain et n'ont jamais adhéré au programme nazi.

Georges Charpak, détenu et interprète à Kaufering Erpfing-Landsberg, un kommando de Dachau, rapporte : *« L'histoire des différents dentistes de Landsberg est étrange. Au début, vint le dentiste de Dachau : une terreur. Il se lança dans un grand nettoyage, arrachant (à vif, bien sûr) toutes les dents*

[512] Cf. Badia G., *Les Allemands qui ont affronté Hitler*, Paris, 2002, L'Atelier (éd.) & cf. Merlio G., *Les Résistances allemandes à Hitler*, Paris, 2001, Tallandier (éd.).

malades. Tels les arracheurs de dents de Paris au Moyen Âge ! (...) Mais, bientôt, en raison peut-être des infections suscitées par un tel traitement, il fut décidé que nous irions voir le dentiste du camp militaire. Moi-même, j'eus recours à ses soins et n'eus qu'à m'en féliciter. Non seulement il n'arracha pas la dent qui me faisait terriblement souffrir, mais il me la soigna fort bien. Et j'eus la stupéfaction de l'entendre me dire - il exigeait que la sentinelle qui m'accompagnait, restât à l'extérieur de son cabinet : « Allons ! Courage... Les nouvelles sont bonnes, c'est bientôt fini, les « Barbares » reculent partout. La fin est proche, les Alliés vont l'emporter. » Ces propos tenus par un officier allemand à l'hiver 1945, en disent long sur l'ambiance qui régnait alors... Cet homme s'est montré humain, courtois et bon praticien. Sans doute les SS ont-ils eu vent de cette fraternisation, car c'est après cette séance de soins qu'il a été décidé que nous irions dorénavant voir le dentiste du camp juif voisin[513]... »
De son côté, Antoni Sak, dans une interview du 20 octobre 1991, à Tarnow en Pologne, se rappelle comment le Dr Schlorf lui a sauvé la vie en le recrutant pour la station dentaire du camp de Neuengamme et comment ce dernier a partagé son repas de Noël 1941 avec lui. Sak se souvient aussi de l'évacuation du camp de Neuengamme vers Wöbbelin. Là, suite à un ordre en provenance de Berlin, ce même dentiste SS l'emmène revolver au poing, récupérer l'or des dents de 2 000 cadavres. Sak s'émeut et refuse catégoriquement d'effectuer ce prélèvement dans la bouche des morts. Le dentiste baisse son arme et le renvoie aux corvées du camp[514].

***

Après avoir étudié pendant dix-neuf ans le système concentrationnaire et tout ce qui se réfère aux diverses pratiques dentaires sur le plan du vécu des détenus, il m'a semblé intéressant de consacrer du temps à étudier la dentisterie allemande sous le Troisième Reich. Je me suis préoccupé de savoir quel a été l'engagement des dentistes sous l'Allemagne hitlérienne. A travers ces derniers et leur évolution comportementale sous ce régime politique, c'est une contribution à l'étude de la société allemande de l'époque que j'ai souhaité réaliser.
Aujourd'hui, la résurgence de l'antisémitisme et du racisme est extrêmement forte. Certains vont même jusqu'à contester les meurtres perpétrés par le Troisième Reich. Il ne se passe pas de jours où il n'est pas fait état dans la presse d'actes se référant à ces idées délétères.
Je m'insurge totalement contre de telles pensées et de telles attitudes. Il ne faut jamais oublier les crimes des nazis et lutter fermement contre ceux qui veulent les ignorer, ou qui les nient. On ne peut tolérer l'intolérable. Ainsi, le

---

[513] Cf. Charpak Georges & Sandinois Dominique, *La vie à fil tendu*, Paris, 1993, Odile Jacob (éd.), p. 88.
[514] Cf. Gedenkstätte Neuengamme, Neuengamme, 2003.
Déjà cité. Voir chapitre « Dentistes SS subalternes dans les camps de concentration ».

devoir de mémoire s'impose à tous. Il ne faut et il ne faudra jamais oublier les victimes d'une telle idéologie et se battre toujours, sans concession, pour que cela ne puisse pas se reproduire, sous quelque forme que ce soit. C'est un devoir moral, éthique qui concerne chacun d'entre nous.

Il existe des mots qui dépassent le cadre d'une simple phraséologie par l'importance de leur signification ou par le poids de ce qu'ils véhiculent. L'expression *« Plus jamais cela ! »* en fait partie…

Repères chronologiques[515]

International	Nazisme	Odontologie
		1869 : Code de législation du commerce et du travail
	20 avril 1889 : naissance d'Adolf Hitler à Braunau am Inn en Autriche	
		1902 : ouverture de la première clinique dentaire en Allemagne
		1909 : fondation du Comité central allemand pour les soins dentaires dans les écoles
		1911 : Code des assurances du Reich
1914 – 1918 : Première Guerre mondiale		
28 juin 1919 : signature du Traité de Versailles entre la France, ses		

[515] Cf. Feral Thierry, *Le national-socialisme…*, op. cit., pp. 135-264.

alliés et l'Allemagne, mettant fin à la Première Guerre mondiale		
10 septembre 1919 : signature du traité de paix entre les Alliés et l'Autriche à Saint-Germain-en-Laye		
		1920 : ordonnance du ministre de l'assistance publique qui impose aux chirurgiens-dentistes de passer un examen pour avoir l'autorisation d'exercer dans les caisses d'assurance-maladie
	24 février 1920 : premier discours de Hitler à la salle des fêtes du Hofbraühaus de Munich	
	printemps – été 1920 : le DAP devient la NSDAP et Hitler réalise l'emblème du parti	
	29 juillet 1921 : Hitler est élu président du parti à l'unanimité	
	5 octobre 1921 : création des S. A.	

	1923 : création de la S. S. par Hitler	
11 janvier 1923 : invasion de la Ruhr par les troupes franco-belges		
	9 novembre 1923 : échec du putsch de Munich	
	1er avril 1924 : Hitler est condamné à 5 ans de prison pour crime de haute trahison	
	18 juillet 1925 : publication de *Mein Kampf*	
	8 avril 1926 : Hitler réalise l'unité du parti à Munich	
1929 : krach boursier de Wall-Street	**1929** : Heinrich Himmler prend le commandement de la S. S.	
		26 juillet 1930 : loi qui garantit la liberté de choix au patient du praticien qui doit le soigner
		1933 : une ordonnance conteste le droit aux chirurgiens-dentistes juifs d'exercer. Création de l'Académie pour la formation continue des chirurgiens-dentistes.

		Introduction de la pureté de la race au sein d'une profession unifiée. L'origine aryenne est un critère décisif pour la qualification de chirurgien-dentiste. Mise en place d'un service médico-dentaire pour les Jeunesses hitlériennes
	30 janvier 1933 : Hitler est nommé chancelier	
	27 février 1933 : le Reichstag est incendié. Hitler montre du doigt les communistes. La répression commence	
	22 mars 1933 : inauguration officielle du camp de concentration de Dachau	
		24 mars 1933 : arrivée à la tête de l'Union des chirurgiens-dentistes d'Allemagne, du Dr Ernst Stuck
		23 mai 1933 : Stuck ordonne que les responsables syndicaux des

		régions et des cantons se dotent d'un représentant politique issu de la NSDAP
	14 juillet 1933 : la loi de stérilisation des personnes atteintes de maladies héréditaires est votée	
		octobre 1933 : le Projet de Munich prévoit une profession dentaire unique
		2 octobre 1933 : Ernst Stuck devient le chef des chirurgiens-dentistes du Reich
20 juillet 1933 : von Papen signe le concordat avec le Vatican		
14 octobre 1933 : l'Allemagne quitte la Société des Nations		
		1934 : mise en place de cabinets dentaires mobiles
	30 juin 1934 : « Nuit des longs couteaux » : élimination de tous les adversaires politiques dangereux pour Hitler et démantèlement de la S.A.	

	2 août 1934 : mort de Hindenburg. Hitler cumule les fonctions de président et de chancelier du Reich	
		1er octobre 1934 : décret demandant à tous les chirurgiens-dentistes non installés de suivre un enseignement idéologique, militaire et professionnel de 8 semaines pour obtenir l'agrément des caisses
		1935 : 7ème assemblée des chirurgiens-dentistes d'Allemagne. L'Union des chirurgiens-dentistes d'Allemagne devient l'Association des chirurgiens-dentistes allemands. Elle offre un avion à Goering. C'est sa contribution à l'armement de l'armée de l'air. Présentation de la 1ère ambulance dentaire dans une remorque de poids lourd au congrès du parti à Nuremberg.
16 mars 1935 : rétablissement du		

service militaire en Allemagne		
18 juin 1935 : pacte anglo-allemand autorisant les Allemands à s'équiper d'une marine de guerre		
		novembre 1935 : adoption d'une nouvelle organisation des médecins du Reich
7 mars 1936 : Hitler ordonne à son armée d'entrer en Rhénanie		
27 juillet 1936 : envoi de la Légion Condor en Espagne		
	1er au 16 août 1936 : Jeux olympiques de Berlin.	
octobre 1936 : signature de l'axe Rome – Berlin avec Mussolini		
25 novembre 1936 : signature avec le Japon du Pacte *antikomintern*		
12 mars 1938 : réalisation de l'Anschluss avec l'Autriche		
		25 juin 1938 : les médecins juifs sont exclus du Conseil de l'Ordre

29 septembre 1938 : signature du pacte de Munich. Les Tchèques sont abandonnés aux nazis.		
	Du 9 au 10 novembre 1938 : « Nuit de cristal » : pogrom qui voit détruire 7 500 magasins juifs, incendier 171 synagogues et assassiner 91 personnes	
		16 novembre 1938 : Hitler maintient les 2 professions dentaires. Elles doivent être gérées indépendamment.
		1939 : introduction d'un module d'hygiène raciale sanctionné par un examen, dans tous les enseignements universitaires
		17 janvier 1939 : la Huitième ordonnance concernant la loi de citoyenneté du Reich retire l'habilitation à exercer à tous les chirurgiens-dentistes juifs
22 mai 1939 : l'Italie signe le Pacte d'Acier avec		

l'Allemagne		
23 août 1939 : signature du Pacte de non-agression germano-soviétique		
1er septembre 1939 : invasion de la Pologne. Début de la Deuxième Guerre mondiale		
3 septembre 1939 : déclaration de guerre de la France et de l'Angleterre à l'Allemagne		
	27 septembre 1939 : création du SS-RSHA dirigé par Heydrich afin de coordonner la répression des opposants au régime nazi	
	Octobre 1939 : décret antidaté au 1er septembre, sur l'euthanasie des handicapés mentaux et physiques	
		8 novembre 1939 : quelques chirurgiens-dentistes sont employés comme officiers de santé du service dentaire de la Luftwaffe
30 novembre		

1939 : les troupes soviétiques envahissent la Finlande		
		1940 : la Marine enrôle des praticiens et met en place un service de réserve. Le Groupe d'étude pour la recherche sur la Parodontologie veut améliorer et développer ses connaissances sur les maladies parodontales. Soutenance à Bonn de la thèse de doctorat de Wiktor Scholz qui s'intitule *Sur les possibilités de l'utilisation de l'or de la bouche des morts*.
9 avril 1940 : les troupes allemandes occupent le Danemark et la Norvège		
10 mai 1940 : la *Wehrmacht* conquiert la Hollande, la Belgique, le Luxembourg et la France		
17 juin 1940 : capitulation française		
22 juin 1940 :		

signature à Rethondes de l'armistice franco-allemand		
	20 mai 1940 : début de la construction du camp d'Auschwitz	
		23 septembre 1940 : 1er décret promulgué par Himmler de récupération de l'or dentaire chez les détenus des camps de concentration
27 septembre 1940 : signature du Pacte tripartite entre l'Allemagne, l'Italie et le Japon		
19 décembre 1940 : constitution de l'*Afrika-Korps* sous le commandement du général Erwin Rommel		
28 décembre 1940 : la bataille d'Angleterre est perdue		
		1941 : l'équipement des compagnies sanitaires est complété par le sac de marche pour les dentistes de la *Wehrmacht*. Vient aussi s'ajouter à l'équipement de base, un fauteuil de

		soins et d'examen
1er mars 1941 : la Roumanie adhère au pacte tripartite		
2 avril 1941 : la Grèce et la Yougoslavie sont envahies		
13 avril 1941 : le Japon et l'URSS signent un pacte de non-agression		
22 juin 1941 : les Allemands attaquent l'URSS. Les *Einsatzgruppen* assassinent 1 million de communistes, de Juifs et de tziganes		
12 juillet 1941 : l'URSS et l'Angleterre signent un pacte d'alliance contre les nazis		
14 août 1941 : Charte Atlantique passée entre les USA et l'Angleterre, et entérinée par l'URSS		
	24 août 1941 : face à l'émoi général suscité par l'extermination des aliénés mentaux et handicapés physiques, Hitler donne l'ordre de	

	mettre un terme à ce programme.	
3 septembre 1941 : premiers gazages à Auschwitz		
	14 octobre 1941 : début de la déportation des Juifs allemands vers l'Est.	
25 octobre 1941 : la Bulgarie, le Danemark, la Croatie, la Slovaquie et la Chine adhèrent au Pacte *antikomintern*	**25 octobre 1941** : décret de confiscation des biens des Juifs déportés	
7 décembre 1941 : les Japonais attaquent Pearl Harbour		
8 décembre 1941 : la guerre devient mondiale		**1942** : formation du Groupe d'étude des chirurgiens-dentistes et des dentistes
	20 janvier 1942 : Heydrich préside une réunion qui organise la *Solution Finale* de la question juive. C'est la conférence de Wannsee	
22 juin 1942 : prise de Tobrouk par Rommel		
4 juillet 1942 :		

premiers gazages industriels de Juifs à Auschwitz		
28 juillet 1942 : début de l'offensive allemande sur Stalingrad		
4 octobre 1942 : déportation vers Auschwitz de tous les détenus juifs des camps de concentration d'Allemagne		
4 novembre 1942 : défaite de Rommel à El-Alamein		
7 novembre 1942 : débarquement allié en Afrique		
11 novembre 1942 : l'Allemagne envahit la zone libre en France		**23 décembre 1942** : 2ème décret de récupération de l'or dentaire qui devient systématique, édité par Himmler
		1943 : création d'un second poste de dentiste dans la *Wehrmacht*
Du 14 au 24 janvier 1943 :		

conférence de Casablanca : le principe de capitulation sans condition des Allemands, est adopté par les Alliés		
2 février 1943 : capitulation de la VIème armée allemande à Stalingrad		**12 avril 1943** : Stuck ordonne la remise en état de la cavité buccale des jeunes hommes nés en 1927, tous susceptibles d'être incorporés
25-26 avril 1943 : l'Eglise catholique condamne l'assassinat des Juifs		
12 mai 1943 : capitulation des troupes germano-italiennes à Tunis		
16 mai 1943 : liquidation définitive du ghetto de Varsovie		
10 juillet 1943 : occupation de la Sicile par les Alliés		
25 juillet 1943 : emprisonnement de Mussolini		
3 septembre 1943 : les Alliés		**3 septembre 1943** : arrivée du Dr Hermann Pook au SS-WVHA. Il

débarquent en Italie du Sud		prend alors en charge tous les dentistes SS dans les camps de concentration ainsi que la récupération de l'or dentaire dans la bouche des détenus
12 septembre 1943 : Mussolini est libéré par un commando para-chutiste allemand	**16 – 17 octobre 1943** : l'Eglise protestante alle-mande condamne l'assassinat des Juifs	
Du 28 novembre au 1er décembre 1943 : conférence interalliée de Téhéran		**1944** : élargissement des mesures de dépis-tage ordonnées par Stuck aux jeunes hommes de 1928 et 1929
15 mai 1944 : début de la déportation de 476 000 Juifs de Hongrie vers Auschwitz		
6 juin 1944 :		

débarquement des Alliés sur les plages de Normandie	**20 juillet 1944** : échec de la tentative d'attentat contre Hitler au quartier général de Rastenburg en Prusse Orientale. La répression est sanglante	
25 août 1944 : libération de Paris		**30 août 1944** : le nombre de consultations hebdomadaires des dentistes pour les civils est fixé par Stuck, à 49
19 septembre 1944 : la Finlande signe un armistice avec l'URSS		**Automne 1944** : la Marine intègre des dentistes dans le corps des officiers sanitaires
1er novembre 1944 : derniers gazages à Auschwitz. Himmler fait évacuer le camp et dynamiter les chambres à gaz		**9 novembre 1944** : le Pr Blaschke devient General-major de la *Waffen-SS* auprès du médecin SS du Reich et de la Police. Il est le responsable de l'organisation de tout le service

		dentaire de la SS.
27 janvier 1945 : libération du camp d'Auschwitz par l'Armée Rouge		
4 février 1945 : conférence de Yalta		
27 avril 1945 : exécution de Mussolini		
	30 avril 1945 : suicide de Hitler et d'Eva Braun	
7 mai 1945 : le général Jodl signe la capitulation sans condition de l'armée allemande avec les Alliés occidentaux		
8 mai 1945 : le maréchal Keitel signe la capitulation sans condition de l'armée allemande à Berlin avec l'URSS		
26 juin 1945 : fondation de l'Organisation des Nations Unies		
Du 17 juillet au 2 août 1945 : conférence interalliée de Potsdam		
6 août 1945 : bombe atomique		

américaine larguée sur Hiroshima		
9 août 1945 : bombe atomique américaine larguée sur Nagasaki		
2 septembre 1945 : capitulation du Japon et fin de la Deuxième Guerre mondiale		
20 novembre 1945 : ouverture du procès de Nuremberg		**20 janvier 1947** : procès de l'organisation économique de la SS. Pook est au banc des accusés. Il est condamné à 10 ans de prison pour crimes de guerre, crime contre l'Humanité et pour avoir été membre d'une organisation criminelle.
		Du 10 décembre 1963 au 10 août 1965 : se tient à Francfort, le 2ème procès d'Auschwitz. 33 anciens SS sont jugés, dont les Drs Schatz et Frank. Schatz est relaxé et Frank est condamné à 7 ans d'emprisonnement pour crimes de guerre et crime contre l'Humanité.

Glossaire

Allgemeine-SS : Elle comprend tous les membres de la SS qui n'appartiennent à aucune formation spéciale. La plupart des carrières, celles des médecins notamment, commencent dans l'*Allgemeine SS*. Il y a aussi les bienfaiteurs qui contribuent par leur soutien à la création de la SS.

Endlösung[516] : *Solution Finale*. Ce terme apparaît le 12 mars 1941 dans une note d'Adolf Eichmann (1906-1962) pour désigner le génocide du peuple juif.

Hitlerjugend : Jeunesses hitlériennes dont la première cellule est fondée sous l'égide de la S. A. en 1922, à Munich. A partir d'avril 1933, les Jeunesses hitlériennes absorbent l'ensemble des mouvements de jeunes à l'exception des Jeunesses catholiques qui bénéficient d'un statut privilégié garanti par le Concordat avec le Vatican (20 juillet 1933). En décembre 1936, les Jeunesses catholiques sont interdites et une loi sur les Jeunesses hitlériennes est promulguée : *« Tous les jeunes Allemands du Reich seront organisés dans les Jeunesses hitlériennes. »* A partir de mars 1939, les 14-18 ans ont l'obligation d'adhérer[517]. Ceci est étendu aux 10-14 ans en 1940. Fin 1943, une unité combattante de 20 000 volontaires est formée et envoyée sur le front de l'Ouest en 1944. Peu survivent. En 1945, la Hitlerjugend participe à des escarmouches contre les Alliés et subit des pertes considérables en raison de son fanatisme.

Nationalsozialistische Deutsche Arbeiterpartei (NSDAP): Parti ouvrier allemand national-socialiste. Nom démagogique donné au Parti hitlérien à partir du 24 février 1920. En fait, la NSDAP n'a jamais été un parti ouvrier. Elle se compose essentiellement de fonctionnaires (21% d'enseignants), de membres des professions libérales (15 %) et d'employés (12 %), les hautes fonctions étant assurées par des militaires et des représentants de milieux d'affaires (1930, 400 000 membres ; 1931, 800 000 membres ; 1933, 1 million ; 1935, 2,5 millions ; 1945, 8,5 millions).

[516] Cf. Feral Thierry, *Le national-socialisme…*, op. cit., pp. 38, 58.
[517] Cf. Feral Thierry, *Le national-socialisme…*, op. cit., pp. 58, 80.

Reich[518] : Empire. Terme mythique désignant la collectivité territoriale de tous les pays de « sang » et de langues germaniques purifiés de toutes influences étrangères.

Reichsführer SS : Maréchal de la SS. Heinrich Himmler (1900-1945) accède à ce titre en 1929.

Reichssicherheitshauptamt (RSHA) : Bureau central de sécurité du Reich. Il est créé le 27 septembre 1939 et dirigé par Heydrich jusqu'à juin 1942, puis par Kaltenbrunner (1903-1946). Il inclut notamment le SD et la Gestapo. Ce service est chargé de l'extermination des Juifs.

Schutzstaffel (SS) : Section de protection. Fondée en 1923 pour assurer la sécurité de Hitler, la SS est dirigée à partir de 1929 par Heinrich Himmler. Elle devient avec ce dernier l'institution la plus influente et la plus meurtrière du régime nazi.

Waffen-SS : Divisions de combat de la SS créées en novembre 1939. Elles sont responsables de nombreux massacres perpétrés sur les populations civiles. Elles recrutent aussi des combattants étrangers.

Wannsee-Konferenz : Conférence de Wannsee. Réunion secrète qui s'est déroulée le 20 janvier 1942, dans les locaux de la police criminelle de Berlin au 56-58 Am Groβen Wannsee. Ce jour-là, sont rassemblés, sous la présidence de Heydrich, avec Eichmann comme secrétaire de séance, tous les services concernés par l'organisation de la *Solution Finale* de la question juive.

Wehrmacht[519] : Jusqu'alors appelée *Reichswehr*, l'armée allemande prend le nom de *Wehrmacht* à partir du 16 mars 1935 et est placée sous le commandement suprême du Führer, assisté (loi du 21 mai 1935) du ministre de la Guerre (von Blomberg), et des commandants en chef de l'armée de terre (von Fritsch), de la marine (Raeder), et de l'air (Goering).

Wirtschafts- Verwaltungshauptamt (WVHA) : Bureau central de gestion économique de la SS. Il est fondé en 1929 et dirigé à partir de 1934 par Oswald Pohl (1892-1951). Ce bureau est chargé notamment de l'exploitation de la main-d'œuvre concentrationnaire.

---

[518] Cf. Feral Thierry, *Le national-socialisme…*, op. cit., pp. 100, 102, 110, 128.
[519] Cf. Feral Thierry, *Le national-socialisme…*, op. cit., pp. 128, 129, 132.

Annexes

1- Liste des grades répertoriés dans la SS
2- L'organisation territoriale du Troisième Reich en 1937: les districts
3- Carte de l'Europe occupée au début de l'année 1943
4- Carte des centres d'euthanasies et des camps
5- Classification des camps par Himmler

Annexe 1- Liste des grades répertoriés dans la SS[520].

Reichsführer SS	Maréchal de la SS
SS-Oberstgruppenführer	Général
SS-Obergruppenführer	Lieutenant-Général
SS-Gruppenführer	Major-Général
SS-Brigadeführer	Général de Brigade
SS-Oberführer	Colonel en chef
SS-Standartenführer	Colonel
SS-Obersturmbannführer	Lieutenant Colonel
SS-Sturmbannführer	Major
SS-Hauptsturmführer	Capitaine
SS-Obersturmführer	1er Lieutenant
SS-Untersturmführer	2nd Lieutenant
SS-Sturmscharführer	Sergent-Major
SS-Hauptscharführer	Sergent-Chef
SS-Oberscharführer	Sergent 1ère classe
SS-Scharführer	Sergent d'état-major
SS-Unterscharführer	Sergent
SS-Rottenführer	Caporal
SS-Sturmann	Caporal suppléant
SS-Oberschütze	Soldat de 1ère classe
SS-Schütze	simple soldat

520 Cf. Mac Lean French, *The Camp Men...*, op. cit., p. 297.

Annexe 2- L'organisation territoriale du troisième Reich en 1937 : les districts[521].

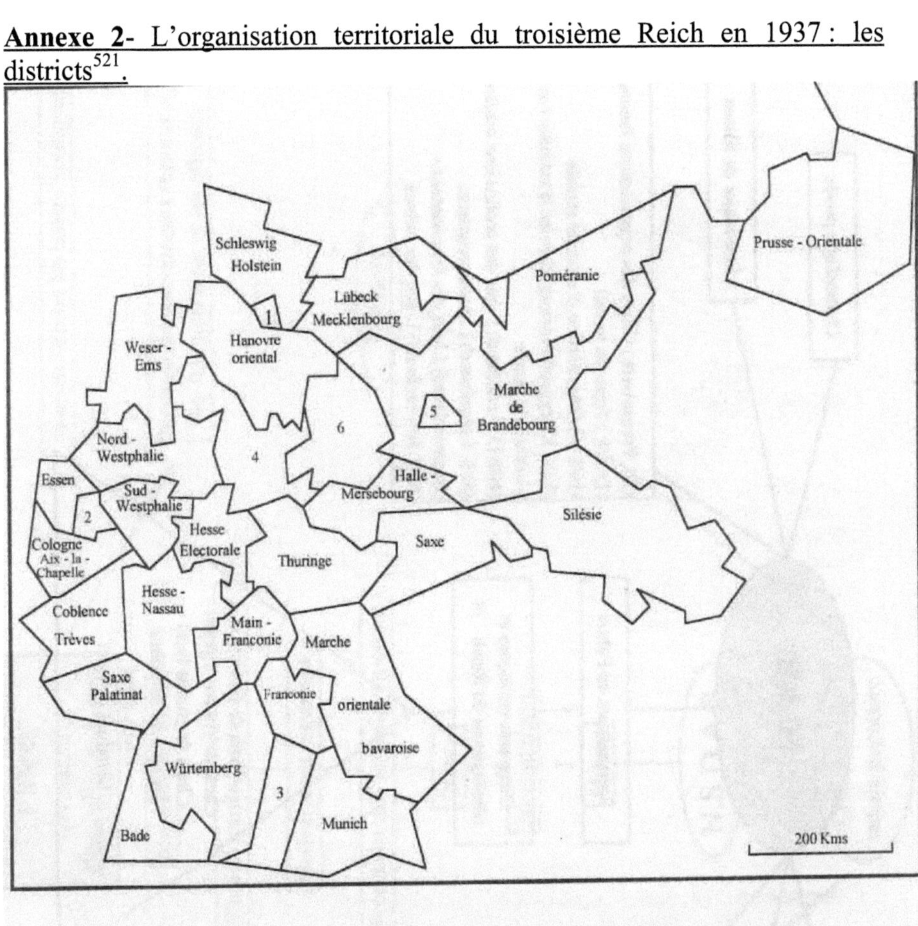

1 Hambourg
2 Düsseldorf
3 Souabe
4 Hanovre / sud-Brunswick
5 Berlin
6 Magdebourg-Anhalt

[521] Cf. Feral Thierry, *Le national-socialisme…*, op. cit., p. 276.

Annexe 3- Carte de l'Europe occupée au début de l'année 1943[522].

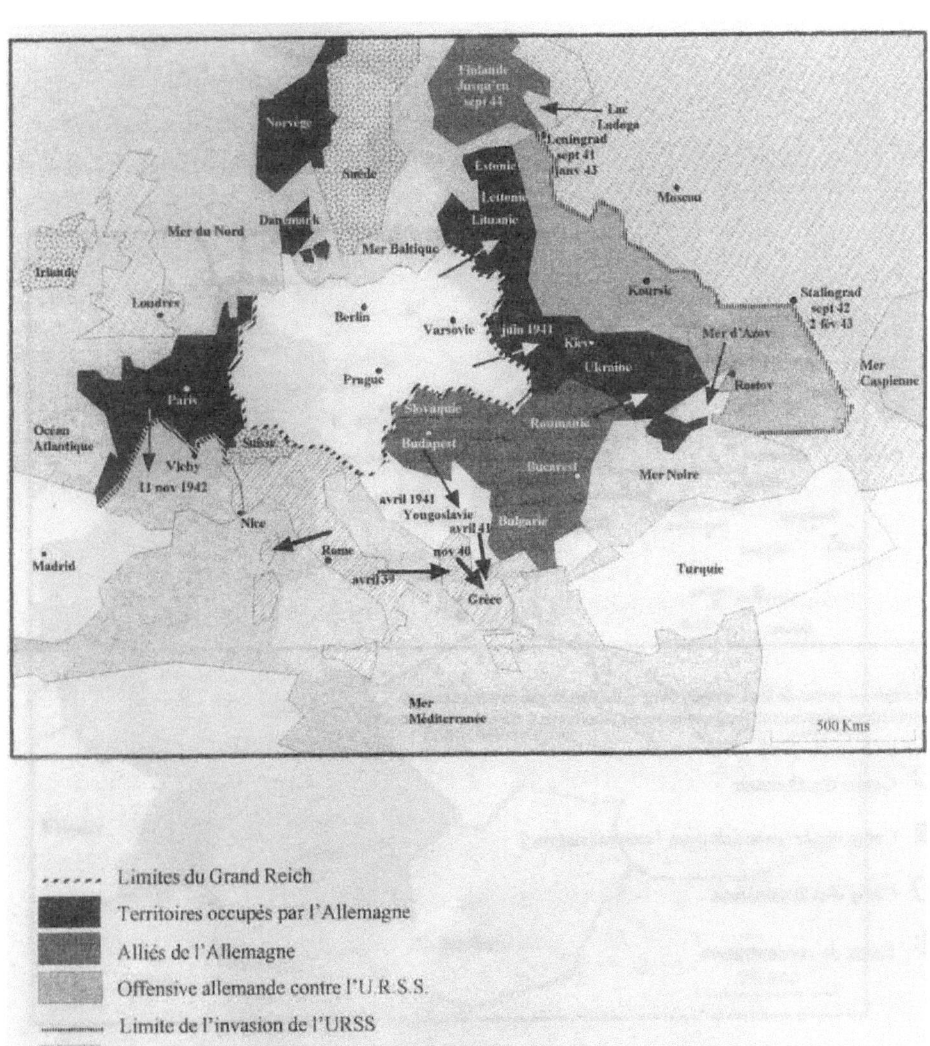

[522] Cf. Feral Thierry, *Le national-socialisme…*, op. cit., p. 277.

Annexe 4- Carte des centres d'euthanasie et camps[523].

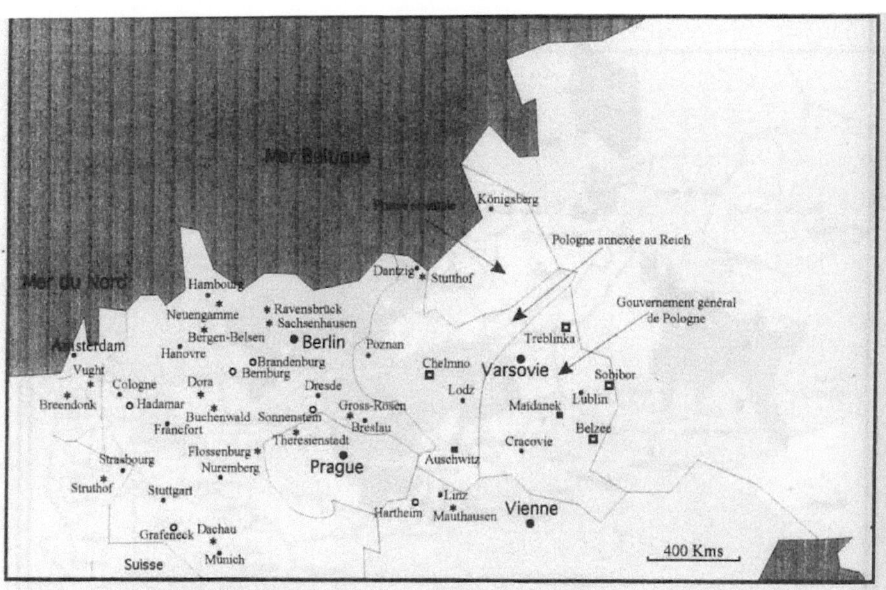

* Il s'agit des camps de base, chaque camp possédait de nombreuses annexes
Auschwitz se composait de trois camps (outre Auschwitz I, Birkenau et Monowitz)

○ Centre d'euthanasie

■ Camp mixte (concentration / extermination)

□ Camp d'extermination

* Camp de concentration

523 Cf. Feral Thierry, *Le national-socialisme…*, op. cit., p. 278.

Annexe 5- Classification des camps par Himmler.

Le 22 mars 1933, est « inauguré » le premier des camps de concentration. Il s'appelle Dachau[524]. A l'origine, ce camp ne doit accueillir que les opposants au régime nazi. Très vite, avec les conquêtes de la *Wehrmacht*, il prend une autre orientation.

Himmler a réalisé une classification grossière des camps au sein de son empire. Ceux-ci se trouvent sous la tutelle du SS-WVHA (Office central de gestion économique de la SS). Ils sont classés en 3 degrés :

- premier degré: camp de travail, forme la moins dure du système (Dachau).
- deuxième degré: camp où s'aggravent les conditions de vie et de travail (Auschwitz et Buchenwald qui revient à la première catégorie, le 28 avril 1944).
- troisième degré: camp dont il est très rare de sortir vivant, destiné aux criminels, aux Juifs, aux tziganes, aux homosexuels, et à certains détenus politiques (Mauthausen, seul).

Les détenus y travaillent à l'effort de guerre du Troisième Reich.

Ces camps sont à différencier de ceux de Pologne qui n'ont pour seule vocation que celle d'exterminer les populations juives d'Europe dans les chambres à gaz (Lublin-Maïdanek, Treblinka, Sobibor, Chelmno, Belzec, et Auschwitz-Birkenau). Ils dépendent du SS-RSHA.
L'empire de la SS s'effondre définitivement le 24 mai 1945, avec la mort de Himmler.

[524] Cf. Feral Thierry, *La mémoire féconde*, Paris, 2003, L'Harmattan (éd.), pp. 76-82.

Remerciements

Ma gratitude va à tous ceux qui soutiennent mes travaux depuis des années, tous ceux qui les encouragent sans jamais défaillir. Mes cinq mentors notamment : les professeurs Resche, Bérénholc, Germain, le Dr Lamendin et M. Feral. Mais, on peut sans peine ajouter à cette liste des personnes comme les Drs André Fabre, Jean-Pierre Martin ou encore Jean-Marc Hutt. Sans oublier tous les autres.
Je pense aussi évidemment à ma femme et à mes enfants pour tout leur amour.

Bibliographie

Livres :

Aziz Philippe, *Les médecins de la mort*, Genève, 1975, Famot (éd.), tomes 1 à 4.

Badia G., *Les Allemands qui ont affronté Hitler*, Paris, 2002, L'Atelier (éd.).

Bayle François, *Croix Gammée contre Caducée*, Neustadt (Palatinat), 1950, Imprimerie nationale.

Beevor Antony, *Stalingrad*, de Fallois (éd.), 1998 (traduit de l'anglais).

Bernadac Christian, *Les Victorieux*, Paris, 1994, Michel Lafon (éd.).

Bernadac Christian, *Les Médecins maudits*, Paris, 1967, France-Empire (éd.).

Bower Tom, *Blood money : the Swiss, the Nazis and the looted millions*, Londres, 1997, Macmillan (ed.).

Boyle David, *La Seconde Guerre Mondiale – L'Histoire en images*, Paris, 1999, Gründ (éd.).

Buchner Alex, *The German Army Medical Corps in WWII*, Atglen, 1999, Schiffer Military History (ed.).

Cagerodcev Guenadij Ivanovic & Thom Achim, *Medizin unterm Hakenkreuz*, Berlin, 1989, VEB Verlag und Gesunheit.

Charpak Georges & Sandinois Dominique, *La vie à fil tendu*, Paris, 1993, Odile Jacob (éd.).

Commission Indépendante d'Experts Suisse, *Les transactions sur l'or pendant la Seconde Guerre Mondiale : vue d'ensemble avec statistiques et commentaires*, Conférence de Londres sur l'or nazi, Londres, 24 décembre 1997 (traduit de l'allemand).

Deprem-Hennen Menevse, *Hitlers Leibzahnarzt : Hugo Johannes Blaschke Leben Zwischen Politik und Zahnheilkunde – eine Studie nach bekannten und bisher unveröffentlichten Dokumenten*, Düsseldorf, 2007, Dissertation.

Deranian Martin, *Miracle Man of the Western Front*, Worcester, 2007, Chandler House Press.

Ennis John, *The Story of the Fédération dentaire internationale (1900-1962)*, Londres, 1967, FDI (ed.).

Feral Thierry, *Le national-socialisme : vocabulaire et chronologie*, Paris, 1998, L'Harmattan (éd.), Collection Allemagne d'hier et d'aujourd'hui.

Feral Thierry et al., *Médecine et nazisme*, Paris, 1998, L'Harmattan (éd.).

Feral Thierry, *La mémoire féconde*, Paris, 2003, L'Harmattan (éd.).

Feral Thierry, *Le nazisme en dates (novembre 1938-novembre 1945)*, Paris, 2010, L'Harmattan (éd.).
Fischer Hubert, *Der deutsche Sanitätsdienst 1921 – 1945*, Osnabrück, 1985, Biblio Verlag, Band 3 & 4.
Fraschka Günter, *L'honneur n'a pas de frontières*, Paris, France-Empire (éd.).
Germain Michel, *Alexis Carrel, un chirurgien entre ombre et lumière*, Paris, 2013, L'Harmattan (éd.), Collection Médecine à travers les siècles.
Girodet J., *Logos-Grand dictionnaire de la Langue Française*, Paris, 1996, Bordas (éd .), tome 1.
Haffner J. D., *Aspects pathologiques du camp de concentration d'Auschwitz-Birkenau*, Paris, 1947, Thèse Doct. Méd., n°328.
Hesse Pascal & Laparra Jean-Claude, *Les chemins de la souffrance... Le service de santé allemand Saint-Mihiel-Hauts-de-Meuse-Woëvre-Metz 1914-1918*, Ysec (éd.), Louviers, 2004.
Hofer W., *Der Nationalsozialismus*, Francfort/Main, 1957, Fischer (ed.).
Keiser-Nielsen Søren, *Teeth that told*, Odense, 1992, University Press.
Kirchhoff Wolfgang (Hrsg), *Zahnmedizin und Faschismus*, Marburg, 1987, Verlag Arbeiterbewegung und Gesellschaftswissenschaft.
Kleine Gisela, *Die Zahneilkunde in der Zeit der faschistischen Diktatur in Deutschland (1933-1945)*, Dresde, 1976, Medizinische Dissertation der Medizinischen Akademie.
Kogon Eugen, *Les chambres à gaz : secret d'état*, Paris, 1984, Editions de minuit, (traduit de l'allemand).
Kogon Eugen, *L'Etat SS, le système des camps de concentration allemands*, La Jeune Parque (éd.), Paris, 1993.
Köhn Michael, *Zahärzte 1933-1945, Berufsverbot.Emigration.Verfolgung.*, Berlin, 1994, Hentrich (ed.).
Lamendin Henri, *Anecdodontes*, 2002, Aventis (éd.).
Le Bor Adam, *Les banquiers secrets de Hitler*, Monaco, 1997, Editions du Rocher (traduit de l'anglais).
Le Minor Jean-Marie, *Les sciences morphologiques médicales à Strasbourg du XVème au XXème*, 2002, Presses universitaires de Strasbourg.
Lettich André, *34 mois dans les camps de concentration*, Paris, 1946, Thèse Doct. Méd.
MacLean French, *The Camp men, the SS Officers who ran the Nazi concentration system*, Atglen, 1999, Schiffer Military History (ed.).
Merlio G., *Les Résistances allemandes à Hitler*, Paris, 2001, Tallandier (éd.).
Obadia Yves, *Pratique dentaire dans les camps de concentration*, Lyon, 1975, Thèse Doct. Chir. Dent.
Mostofi Berhooz Seyed, *Who's who in Orthopedics*, Springer (ed.), Londres, 2005.
Ottosen Kristian, *Nuits et Brouillards*, Bruxelles, 2002, Editions Le Cri (traduit du norvégien).

Picaper Jean-Paul, *Sur la trace des trésors nazis*, Paris, 1998, Tallandier (éd.).
Riaud Xavier, Pathologie bucco-dentaire dans les camps de l'Allemagne nazie. 1941-1945, Nantes, 1997, Thèse Doct. Chir.Dent.
Riaud Xavier, *La pratique dentaire dans les camps du IIIème Reich*, Paris, 2002, L'Harmattan (éd.), Collection Allemagne d'hier et d'aujourd'hui.
Riaud Xavier, *Les dentistes allemands sous le IIIe Reich*, Paris, 2005, L'Harmattan (éd.), Collection Allemagne d'hier et d'aujourd'hui.
Riaud Xavier, *Première Guerre mondiale et stomatologie, des praticiens d'exception*, Paris, 2008, L'Harmattan (éd.), Collection Médecine à travers les siècles.
Riaud Xavier, *Pionniers de la chirurgie maxillo-faciale (1914-1918)*, Paris, 2010, L'Harmattan (éd.), Collection Médecine à travers les siècles.
Riaud Xavier, *Dentistes héroïques de la Seconde Guerre mondiale*, Paris, 2011, L'Harmattan (éd.), Collection Médecine à travers les siècles.
Riaud Xavier & Brousseau Philippe, *Odontologie médico-légale et serial killers, la dent qui en savait trop…*, Paris, 2014, L'Harmattan (éd.), Collection Médecine à travers les siècles.
Saint-Loup, *Les Volontaires*, Paris, 1963, Presses de la Cité.
Santoni-Rugiu Paolo & Sykes Philip, *A history of plastic surgery*, Londres, 2007, Springer (ed.).
Schulz Claus-Dieter, *Die Militärzahnmedizin in Deutschland*, Bonn, 1993, Beta Verlag, Deutsche Gesellschaft für Wehrmedizin und Wehrpharmazie e.V.
Schulz Wilhelm, *Zur Organisation und Durchführung der zahnmedizinischen Versorgung durch die Waffen-SS in den Konzentrationslagern während der Zeit des Nationalsozialismus*, Bonn, 1989, Dissertation.
Williamson Gordon & Charita Josef, *The War Merit Cross*, San Jose, USA, 2008, R. J. Bender Publishing.
Ziegler Jean, *La Suisse, l'or et les morts*, Paris, 1997, Le Seuil (éd.).
Zimmer A., *Wehrmedizin Kriegserfahrungen 1939 – 1943*, Wien, 1944, Franz Deuticke (ed.), Tome 1 – *Kriegschirurgie*.

Articles:
Benecke Mark, « Mein dentures: the hunt of Hitler's teeth », in *Bizarre Magazine*, October 2003; 78: 51-53.
Benecke Mark, « Hitler's skull and teeth », in *www.benecke.com*, 2003, pp. 1-3.
Behrbohm H., Briedigkeit W. & Reintanz G., « 100 years of modern nasal surgery: Part 2 – The great age of medicine in Berlin », in *http://www.jacques-joseph.de*, sans date, pp. 1-8.
Behrbohm H., « Jacques Joseph's grave re-erected », in *http://www.jacques-joseph.de*, sans date, p. 1.

De Lannoy François, « Une récompense d'exception, les brillants de la croix de chevalier de la Croix de fer », in *39/45 Magazine*, avril 2004, n°211, collection Joseph Charita, p. 39.

Daniel-Enersen Ole, « Georg Axhausen », in *www.whonamedit.com*, 1994-2009, p. 1

Fack Geoffroy, « La reddition inconditionnelle, la pire faute de toute la guerre ? », in *Seconde Guerre Mondiale 1939-1945*, juillet/août 2003, n°9, p. 39.

Haeseker Baerend, « Johannes Fredericus Samuel Esser : Innovative « Structive » Surgeon (1877-1946) », in *Plast. Reconstr. Surg.*, 1986; 77:146.

Hardt Nicolas, « Sigmund Freud, his oral neoplastic disease and oral, maxillary, and facial surgery », in *A. O. Dialogue*, n° 1, 2007, pp. 6-9.

Häussermann Ekkhard, « Der Weg in die Gleichschaltung », in *Zahnärztliche Mitteilungen*, « Deutsche Zahnärzte 1933 bis 1945 », Köln, 1996 und 1997.

Haüssermann Ekkhard, « NS-Zeit - ein Kapitel der Verdrängung », in *Zahnärztliche Mitteilungen*, « Deutsche Zahnärzte 1933 bis 1945 », Köln, 1996 und 1997.

Häussermann Ekkhard, « Prof. Alfred Kantorowicz - von Kemal Atatürk gerettet », in *Zahnärztliche Mitteilungen*, « Deutsche Zahnärzte 1933 bis 1945 », Köln, 1996 und 1997.

Helgason Guomundur, « Top U-boat Aces - Otto Ites », in *http://www.uboat.net*, 1995-2001, pp. 1-4.

Henry Charles, « La Suisse et le financement de la guerre, neutralité et sens des affaires », in *Seconde Guerre Mondiale 1939-1945*, mai/juin 2002, n° 2, pp. 36-39.

Hilbert Jan & Hoenig Johannes, « The plastic surgeon Johannes Fredericus Samuel Esser (1877 to 1946), M. D., D. M. D. and his unknown period during 1917 and 1925 in Berlin, Germany », in *Eur. J. Plast. Surg.*, 2009; 32:127-130.

Historia, *Les circuits de l'or nazi*, septembre 1997, n° 609.

Hutt Jean-Marc & Kirsch Hans-Peter, « De l'importance d'une documentation odontologique ante mortem détaillée dans les forces armées », in *Interdisziplinärer Arbeitskreis für Forensische Odonto-stomatologie Newsletter*, 2009 ; 16(2) : 35-38.

Krémer René, « Le martyre de Sigmund Freud (1920-1939) », in *http://www.md.ucl.ac.be*, sans date, pp. 1-3.

Marguerat Philippe, « Or allemand-or allié 1940 – 1945 », in *Revue suisse d'Histoire*, Schwabe & Co (ed.), 1997, vol. 47, n°1, pp. 520-531.

May Hans (a), « Erich Lexer, a biographical sketch », in *Plast. Reconstr. Surg.*, February 1962; 29: 141-152.

May Hans (b), « The Bibliography of Erich Lexer's scientific work », in *Plast. Reconstr. Surg.*, December 1962; 29: 670-675.

Montgomery Dan, « Le système de la Fluoration et de la Commande de l'esprit met en jeu votre santé et votre liberté », in *http://www.sonic.net/kryptox/history/perkins*, 2000.
Parada Georges, « Dr Franz Bäke (February 28, 1898-December, 12, 1978) », in *http://www.achtungpanzer.com*, 1996-2006, pp. 1-2.
Perrier Michel, « Identification of A. Hitler from cinemato-graphic documents », in *Proceedings of the European IOFOS Millenium Meeting*, Leuven University Press, Leuven, 2000, pp. 149-151.
Przeglad Lekarski année XXV, série 10- II, n°1, 1969.
Riaud Xavier, « Le service dentaire de l'armée allemande pendant la Seconde Guerre Mondiale », in *Vesalius* (Revue de la Société internationale d'Histoire de la médecine), Paris, Juin 2005, vol. XI, n°1.
Riaud Xavier, « L'or dentaire nazi ou comment le conflit devient source de dissimulations, de vols et de falsification », in *Le conflit* sous la direction d'Olivier Ménard, Journée de la Maison des Sciences de l'Homme-Ange-Guépin, Paris, 2006, L'Harmattan (éd.), Collection Logiques sociales, pp. 219-234.
Riaud Xavier, « Franz Bäke et Karl Mauss: deux dentistes généraux de Panzer-Division », in *Magazine 39/45*, mars 2011, n° 287, pp. 36-41.
Romm Sharon & Luce Edward A., « Hans Pichler: Oral surgeon to Sigmund Freud », in *Oral Surgery, Oral Medicine and Oral Pathology*, January 1984; 47 (1): 31-32.
Sognnaes R. F. & Ström F., « The odontological identification of Adolf Hitler. Definitive documentation by X-Rays, interrogation and autopsy findings », in *Acta Odontologica Scandinavica*, Feb. 1973; 31 (1): 43-69.
Stephenson David, « Discovering the truth, the whole tooth about Hitler's death », in *Daily Express*, Londres, 29 juin 2003, pp. 54-55.
Stzelecki Andrzej, « Die Verwertung der Leichen », in *Hefte von Auschwitz*, Verlag Staatsliches Auschwitz-Muzeum, Oswiecim, 2000.
Ternon Yves, « La conscience perdue du Docteur Münch, médecin SS à Auschwitz », in *Revue d'Histoire de la Shoah*, n°165, 1999.
Thiébaut Patrick, « Adolf Hitler, genèse d'une tyrannie (2ème partie) », in *Seconde Guerre mondiale 1939 - 1945*, mai/juin 2002, n°2, pp.18 à 20.
Thiébaut Patrick, « La diplomatie hitlérienne (1ère partie) », in *Seconde Guerre mondiale 1939 - 1945*, janvier/février 2003, n°6, pp. 16 à 23.
Zahnärztliche Mitteilungen, Köln, 1941, n°35/36, page 356 f.
Zahnärztliche Mitteilungen, *Deutsche Zahnärzte 1933 bis 1945*, Köln, 1996 und 1997.

Témoignages:
Gartiser P., manuscrit inédit, communication personnelle, Paris, 1998.
Sognnaes Reidun, Half Moon Bay, CA, USA, 2006.
Soubirous G., communication personnelle, Nantes, 1995.

Collections privées :
Berhbohm H., Berlin, Allemagne, 2009.
Charita Josef, Oostduinkerke, Belgique, 2004.
Hutt Jean-Marc, Strasbourg, 2014.
Konieczny Bruno, Calais, 2003.
Michels J., Paderborn, Allemagne, 2003.

Sites Internet :
de.wikipedia.org, *Hermann Euler (Arzt)*, 2014, pp. 1-2.
http://www.cieldegloire.com, *Friedrich Brock*, sans date, pp. 1-5.
http://www.curagiu.com, *Danielle Casanova (1909-1943)*, sans date.
http://en.wikipedia.org, *Franz Bäke*, 2010, pp. 1-6.
http://en.wikipedia.org (a), *Helmut Bennemann*, 2011, pp. 1-3.
http://en.wikipedia.org (b), *Karl Brommann*, 2010, pp. 1-3.
http://en.wikipedia.org, *Otto Ites*, 2011, pp. 1-2.
http://en.wikipedia.org, *Walter Lange*, 2011, pp. 1-2.
http://fr.wikipedia.org, *Martin Bormann*, pp. 1-3.
http://www.jacques-joseph.de, *References*, sans date, pp. 1-5.
http://www.ritterkreuztraeger-1939-45.de, *Ritterkreuzträger Gerd Pleiss*, sans date, pp. 1-2.
http://www.lexikon-der-wehrmacht.de/Personenregister/MaussK-R.htm *Mauss, Dr. Karl*, pp. 2-5.
http://www.luftwaffe.cz, *Helmut Bennemann*, sans date, pp. 1-2.
http://www.Mengele.dk, *Josef Mengele, The Angel of Death*, pp. 1-5.
http://www.panzer-archiv.de, *Dr. Franz Bäke*, sans date, pp. 1-3.
http://www.rotten.com, *Martin Bormann*, p. 1.
« Le Fluor », in *http://conspiration.com.free.fr/Fluor.htm.*
U.S. Public Health Service, « Fluoride - the Modern Day DDT », in *http://home.interkom.com*, 1997.
www.nobelprize.org/nomination.

Centres d'archives:
American Board of Forensic Odontology, *Diplomates Reference Manual*, 2006.
Bayerische Staatsbibliotek, Munich, 2010.
Bundesarchiv Koblenz, Koblenz, Allemagne, 2003.
Bundesarchiv Berlin, Berlin, Allemagne, 2004.
Centre de Documentation Juive Contemporaine (CDJC), Paris, 2004.
Dokumentationsarchiv des Österreichischen Widerstandes, - DÖW-Akten 50243, English Act 235/307, Procès des SS du KZ Ravensbrück. Déclaration du Dr Martin Hellinger, Wien, Autriche, 2003, pp. 1-36.
- DÖW-Akten 50260, Wien, Autriche, 2003.
FNDIRP, communication personnelle, Paris, 2003.
Gedenkstätte Buchenwald, Weimar, Allemagne, 2002.

Gedenkstätte Oranienburg-Sachsenhausen, Oranienburg, Allemagne, 2003.
Gedenkstätte Ravensbrück, Fürstenberg/Havel, Allemagne, 2002.
Internationaler Suchdienst, Bad Arolsen, Allemagne,1999.
KZ-Flossenbürg, Flossenbürg, Allemagne, 2003.
KZ Gedenkstätte Dachau, Dachau, Allemagne, 2002.
KZ-Gedenkstätte Neuengamme, Hamburg, Allemagne, 2003.
Osterreichische Nationalbibliotek, Vienne, Autriche, 2009.
Pamatnik Terezin, Terezin, République Tchèque, 2003.
Panstwowe Muzeum Auschwitz-Birkenau, Oswiecim, Pologne, 2003.
Panstwowe Lublin-Majdanek, Majdanek, Pologne, 2003 et 2005.
Panstwowe Muzeum Stutthof, Sztutowie, Pologne, 2003.
Staatsarchiv Hamburg, Hamburg, Allemagne, 2005.
Staatsarchiv Nürnberg, Nürnberg, Allemagne, 1999.
U.S. Holocaust Memorial Museum, Washington, U.S.A., 2003.
Yad Vashem, témoignage du Dr Samuel Glashow, dentiste de l'armée américaine, Jerusalem, 20/11/1978.

Index

I

J

K

P

R

S

T

V

Table des matières

Santé et Médecine
aux éditions L'Harmattan

Dernières parutions

MAL DE MÈRE ET MAUX D'ENFANTS
Robert Jacques - Préface d'Olivier Revol
S'appuyant sur quarante ans d'expériences cliniques, Jacques Robert, pédiatre, décortique ici les maladies les plus fréquentes du petit enfant. Son but est d'accompagner les mères pour une prise en charge de l'enfant, quand celui-ci n'est pas comme d'habitude : - Pourquoi mon bébé pleure-t-il ? - L'éruption dentaire est-elle responsable de pathologie ? Faut-il diversifier précocement l'alimentation ? Que faire avant de consulter le médecin si mon enfant tousse, a de la fièvre, mal au ventre... ?
(Coll. Éthique et pratique médicales, 17.00 euros, 172 p.)
ISBN : 978-2-343-04066-0, ISBN EBOOK : 978-2-336-35927-4

LOI ET ADDICTION
Quand l'addiction impose sa loi, quelle loi pour l'addiction ?
Christian Colbeaux (dir.)
La stigmatisation des substances psychotropes n'empêche pas l'industrie d'abreuver nos concitoyens de benzodiazépines, toutes aussi addictives. La loi républicaine serait-elle clivée ? Les lois édictées de par le monde font la fortune de mafias qui menacent la démocratie. Quelle législation pour l'addiction ? Le langage instaure l'être parlant comme sujet au désir, dont la satisfaction ne peut être qu'interdite. Donc manquée, assurant ainsi la pérennité de la quête de jouissance. L'addiction déroge-t-elle à la loi symbolique ?
(16.50 euros, 164 p.)
ISBN : 978-2-343-04295-4, ISBN EBOOK : 978-2-336-35783-6

RAPPORT LAROQUE
Commission d'étude des problèmes de la vieillesse du Haut comité consultatif de la population et de la famille
Laroque Pierre - Préambule Bernard Ennuyer, Daniel Reguer, Laurent Giroux
Préface Anne-Marie Guillemard - Postface Rolande Ruellan
Le rapport Laroque représente un tournant dans les orientations de la politique en direction des personnes âgées. Il nous a donc paru indispensable de rééditer ce rapport que les acteurs du secteur social et médico-social connaissent mais que peu ont lu. Nous avons, en outre, ajouté à cet ouvrage le rapport d'information, publié en juillet 1961 (aujourd'hui introuvable), « sur la prolongation du temps moyen de la vie face aux problèmes de l'emploi et de la retraite » par J.-R. Debray.
(Coll. Effiscience, 40.00 euros, 448 p.)
ISBN : 978-2-343-03058-6, ISBN EBOOK : 978-2-336-35865-9

DE NEZ À NEZ
Histoire du nez
Bouton Vincent
Cet ouvrage propose de découvrir le nez, à travers l'histoire, la mythologie, l'histoire de la médecine, des anecdotes et des figures célèbres comme Louis XIV ou Sigmund Freud. Vincent Bouton, chirurgien ORL signe ici son troisième pensum sur le nez et la rhinologie.
(Coll. Médecine à travers les siècles, 14.50 euros, 150 p., Illustré en noir et blanc)
ISBN : 978-2-343-04429-3, ISBN EBOOK : 978-2-336-35878-9

MÉDECINE (LA) AU CŒUR DE LA NOUVELLE ÉCONOMIE
Persoons Dominique
Revendiquant le rôle incontournable et central des médecins au sein de l'économie sanitaire, l'auteur regrette qu'ils soient exclus du management de l'Assurance-Maladie. Probablement, la médicalisation du monde va s'accélérer, sans doute au détriment d'autres icônes de la société de consommation, comme la grosse voiture ou la belle maison. Le XXIe siècle, siècle de la médecine génomique et personnalisée, va-t-il faire des progrès sans les médecins ? L'Économie de la Santé va bouleverser les idéologies en place.
(33.00 euros, 324 p.)
ISBN : 978-2-343-04111-7, ISBN EBOOK : 978-2-336-35686-0

MIGRATIONS EN BLANC
Médecins d'est en ouest
Sous la direction de Anna Krasteva et Despina Vasilcu.
Préface de Catherine Wihtol de Wenden
La Roumanie et la Bulgarie se sont inscrites dans le nouveau contexte d'élargissement de l'UE avec une intensification de la migration des professionnels de santé. L'ampleur prise par la migration des médecins roumains et bulgares est liée à l'effondrement économique et à la dégradation de la qualité de vie dans ces deux pays. Cette situation a des effets négatifs sur les systèmes de santé et sur l'accès aux soins pour la population.
(Coll. Local et Global, 24.00 euros, 242 p.)
ISBN : 978-2-343-03831-5, ISBN EBOOK : 978-2-336-35361-6

SANTÉ ET JUSTICE
Savoirs et pratiques
Sous la direction de Paul Mbanzoulou et Philippe Pottier
Ces contributions abordent la question, de plus en plus vive, du soin contraint. Elles traitent aussi des questions relatives à l'entrée, matérielle et symbolique, de la prison dans l'hôpital ; à la collaboration entre les personnels de santé et les personnels pénitentiaires ; aux conditions d'application de la suspension de peine pour raisons médicales ; au soin psychiatrique en détention ; au secret partagé et au partage opérationnel d'informations.
(Coll. Criminologie, série Champ pénitentiaire, 19.00 euros, 184 p.)
ISBN : 978-2-343-03828-5, ISBN EBOOK : 978-2-336-35486-6

SUPPLICE (LE) DE TANTALE
Apprivoiser la recto-colite hémorragique
Dumoulin Dana
A 14 ans, Dana Dumoulin développe une maladie inflammatoire chronique de l'intestin. Cet ouvrage retrace 30 ans de combat pour retrouver une vie normale. C'est sa passion du dessin qui l'aidera à transformer sa souffrance en création, mais surtout sa rencontre avec un médecin avant-gardiste. Dans ce récit intimiste, illustré de croquis, de dessins et de poèmes, elle propose de partager son vécu avec les malades et leurs familles et de leur apporter un message d'espoir.
(Coll. Mouvements des Savoirs, 25.00 euros, 244 p., Illustré en noir et blanc)
ISBN : 978-2-343-04226-8, ISBN EBOOK : 978-2-336-35532-0

ÉDUCATION ET SANTÉ
Des pratiques aux savoirs
Sous la direction de Séverine Parayre et Alexandre Klein – Préface de Georges Vigarello
À partir des contributions de chercheurs de différentes disciplines, cet ouvrage propose une réflexion inédite sur les enjeux sociaux et scientifiques soulevés, en France comme à l'étranger, par les nouvelles problématiques de santé en éducation et en formation mais également sur l'impact des enjeux éducatifs dans les questions de santé. Les racines historiques et philosophiques de l'union entre santé et éducation ne sont pas oubliées.
(Coll. Savoir et formation, 25.00 euros, 242 p.)
ISBN : 978-2-343-03957-2, ISBN EBOOK : 978-2-336-35348-7

PSYCHIATRIE (LA) FRANCOPHONE

Pour une psychiatrie humaniste

Delteil Pierre - avec la collaboration de Jean Garrabé

La psychiatrie francophone adhère aux principes spécifiques de la francophonie qui reconnaît la prééminence des valeurs humanistes sur la puissance de l'économie (caractéristique de la culture anglo-saxonne) et privilégie en matière de psychiatrie les idées d'équité, de générosité, de fraternité, associés à des recherches scientifiques de haut niveau.

(Coll. Psyché de par le monde, 27.00 euros, 288 p.)

ISBN : 978-2-343-03602-1, ISBN EBOOK : 978-2-336-35494-1

ESSAIS CLINIQUES DANS LES PAYS DU SUD : ENTRE IMPÉRIALISME ÉTHIQUE ET RELATIVISME MORAL ?

Béréterbide France

Nombre de « scandales éthiques » ont émaillé l'actualité de la recherche clinique dans les pays du Sud. L'objet de cet ouvrage est de soutenir que l'éthique de la recherche peut et doit être replacée dans son contexte mais que cette contextualisation ne passe pas par la conception de « standards éthiques » moins exigeants dans les pays du Sud, mais par un « acclimatement » à ceux-ci.

(Coll. Éthique et pratique médicales, 25.00 euros, 250 p.)

ISBN : 978-2-343-03578-9, ISBN EBOOK : 978-2-336-35508-5

SANTÉ ET DÉVELOPPEMENT EN AFRIQUE SUBSAHARIENNE

La maladie : approche historique, d'hier à aujourd'hui

Tchero Joachim – Préface de Jean-Claude Djereke

Cet ouvrage questionne l'action médicale occidentale en Afrique subsaharienne. S'il reconnaît que l'effort consenti par l'Occident n'est pas à nier, il remet en cause les résultats sur le terrain, faute de coordination systématique entre les divers déterminants de la santé. Pour l'auteur, la médication doit être considérée dans ses liaisons non seulement avec la science mais aussi avec le culturel (croyance, organisation et fonctionnement des relations sociales).

(Harmattan Côte d'Ivoire, Coll. Harmattan Côte-d'Ivoire, 24.00 euros, 248 p.)

ISBN : 978-2-343-03882-7, ISBN EBOOK : 978-2-336-35429-3

CIRCONCISION (LA) EN QUESTION

Sous la direction de Monique Lise Cohen

Le 1er octobre 2013, l'Assemblée parlementaire du Conseil de l'Europe adoptait la résolution 1952 et la recommandation 2023 classant la circoncision parmi les «violations médicalement non justifiées de l'intégrité physique des enfants». En mars 2014, elle renonça à s'engager dans cette voie d'interdiction de la circoncision. C'est devant l'inquiétude suscitée par la première recommandation que l'AJLT et la LICRA ont décidé d'organiser un colloque sur ces questions.

(Éditions Orizons, 14.00 euros, 134 p.)

ISBN : 978-2-336-29873-3, ISBN EBOOK : 978-2-336-35613-6

CHIRURGIE. L'ENVERS DU DÉCOR (nouvelle édition)

De la Caffinière Jean-Yves

Confrontés à des tâches administratives toujours plus exigeantes, sous la menace d'une judiciarisation galopante, les chirurgiens français s'interrogent sur leur avenir de praticiens. Ce livre fait état d'une expérience toute personnelle, qui s'attache à donner au lecteur non averti les réalités qui se cachent derrière l'image trop souvent réductrice du personnage chirurgien.

(15.50 euros, 154 p.)

ISBN : 978-2-343-04093-6, ISBN EBOOK : 978-2-336-35513-9

ODONTOLOGIE MÉDICO-LÉGALE ET SERIAL KILLERS

La dent qui en savait trop

Riaud Xavier, Brousseau Philippe

Les auteurs de ce livre, tous deux dentistes, nous livrent ici le résultat de leur enquête. Ils mettent en évidence les tueurs en série qui ont pu être arrêtés après avoir laissé des traces de morsure sur le corps de leurs victimes, une fois identifiés leur ADN salivaire ou bien leurs dents. Au cours de

véritables récits relatant l'histoire et les investigations policières qui ont conduit à l'arrestation de ces meurtriers, cette étude remonte aux premiers tueurs connus.
(Coll. Médecine à travers les siècles, 32.50 euros, 318 p., Illustré en noir et blanc)
ISBN : 978-2-343-04207-7, ISBN EBOOK : 978-2-336-35647-1

INATTENDUE (L')
Le handicap ou la vie par les chemins de traverses
De Vaulx Marie-Noëlle - Préface de Jean-Louis Fournier
Ce récit est une histoire vraie. Marie-Noëlle de Vaulx est mère de trois enfants. Elle exerce comme médecin dans une clinique spécialisée en soins palliatifs à Marseille. Sa fille Anne-Soline, atteinte de trisomie 21, a aujourd'hui 18 ans. Elle a bouleversé le destin de ses parents et de ses proches, transformant leur regard sur l'autre et sur le sens de la vie.
(Coll. Récits de vie, 15.50 euros, 152 p.)
ISBN : 978-2-343-03739-4, ISBN EBOOK : 978-2-336-35468-2

ALASTRIM
L'homme et la variole
Kernbaum Serge
Destiné à un grand public, cet ouvrage est fait de courts récits qui illustrent les divers aspects de la variole, ici appelée Alastrim, maladie responsable de la mort du plus grand nombre d'êtres humains dans l'histoire. Comme cette infection est pandémique, ces récits se déroulent dans divers pays et à diverses époques. Le virus responsable appelé Pox est décrit ainsi que deux virus apparentés, ceux responsables de la maladie de la vache et de celle du singe.
(Coll. Médecine à travers les siècles, 13.50 euros, 124 p.)
ISBN : 978-2-343-03726-4, ISBN EBOOK : 978-2-336-35242-8

SYNDROME (LE) D'ANGELMAN
Regard sur une maladie neurogénétique rare
Chateau Anne
Le syndrome d'Angelman est une maladie neurogénétique rare dont la découverte est récente et reste peu connu y compris du monde médical et médicosocial. Elle se manifeste par un retard psychomoteur, un retard mental sévère, souvent accompagnés de crises d'épilepsie. Cet ouvrage s'adresse aux familles, aux spécialistes et soignants : il a pour objectif de faire connaître le syndrome mais il est aussi une invitation à partager avec de l'humour, mais des larmes et parfois des «coups de gueule» le quotidien des familles.
(Coll. Sciences et Société, 24.00 euros, 240 p., Illustré en noir et blanc)
ISBN : 978-2-343-00809-7, ISBN EBOOK : 978-2-296-53948-8

INVENTION (L') DE L'EXPLORATION CARDIAQUE MODERNE
Par Louis Desliens, vétérinaire
Braganti Gérard
1916, mobilisé au front, Louis Desliens, jeune vétérinaire, a la géniale intuition d'un système d'exploration du cœur quasiment dépourvu d'agressivité qu'il qualifiera de «minuscule trouvaille». Il développe sa technique d'investigation d'une étonnante simplicité lui permettant d'importantes découvertes. Dans les années 80, le cardiologue André Cournand, prix Nobel de médecine, découvre l'ampleur de ces travaux et reconnaîtra le caractère précurseur de cet auteur resté en marge de l'histoire...
(Coll. Acteurs de la Science, 19.00 euros, 180 p.)
ISBN : 978-2-336-29364-6, ISBN EBOOK : 978-2-296-53714-9

L'HARMATTAN ITALIA
Via Degli Artisti 15; 10124 Torino

L'HARMATTAN HONGRIE
Könyvesbolt ; Kossuth L. u. 14-16
1053 Budapest

L'HARMATTAN KINSHASA
185, avenue Nyangwe
Commune de Lingwala
Kinshasa, R.D. Congo
(00243) 998697603 ou (00243) 999229662

L'HARMATTAN CONGO
67, av. E. P. Lumumba
Bât. – Congo Pharmacie (Bib. Nat.)
BP2874 Brazzaville
harmattan.congo@yahoo.fr

L'HARMATTAN GUINÉE
Almamya Rue KA 028, en face
du restaurant Le Cèdre
OKB agency BP 3470 Conakry
(00224) 657 20 85 08 / 664 28 91 96
harmattanguinee@yahoo.fr

L'HARMATTAN MALI
Rue 73, Porte 536, Niamakoro,
Cité Unicef, Bamako
Tél. 00 (223) 20205724 / +(223) 76378082
poudiougopaul@yahoo.fr
pp.harmattan@gmail.com

L'HARMATTAN CAMEROUN
BP 11486
Face à la SNI, immeuble Don Bosco
Yaoundé
(00237) 99 76 61 66
harmattancam@yahoo.fr

L'HARMATTAN CÔTE D'IVOIRE
Résidence Karl / cité des arts
Abidjan-Cocody 03 BP 1588 Abidjan 03
(00225) 05 77 87 31
etien_nda@yahoo.fr

L'HARMATTAN BURKINA
Penou Achille Some
Ouagadougou
(+226) 70 26 88 27

L'HARMATTAN SÉNÉGAL
10 VDN en face Mermoz, après le pont de Fann
BP 45034 Dakar Fann
33 825 98 58 / 33 860 9858
senharmattan@gmail.com / senlibraire@gmail.com
www.harmattansenegal.com

L'HARMATTAN BÉNIN
ISOR-BENIN
01 BP 359 COTONOU-RP
Quartier Gbèdjromèdé,
Rue Agbélenco, Lot 1247 I
Tél : 00 229 21 32 53 79
christian_dablaka123@yahoo.fr

650643 - Avril 2016
Achevé d'imprimer par

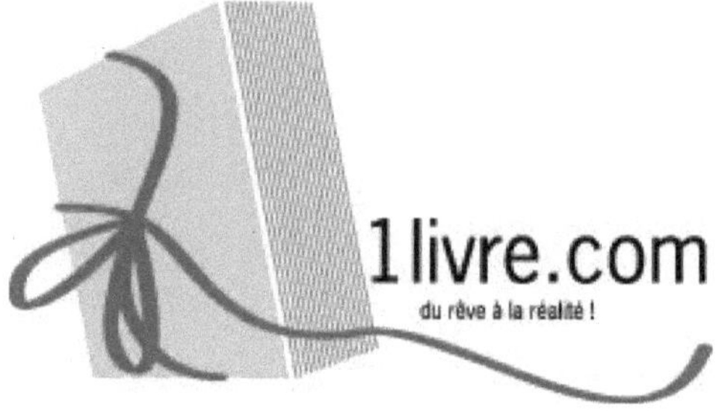